新体系看護学全書

疾病の成り立ちと回復の促進❻ 疾病と治療3
消化器

メヂカルフレンド社

まえがき

『疾病と治療』の目的

　教科書シリーズ「新体系看護学全書」の中の一角を占めることになった『疾病と治療』全10巻は，看護に必要な疾病と治療についての最新の知識を系統臓器別にまとめて，看護学生用の教材としたものである。看護基礎教育の位置づけで言えば，専門基礎分野の一つ「疾病の成り立ちと回復の促進」に含まれる。

なぜ疾病と治療を学ぶのか？

　医療者が相手にするのは，心をもち社会活動を行う多面的で複雑で興味尽きない「人間」であるが，人が医療の対象になるのは，主として身体に健康問題を生じたときである。

　人間の活動は，精神活動も社会活動もすべて身体を基礎としており，解剖生理学で学ぶ様々な身体の機能がなければ，いかなる活動も成り立たない。それだけに，疾病により身体の機能に異常が生じることは人間の生活に深刻な影響を及ぼす。そのような状態の人々が患者と呼ばれ，医療の対象となる。

　医療チームのメンバーは，医師，看護師，理学療法士など職種によって患者を見る角度は異なるが，共通して目指すのは，患者の希望に沿って，病気を治し，社会復帰を支援することである。

　疾病の治療という共通の目的のために最も重要なものが，「人体の構造と機能」についての理解と，その異常の理解，さらにその異常を克服して生命を維持し，生活を続けることを可能にするために，科学と試行錯誤によって人類が積み上げてきた，そして今も日進月歩で進歩している治療方法についての知識である。

　看護師は患者を「全人的にみる」職種であり，疾病と治療だけに目を向けるものではないが，疾病と治療についての知識は必須である。看護師が行う患者の療養上の世話，回復過程や異常の有無の観察，機能低下の予防，急変時の対応など多くの場面で，どのような行為，どのような見方が正しいのかを考える際に，人体，疾病，治療についての医学的知識こそが，確実な根拠を与え，看護師を助けるのである。

　このように人体，疾病，治療についての知識は，医療チームが共通の目的を果たすために共有していなければならない知識，いわば共通言語であるとともに，看護師が独自の業務を行っていくうえでも必要な知識なのである。

編集方針

　『疾病と治療』全10巻の編集において私たちが最も重要だと考えたのは，レベル感をどこに置くかであった。看護師に疾病と治療についての知識が必要な理由は述べたとおりであるが，ではどのレベルの医学的知識が看護師に求められるのか。

それは医療現場の変化とともに変化してきている。

近年，看護師の活躍の場は多様化し，その役割は顕著に拡大し，これに伴い求められる知識・技能も高度専門的なものになってきた。特定行為研修が制度化されたこともその一環であり，この傾向はさらに強まっていくものと予想される。このような時代の看護基礎教育の教材に必要なことは，卒業後もさらにその上に積み上げていけるだけの，しっかりした基礎を据えることだけでなく，記述内容も臨床での傾向に合わせレベルアップすることである。そのため，卒業後のレファレンスとしての使用にもある程度耐えるレベル感を目指すこととした。

なお，学生の一つの指針となるよう，また教育にあたる医師講師の便宜ともなるよう，各章末に当該章で学んだ事項がどのように看護師国家試験に出題されているかの実例を示すこととした。これは看護師として備えるべき最低限のレベルを示すものであり，その意味で参照されたい。

『疾病と治療』の構成

『疾病と治療』各巻（各診療科）の基本的な構成は下記のとおりとした。また，診療科によっては，その特性に合わせて理解しやすい構成とした。

第1章＝当該系統臓器の構造と機能のおさらいである。もちろんただのおさらいでなく，スムーズに以下の章の学習ができるよう，また以下の章の学習から戻って参照できるよう，根拠とつながりを意識してまとめた。

第2章＝その症状が起こるメカニズムに焦点を当て当該疾患群の症状をまとめた。メカニズムを理解することは，看護を考えるうえでも大切である。

第3章＝当該疾患群に関する今日の診断と治療についての共通事項をまとめた。

第4章＝主な疾患の病態・診断・治療などについてまとめた。看護師国家試験出題基準で特に名指しされている疾患については，その疾患の記述箇所の冒頭で「疾患Digest」と称する要点まとめを掲載したので，お役立ていただきたい。

＊＊＊

看護師として学ぶべきことは多い。求められる事項を求められるレベルで身につけることは，相応に困難を伴うであろう。しかし，困難の大きい学びは見返りも大きい。学んだ知識は必ずや，医療チームの一員としての活動の基礎として生き続けるはずである。本書『疾病と治療』が，そのための学習の一助になれば幸いである。

2018年11月

編者ら

執筆者一覧

編集

持田　智　　埼玉医科大学教授 大学病院消化器内科・肝臓内科診療部長

執筆(執筆順)

今井　幸紀	埼玉医科大学准教授 大学病院消化器内科・肝臓内科診療副部長
富谷　智明	埼玉医科大学教授 大学病院消化器内科・肝臓内科 / 健康推進センター
今枝　博之	埼玉医科大学教授 大学病院消化管内科診療部長
菅原　通子	埼玉医科大学講師 大学病院消化器内科・肝臓内科
森吉　美穂	埼玉医科大学准教授 大学病院中央検査部診療副部長
佐野　勝廣	埼玉医科大学准教授 国際医療センター画像診断科
喜多　宏人	独立行政法人国立病院機構東京病院消化器センター部長
中澤　　学	埼玉医科大学助教 大学病院消化器内科・肝臓内科
加藤　真吾	埼玉医科大学准教授 総合医療センター消化器・肝臓内科
篠塚　　望	埼玉医科大学教授 大学病院消化器・一般外科診療部長
鈴木　健之	埼玉医科大学准教授 大学病院放射線腫瘍科
桜本　信一	埼玉医科大学教授 国際医療センター消化器外科（上部消化管外科）診療部長
宮脇　　豊	埼玉医科大学講師 国際医療センター消化器外科（上部消化管外科）
岡　　政志	埼玉医科大学教授 総合医療センター消化器・肝臓内科
持木　彫人	埼玉医科大学教授 総合医療センター消化管外科・一般外科診療副部長
穂苅　量太	防衛医科大学校医学教育部医学科教授
野中　康一	埼玉医科大学准教授 国際医療センター消化器内科（消化器内視鏡科）
山口　茂樹	埼玉医科大学教授 国際医療センター消化器外科（下部消化管外科）診療部長
幡野　　哲	埼玉医科大学助教 総合医療センター消化管外科・一般外科
辻　　美隆	埼玉医科大学教授 総合医療センター消化管外科・一般外科/保健医療学部
石田　秀行	埼玉医科大学教授 総合医療センター消化管外科・一般外科診療部長
天野　邦彦	埼玉医科大学助教 総合医療センター消化管外科・一般外科
田島　雄介	埼玉医科大学非常勤講師 総合医療センター消化管外科・一般外科
内田　義人	埼玉医科大学助教 大学病院消化器内科・肝臓内科
藤田　尚己	埼玉よりい病院副院長
名越　澄子	埼玉医科大学教授 総合医療センター消化器・肝臓内科診療副部長
中山　伸朗	埼玉医科大学准教授 大学病院消化器内科・肝臓内科
良沢　昭銘	埼玉医科大学教授 国際医療センター消化器内科（消化器内視鏡科）診療部長
別宮　好文	埼玉医科大学教授 総合医療センター肝胆膵外科・小児外科診療部長
眞嶋　浩聡	自治医科大学附属さいたま医療センター消化器内科教授
関根　匡成	自治医科大学附属さいたま医療センター消化器内科助教
岡本　光順	埼玉医科大学教授 国際医療センター消化器外科（肝胆膵外科）診療部長

目次

第1章 消化器の構造と機能　001

I 咽頭・食道　今井幸紀　002
- **A** 咽頭・食道の構造　002
  1. 咽頭　002
  2. 食道　003
- **B** 咽頭・食道の機能　004
  1. 咽頭　004
  2. 食道　004

II 胃　005
- **A** 胃の構造　005
- **B** 胃の機能　007

III 小腸　009
- **A** 小腸の構造　009
- **B** 小腸の機能　012

IV 大腸・肛門　014
- **A** 大腸・肛門の構造　014
- **B** 大腸の機能　016

V 肝臓の構造と機能　富谷智明　017
- **A** 肝臓の構造　017
- **B** 肝臓の機能　020

VI 胆道系の構造と機能　022
- **A** 胆道系の構造　022
- **B** 胆道系の機能　023

VII 膵臓の構造と機能　024
- **A** 膵臓の構造　024
- **B** 膵臓の機能　025

第2章 消化器疾患の症状と病態生理　027

I 嚥下障害・誤嚥　今枝博之　028
1. 定義　028
2. 病態生理　028
3. 原因疾患　029
4. 治療・対処法　030

II 吃逆　030
1. 定義　030
2. 病態生理　030
3. 原因疾患　030
4. 治療・対処法　031

III 悪心・嘔吐　031
1. 定義　031
2. 病態生理　031
3. 原因疾患　032
4. 治療・対処法　032

IV 腹痛　033
1. 定義　033
2. 病態生理　034
3. 原因疾患　035
4. 治療・対処法　036

V 腹部膨満　036
1. 定義　036
2. 病態生理　036
3. 原因疾患　038
4. 治療・対処法　038

VI 吐血・下血・血便　038
1. 定義　038
2. 病態生理　038
3. 原因疾患　040
4. 治療・対処法　041

VII 下痢　042
1. 定義　042
2. 病態生理　042

    3 原因疾患 043
    4 治療・対処法 044

VIII 便秘 045
    1 定義 045
    2 病態生理 045
    3 分類 045
    4 原因疾患 045
    5 治療・対処法 047

IX 食欲不振 048
    1 定義 048
    2 病態生理 048
    3 原因疾患 048
    4 治療・対処法 049

X 黄疸 富谷智明 049
    1 定義 049
    2 病態生理と原因疾患 050
    3 分類・程度 051
    4 治療・対処法 051

XI 腹水 052
    1 定義 052
    2 病態生理 052
    3 原因疾患 053
    4 分類・程度 053
    5 治療・対処法 053

XII そのほかの症状 054
  A げっぷ 今枝博之 054
  B 胸やけ 055
  C 体重減少 056
  D 意識障害（肝性脳症） 富谷智明 057
  E 浮腫 058

第3章 消化器疾患にかかわる診察・検査・治療 061

I 消化器疾患にかかわる診察 菅原通子 062
  A 問診 062
    1 主訴 062
    2 現病歴 062
    3 既往歴 062
    4 家族歴 062
    5 社会歴, 生活像 063
  B 身体所見 063
    1 視診 063
    2 聴診 064
    3 打診 064
    4 触診 067
    5 直腸指診 069

II 消化器疾患にかかわる検査 070
  A 糞便検査 富谷智明 070
    1 採便と観察 070
    2 潜血反応 070
    3 主な検査法 071
  B 肝機能検査 071
    1 ビリルビン 071
    2 肝逸脱酵素 072
    3 胆道系酵素 072
    4 肝合成能・代謝機能 073
    5 免疫系反応 075
    6 ICG試験 075
    7 血液学的検査 075
    8 腫瘍マーカー 076
    9 肝炎ウイルスマーカー 076
  C 膵機能検査 078
    1 膵逸脱酵素 078
    2 腫瘍マーカー 079
    3 膵外分泌機能検査 079
    4 消化・吸収機能検査 079
    5 内分泌機能検査 079
  D 画像検査 080
    1 超音波検査 森吉美穂 080
    2 CT検査 佐野勝廣 081
    3 MRI検査 084
    4 血管造影検査 086
    5 腹腔鏡検査 087
    6 消化管造影検査 088
    7 胆嚢・胆管・膵管造影検査 089
    8 超音波内視鏡検査 090
    9 X線検査 090

	10 PET検査	090
E	**内視鏡検査**	092
1	消化器内視鏡検査とは　喜多宏人	092
2	上部消化管内視鏡検査	093
3	下部消化管(大腸)内視鏡検査	095
4	小腸内視鏡(バルーン内視鏡)検査	095
5	カプセル内視鏡検査	096
6	色素内視鏡検査	097
7	超音波内視鏡検査	097
8	拡大内視鏡検査,画像強調内視鏡検査	097
9	腹腔鏡検査　中澤学	097
F	**肝生検**	098
1	経皮的肝生検	098
2	経頸静脈的肝生検	099
G	**そのほかの検査**　森吉美穂	100
1	尿素呼気試験	100
2	24時間pHモニタリング	100
3	腸管内たんぱく(α_1-アンチトリプシン)漏出試験	100

III 消化器疾患にかかわる治療　101

A	**薬物療法**　加藤真吾	101
1	消化酵素	101
2	制酸薬	101
3	鎮痛薬	102
4	消化性潰瘍治療薬	102
5	制吐薬	103
6	止痢薬	103
7	下剤(瀉下剤)	104
8	肝炎治療薬	105
9	消化器腫瘍治療薬	106
B	**栄養・食事療法**　富谷智明	107
1	栄養・食事療法とは	107
2	栄養・食事療法の目的	107
3	栄養・食事療法の種類と特徴	107
4	栄養・食事療法の適応	110
5	栄養・食事療法の評価	111
C	**手術療法**　篠塚望	111
1	消化器の手術とは	111
2	術前準備	112
3	代表的な開腹方法	113
4	代表的な術式	113
5	開腹術	115
6	術後管理	115

7	術後合併症と対策	116
D	**放射線療法**　鈴木健之	118
1	放射線療法とは	118
2	放射線療法の目的	118
3	放射線療法の種類と目的	118

第4章 消化器の疾患と診療　123

I 食道疾患　124

A	**食道アカラシア**　今井幸紀	124
B	**胃食道逆流症,逆流性食道炎** Digest	126
C	**食道がん** Digest　桜本信一,宮脇豊	130
D	**食道静脈瘤**　今井幸紀	137

II 胃・十二指腸疾患　140

A	**機能性ディスペプシア**　岡政志	140
B	**ヘリコバクター・ピロリ感染症** Digest	142
C	**胃炎** Digest	145
D	**胃・十二指腸潰瘍** Digest	147
E	**胃がん** Digest　持木彫人	151

III 腸・腹膜疾患　157

A	**過敏性腸症候群**　穂苅量太	157
B	**炎症性腸疾患(腸炎)**	159
1	感染性腸炎	159
2	薬物性腸炎	161
3	クローン病 Digest	163
4	潰瘍性大腸炎 Digest	170
5	腸結核症	179
6	虚血性大腸炎	180
C	**憩室**	181
1	メッケル憩室	181
2	大腸憩室	182
D	**虫垂炎** Digest　篠塚望	184
E	**大腸ポリープ,ポリポーシス** Digest　野中康一	187
F	**結腸がん,直腸がん** Digest　山口茂樹	189
G	**ヘルニア**　幡野哲,辻美隆,石田秀行	201
1	鼠径ヘルニア Digest	201

2	大腿ヘルニア	202
3	腹壁瘢痕ヘルニア	203
4	閉鎖孔ヘルニア	203
5	臍ヘルニア	203
6	横隔膜ヘルニア Digest	204

H イレウス（腸閉塞症）Digest　天野邦彦, 辻美隆, 石田秀行　205

I 腹膜炎 Digest　篠塚望　208

J 腸内寄生虫疾患　211
1 蟯虫による疾患　211
2 原虫による疾患　211

IV 肛門疾患　田島雄介, 辻美隆, 石田秀行　212

A 直腸脱　212

B 肛門周囲膿瘍　213

C 痔瘻 Digest　213

D 痔核　214

E 裂肛　215

V 急性腹症　篠塚望　216

VI 肝疾患　217

A 肝炎 Digest　217
1 急性肝炎　内田義人　218
2 急性肝不全（劇症肝炎）　222
3 慢性肝炎　224
4 自己免疫性肝炎　227
5 薬物性肝障害　228
6 アルコール性肝障害　藤田尚己　230

B 脂肪肝・非アルコール性脂肪性肝疾患（NAFLD）Digest　232

C 肝硬変 Digest　名越澄子　237

D 肝不全　中山伸朗　243

E 肝がん Digest　中澤学　245
1 原発性肝がん　246
2 転移性肝がん　253

F 門脈圧亢進症　今井幸紀　254

G 肝外傷　篠塚望　257

H 寄生虫性肝疾患　内田義人　257

1	日本住血吸虫症	257
2	肝吸虫症（肝ジストマ症）	258
3	肝包虫症（エキノコックス症）	259

VII 胆道疾患　259

A 胆囊炎　良沢昭銘　259

B 胆管炎 Digest　260

C 胆囊ポリープ　261

D 胆囊がん, 胆管がん Digest　別宮好文　262
1 胆囊がん　262
2 胆管がん　263

E 胆石症 Digest　良沢昭銘　264

VIII 膵疾患　268

A 膵炎 Digest　眞嶋浩聡, 関根匡成　268
1 急性膵炎　269
2 慢性膵炎　271
3 自己免疫性膵炎　274

B 膵嚢胞性腫瘍　274
1 膵管内乳頭粘液性腫瘍（intraductal papillary-mucinous neoplasm; IPMN）　274
2 粘液性嚢胞腫瘍（mucinous cystic neoplasm; MCN）　275
3 漿液性嚢胞腫瘍（serous cystic neoplasm; SCN）　275

C 膵がん Digest　岡本光順　276

IX 腹部外傷　篠塚望　280

国家試験問題　解答・解説　284
略語一覧　286
索引　289

> 本書では，看護師国家試験出題基準に掲載されている疾患について，当該疾患の要点をまとめた Digest を掲載しました。予習時や試験前の復習などで要点を確認する際にご活用ください。

消化器

第1章 消化器の構造と機能

この章では

- 消化器に含まれる臓器にはどのようなものがあるかを知り，人体内部での位置関係を把握する。
- 人体における消化器の役割を知る。
- 消化管に含まれる臓器の構造と機能を理解する。
- 主要栄養素の消化・吸収の原理を理解し，それに関与する酸類・酵素について知る。
- 口腔から取り入れた食物が，どのように変化しながら肛門から糞便として排出されるか，そのプロセスを理解する。
- 肝臓，胆嚢，膵臓の構造を理解する。
- 肝臓の合成・代謝機能，解毒機能，ビリルビン代謝機能，胆汁産生機能などが，人体の健康を維持するうえでどのように役立っているかを知る。
- 胆嚢・胆道，膵臓の機能を理解する。

I 咽頭・食道

A 咽頭・食道の構造

1. 咽頭

咽頭は口腔および鼻腔につながり，食道に連続する空間である．鼻腔とつながる上咽頭，その下で口腔とつながる中咽頭と，その下で食道に連続する下咽頭より成る（図 1-1）．下咽頭の前方には，気管に連続する**喉頭**が存在する．咽頭壁には 2 層の横紋筋があり，舌咽神経や迷走神経の支配で嚥下運動にかかわっている．上咽頭にはアデノイドともよばれる咽頭扁桃，中咽頭には口蓋扁桃があり，舌扁桃と耳管扁桃と共に**ワルダイエル**（Waldeyer）**咽頭輪**を形成する．

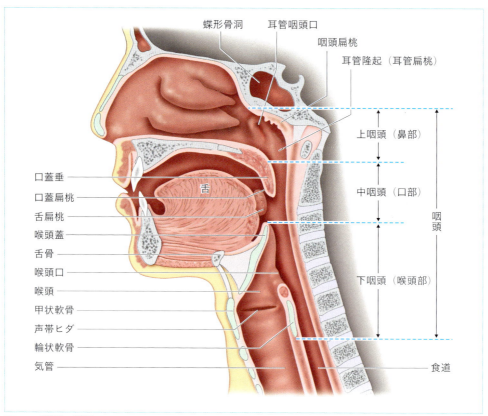

図 1-1 咽頭の断面

2. 食道

食道は咽頭に続き，**横隔膜**を通過して胃に至る，成人では 25 ～ 30 cm の管状の臓器である。胃につながる部分を**噴門**という。胸骨上縁の高さまでを**頸部食道**，その下から横隔膜裂孔部までを**胸部食道**，その下の腹腔内の部分を**腹部食道**とよぶ。

食道壁は**粘膜層，粘膜下層，筋層，外膜**の 4 層より成る（図 1-2）。粘膜層は食道の内腔側の層を成し，その表面は重層扁平上皮で覆われる。その下に粘膜固有層があり，平滑筋である粘膜筋板で粘膜下層との境をなす。筋層は，内側の輪状筋と外側の縦走筋という 2 層から成る。食道の上 1/3 は横紋筋，中 1/3 は横紋筋と平滑筋が混在し，下 1/3 は平滑筋である。食道の最外層は外膜というまばらな結合組織のみから成り，ほかの消化管のような漿膜をもたない。このため食道がんは周囲臓器に浸潤しやすい。

粘膜下層には**マイスネル**（Meissner）**神経叢**があり，粘膜筋板の運動などに関与する。輪走筋と縦走筋の間には**アウエルバッハ**（Auerbach）**神経叢**があり，筋層の運動調節に関与している。

食道の血管支配は，頸部食道は下甲状腺動脈，胸部食道は食道固有動脈と気管支動脈で，腹部食道は下横隔膜動脈と左胃動脈である。静脈血は胸部食道では奇静脈，半奇静脈を介して上大静脈に流入するが，腹部食道では左胃静脈，短胃静脈を介して門脈に流入する。したがって下部食道ではこれらの吻合があり，門脈圧亢進症では食道静脈瘤が形成される。

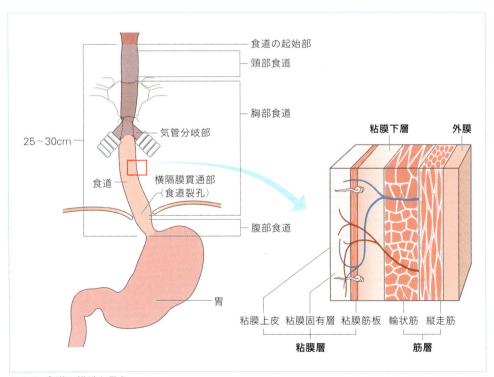

図 1-2 食道の構造と長さ

B 咽頭・食道の機能

1. 咽頭

　水分や口腔内で**咀嚼**された食塊は，舌・軟口蓋・食道の運動と連動した咽頭の**嚥下運動**により，内容物が気管内に誤嚥されずに食道へ送られる。嚥下に際しては，内容物が舌により咽頭に送られると，舌が口腔をふさぎ，軟口蓋が鼻腔との間をふさぐ。そして喉頭が挙上して喉頭蓋が気管への入り口にふたをすると同時に，咽頭筋の運動とともに食道入口部は開き，内容物は食道に嚥下される（図1-3）。

　ワルダイエル咽頭輪は，そのリンパ組織による局所生体防御の役割を担っている。アデノイドは5～6歳で最大となり，その腫れにより，後鼻腔閉塞からの呼吸障害や，耳管閉塞による中耳炎を起こしやすくなる。

2. 食道

　食道には消化・吸収の機能はない。主な働きは**蠕動運動**により食物を円滑に胃まで到達させることと，胃内容物の逆流を防止することである。

　食塊が食道入口部に達すると，**上部食道括約部**が弛緩し，食塊は食道に入る。その後，口側の輪状筋が収縮するとともに，胃側の輪状筋が弛緩することで，食塊は下方に移動する。このため，仰臥位でも食事を摂ることができる。食塊が食道の下端に達すると，下部食道括約部が弛緩することで噴門が開き，食塊は胃に到達する。その後は**下部食道括約部**の**平滑筋**が収縮して，胃内容物の逆流を防止する。この働きにより，逆立ちした状態でも

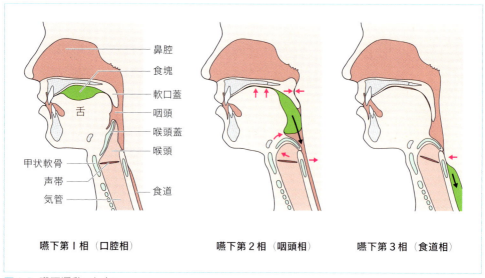

図1-3　嚥下運動のしくみ

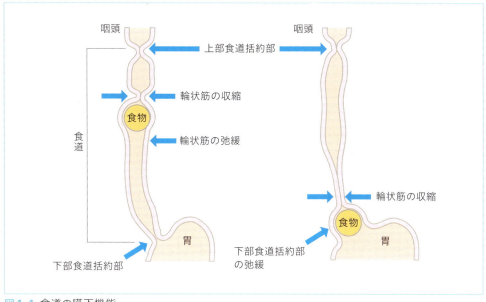

図1-4 食道の嚥下機能

食道内に食塊は逆流しない（図1-4）。

II 胃

A 胃の構造

肉眼形態

胃は消化管の中で最も膨れたC字形をした臓器であり，**噴門**で食道からつながり，**幽門**で十二指腸に連続する。彎曲した内側を**小彎**，外側を**大彎**といい，小彎の強く屈曲した部位を胃角とよぶ。胃は噴門より頭側の**穹窿部**（胃底部ともいう），胃角までの胃体部，その後の幽門前庭部より成る（図1-5）。小彎と大彎をそれぞれ3等分した点をつなぐ線で分け，胃上部，胃中部，胃下部とよぶ場合もある。胃内容が少なく収縮しているときは，**粘膜ヒダ**という皺を形成する。粘膜ヒダは特に胃体部の大彎に多くみられる。

層構造

胃壁は粘膜層，粘膜下層，筋層，漿膜の4層より成る。粘膜の表面は単層の円柱上皮で覆われる。粘膜には胃小窩とよぶ無数のくぼみがあり，その中に胃液を分泌する管状の**胃腺**が存在する。胃腺には噴門部に存在する噴門腺，胃体部に存在する胃底腺（固有胃腺ともいう）と幽門前庭部に存在する幽門腺の3種類がある。胃には筋層が発達しており，3層の平滑筋から成る。内側が斜走筋，中間が輪状筋で外側が縦走筋である（図1-6）。

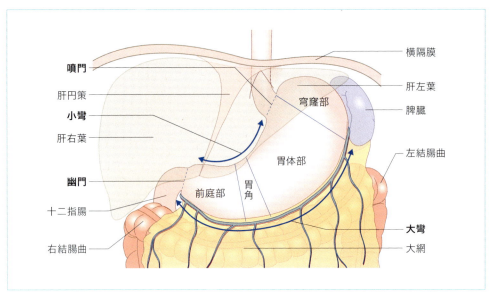

図1-5 胃各部位の名称

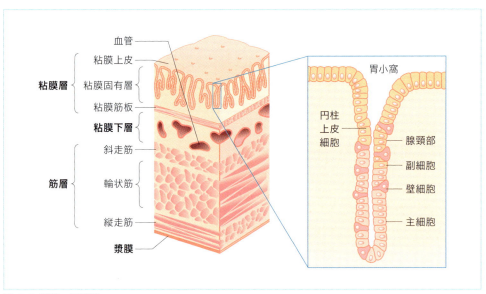

図1-6 胃壁の層構造

❸血管系

　腹腔動脈の枝で栄養される。小彎側から**左胃動脈**と**右胃動脈**が，大彎側から**胃大網動脈**が，それぞれ栄養し，穹窿部は**短胃動脈**が栄養する。これらに伴走する静脈を介して，静脈血は門脈に流入する。

B 胃の機能

❶ 運動機能

食塊は胃の蠕動運動により，胃液と混ざりながら半流動体の糜粥という状態になり，その後，徐々に十二指腸へ排出される。

❷ 胃腺の働き（表1-1）

胃底腺の壁細胞から分泌される塩酸（胃酸）はpH1〜2の強酸であり，これにより食物を殺菌する。さらに胃酸は胃底腺の主細胞から分泌される**ペプシノゲン**を活性型ペプシン（たんぱく分解酵素）に変換し，たんぱく質の消化に関与する。壁細胞からはビタミンB_{12}の吸収に必要な内因子も分泌される。幽門腺のG細胞からは，消化管ホルモンである**ガストリン**が血中に分泌され，壁細胞からの胃酸分泌を促進する。さらには，3種類の胃腺のいずれからも粘液が分泌され，胃粘膜をコーティングすることで，胃酸やペプシンによる障害が起こらないように粘膜を保護している。

❸ 胃酸分泌の調節

胃酸分泌には，必要なときに促進され，必要がなくなると抑制されるという，分泌調節のメカニズムがある（図1-7, 8）。これは以下の3相からなる。

▶ 脳相　食物を見たり，においを嗅ぐという**視覚**と**嗅覚**，そして口の中に摂取した際の**味覚**と咀嚼運動がそれぞれ刺激として，中枢神経に伝わり，迷走神経を介して壁細胞からの胃酸分泌を促進する。また迷走神経刺激はG細胞からのガストリン分泌を介して，胃酸分泌を促進する。

▶ 胃相　食物が胃内に入ると，胃壁が伸展し，この刺激が迷走神経を介して壁細胞からの胃酸分泌を促進する。また食物が刺激となり，G細胞からのガストリン分泌を介して，胃酸分泌が促進する。したがって，食物の胃排出が遅くなると，胃酸分泌刺激が続くことになる。さらには，ガストリンは**腸クロム親和性細胞様細胞**（enterochromaffin-like cell：ECL細胞）からの**ヒスタミン**分泌を介して，細胞壁からの胃酸分泌を促進する。また胃酸分泌の結果，胃内のpHが十分低下すると，胃粘膜にあるD細胞から**ソマトスタチン**が分泌され，これは壁細胞とG細胞に働いて，胃酸分泌に抑制をかける。

▶ 腸相　酸性の食物が十二指腸に送られると，それが刺激となり，十二指腸の粘膜にある

表1-1　胃腺の種類，構成する細胞と分泌物質

種類	腺細胞	分泌物質
噴門腺	噴門腺細胞	粘液
胃底腺	主細胞 副細胞 壁細胞	ペプシノゲン 粘液 塩酸，内因子
幽門腺	幽門腺細胞 G細胞	粘液 ガストリン

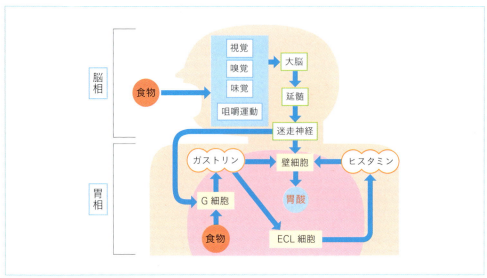

図1-7 胃酸分泌の促進機序

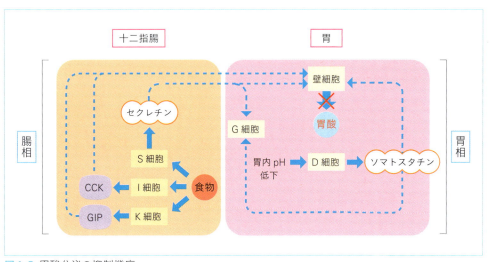

図1-8 胃酸分泌の抑制機序

　S細胞から**セクレチン**，I細胞から**コレシストキニン**（CCK），K細胞から**胃抑制ペプチド**（GIP）がそれぞれ分泌され，いずれも壁細胞からの胃酸分泌を抑制する。セクレチンはガストリン分泌の抑制を介することでも胃酸分泌を抑制する。

Ⅲ 小腸

A 小腸の構造

❶肉眼形態

　小腸は十二指腸，空腸，回腸から成り，全体で長さ5〜7mの管状の臓器である（図1-9）。

　十二指腸は指12本分の長さで，幽門に続き，壁側腹膜の後ろ（後腹膜腔）を走行し空腸につながる。球部（第1部），下行部（第2部），水平部（第3部），上行部（第4部）の4つに区分される（図1-10）。下行部には**ファーター**（Vater）**乳頭**（大十二指腸乳頭）があり，ここに総胆管と膵管が開口し，胆汁と膵液が流出する。

　空腸は十二指腸に連続し，**トライツ**（Treitz）**靱帯**の部位で，壁側腹膜の前（腹膜腔内）に戻る。ここから盲腸につながるまでのうち，前半2/5が空腸，後半3/5が**回腸**である。空腸から回腸へはしだいに移行し，境界は明らかでない。空腸と回腸には腸間膜がある（図1-11）。

　小腸には**ケルクリング**（Kerckring）**ヒダ**という輪状のヒダが多くあり，特に十二指腸と

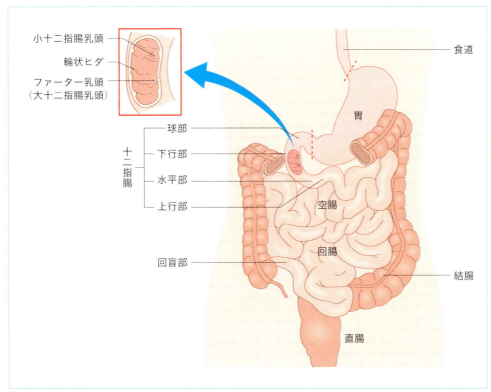

図1-9　小腸の全景

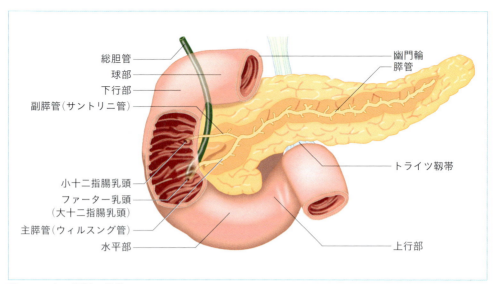

図 1-10 十二指腸の構造

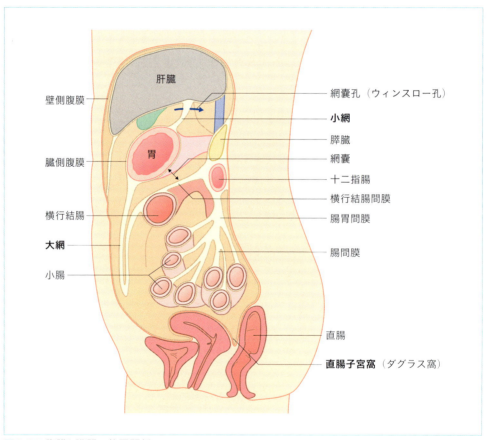

図 1-11 腹膜と臓器の位置関係

空腸で，このヒダが発達している。

❷ 組織

ケルクリングヒダの表面には，**腸絨毛**という突起があり，さらにその表面には，無数の粘膜上皮の突起である**微絨毛**がみられる。これらケルクリングヒダ，腸絨毛，微絨毛という3つの構造により，小腸内面の吸収面積は非常に大きくなっている（図1-12）。

腸絨毛の根元には，腸陰窩とよばれるくぼみがあり，ここにリーベルキューン（Lieberkuhn）腺が開口する。十二指腸には特有なブルンネル（Brunner）腺（十二指腸腺）とよばれる粘液腺がある。

小腸全体の粘膜固有層と粘膜下層には，リンパ球が多数寄り集まった孤立リンパ小節があり，回腸ではこれが発達し，パイエル（Peyer）板という集合リンパ小節がみられる。

筋層は，内側の輪走筋と外側の縦走筋の2層からなる。最外層は空腸と回腸では全周を漿膜が覆うが，十二指腸では前面のみが壁側腹膜に覆われる。

❸ 血管系

血流支配は，十二指腸では腹腔動脈の枝の**上膵十二指腸動脈**と，上腸間膜動脈の枝の**下膵十二指腸動脈**である。空腸と回腸は上腸間膜動脈に栄養されている。静脈血はいずれも

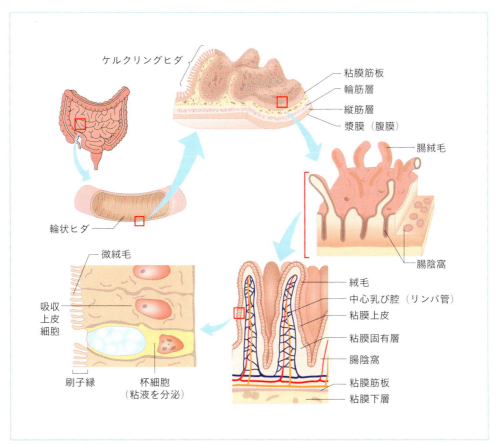

図1-12 小腸の粘膜上皮

門脈に合流する。

B 小腸の機能

❶運動機能

　小腸運動には振り子運動，分節運動と蠕動運動がある（図1-13）。**振り子運動**は縦走筋の収縮により起こり，腸の内容物は前後両方向に移動する。**分節運動**は輪走筋の収縮によるもので，一定の間隔で分節状のくびれ（収縮）が起こり，腸の内容物は前後に移動する。振り子運動と分節運動は，食物と消化液を混和することで，消化吸収を促進している。そして**蠕動運動**によって腸の内容物は肛門側に移動する。

❷消化・吸収

　消化の最終産物と水分の吸収は，小腸の全域で行われる（図1-14）。

▶ 糖質　食物中の主な糖質は多糖類のでんぷん，二糖類のショ糖と乳糖である。でんぷんは，唾液や膵液中の**アミラーゼ**により**マルトース**（麦芽糖），**マルトトリオース**と**デキストリン**に分解された後，小腸粘膜の円柱上皮細胞の刷子縁膜にある酵素によって，**グルコース**（ブドウ糖）に分解される。二糖類はそのまま，刷子縁膜にある酵素によって分解される。このように糖質は最終的に，刷子縁膜の酵素によってブドウ糖などに分解され，上皮細胞に吸収されるため，この過程を**膜消化**とよぶ（図1-15）。

▶ たんぱく質　食物中のたんぱく質は，多数のアミノ酸が結合したペプチドより成る。**ペプチド**は胃内のペプシンである程度分解された後，膵液中のたんぱく分解酵素によって，最終的にアミノ酸か小ペプチドにまで分解され，小腸粘膜の円柱上皮細胞に吸収される。小ペプチドは刷子縁膜の膜消化や，上皮細胞内酵素によりアミノ酸まで分解される。その後アミノ酸は，血管内に移送される（図1-16）。

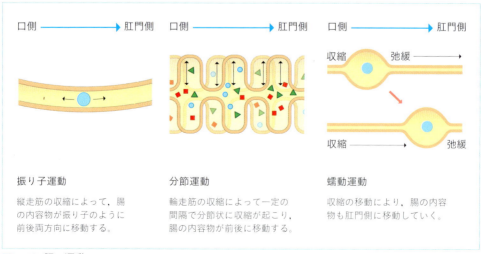

図1-13 腸の運動

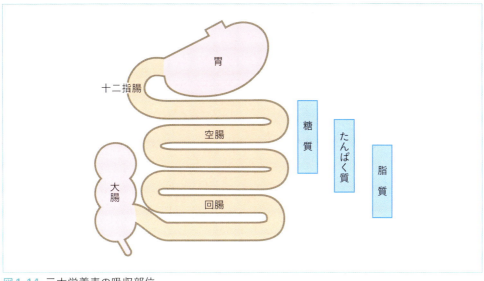

図1-14 三大栄養素の吸収部位

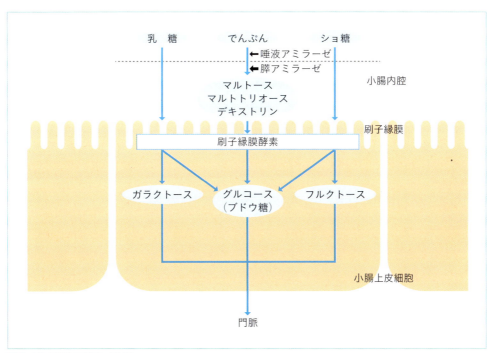

図1-15 糖質の消化・吸収

▶ **脂質** 食物中の主な脂質は，**トリグリセライド**とよばれる**中性脂肪**である。トリグリセライドは，主に小腸内で，膵液に含まれる膵リパーゼによって，脂肪酸とモノグリセリドに分解される。両者は胆汁中の胆汁酸と共に，ミセルという水に解けやすい結合体を形成し，小腸上皮細胞に，拡散によって吸収される。吸収されると再び，トリグリセライドに合成され，コレステロール，リン脂質，アポたんぱくと共にカイロミクロンとよ

Ⅲ 小腸

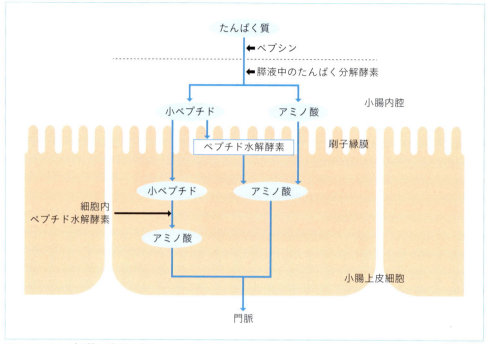

図1-16 たんぱく質の消化・吸収

ばれる結合体を形成して，リンパ管中に移送される。
▶ **水分**　経口摂取での約2Lと，唾液，胃液，胆汁，膵液，小腸液の各分泌量を合わせ，1日に約10Lの水分が小腸内に流れ込むが，その約8割は，受動的に小腸で吸収される。

IV 大腸・肛門

A 大腸・肛門の構造

❶肉眼構造

大腸は，回盲弁の部位で回腸に続き，約1.5 mの管状の臓器で，肛門につながる。盲腸，結腸，直腸から成り，**結腸**は上行結腸，横行結腸，下行結腸，S状結腸に分かれる。横行結腸とS状結腸は腸間膜を有し，可動性であるが，そのほかの部位は，壁側腹膜で固定されている（図1-17）。

盲腸は，回腸とつながる回盲弁より足側で，盲端で終わる部分をよぶ。盲腸の左後壁より虫垂が出る。盲腸と結腸の外面には，結腸ヒモとよばれる3本の外縦走筋が発達してできる索状物が走る。これが収縮することで，**結腸隆起**（ハウストラ）という外側への膨らみや，**半月ヒダ**という内腔への隆起が，消化管全層を含んで形成される。

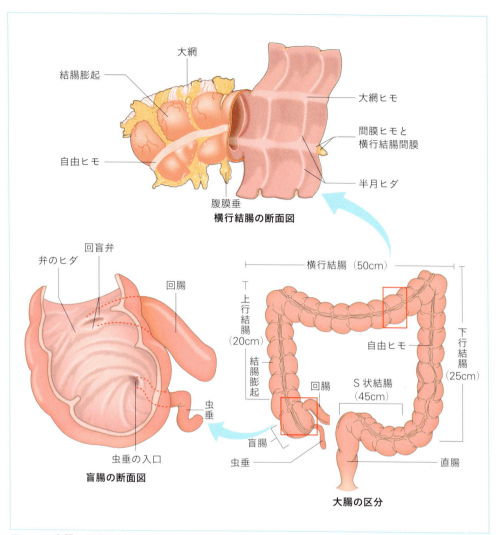

図1-17 大腸の区分と断面図

　直腸は約15 cmの長さで，上部の一部を除き後腹膜腔に存在し，下端の直腸膨大部で肛門につながる。

　肛門は約4 cmの長さで，消化管が皮膚と合する部分である。

❷ 組織

　大腸には小腸のような，ケルクリングヒダや腸絨毛はない。粘膜は単層円柱上皮から成る。腺上皮には，杯細胞という粘液分泌細胞が豊富にある。肛門で上皮は重層扁平上皮に移行する。筋層は内側の輪走筋と外側の縦走筋で，縦走筋が発達した部分が**結腸ヒモ**となる。肛門部では内輪走筋が発達し，平滑筋から成る**内肛門括約筋**となる。その外側に横紋筋より成る**外肛門括約筋**が存在する（図1-18）。

❸ 血管系

　盲腸，上行結腸と横行結腸は**上腸間膜動脈**に栄養され，下行結腸，S状結腸は**下腸間膜**

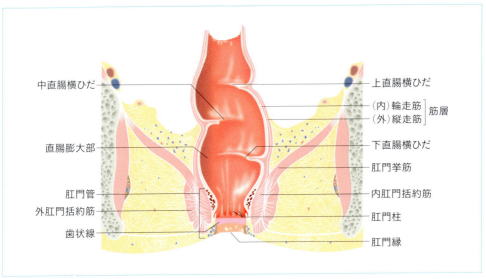

図1-18 直腸，肛門の構造

動脈に栄養される．直腸は上 1/3 が下腸間膜動脈，中，下 1/3 が内腸骨動脈よりそれぞれ栄養される．

　静脈血は，盲腸〜直腸の上 1/3 までが門脈に合流し，直腸の中，下 1/3 が腸骨静脈を経て，下大静脈へ合流する．

B 大腸の機能

　大腸の主な機能は，内容物から水分と電解質を吸収することと，便を排泄するまで貯留することである．

　水分の吸収は，主に小腸で成されるが，小腸から移動してきた水分の約 90% が，大腸で吸収され，最終的に糞便中の水分量は 100 〜 150 mL となる．

　大腸の運動には分節運動と蠕動運動がある（図1-13）．このうち蠕動運動により，収縮輪は肛門側に伝わり，便が肛門側に移動する．そして 1 日に数回，**総蠕動**という，盲腸付近から発生して大腸内容物を一掃するような大きな蠕動が起こり，直腸に便が移動する．

　直腸は通常空っぽの状態である．S 状結腸にたまっていた便は，総蠕動が起こると直腸に移動し，直腸の伸展刺激が大脳に伝わり，便意として自覚する．排便動作に入ると，直腸の縦走筋と輪走筋が収縮するとともに内肛門括約筋が弛緩し，便塊が下がる．そして，いきむことで便塊がさらに下がり，外肛門括約筋が弛緩し，肛門が開いて便が排泄される（図1-19）．

　大腸には多数の**腸内細菌**が常在し，**フローラ**（flora）を形成し，雑菌の生育を防いでいる．

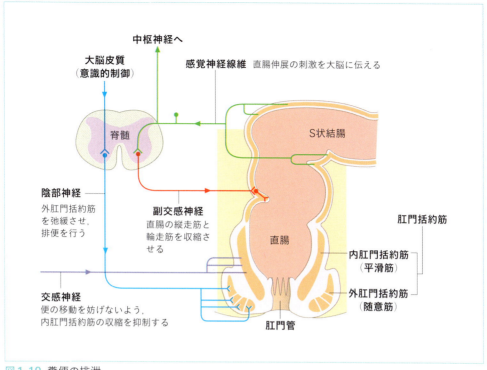

図 1-19 糞便の排泄

V 肝臓の構造と機能

A 肝臓の構造

❶ 形態

　肝臓は横隔膜に接して腹腔内右上方から中央にかけて存在する。体重の 1/40〜1/50，成人では 1200〜1500 g である。解剖学的には，**肝鎌状間膜**を境として**左葉**と**右葉**に外観的に区分される（図 1-20）。しかし，左右の門脈支配領域の分岐線は，胆嚢窩と中肝静脈下大静脈合流部を結ぶ**カントリー線**（Cantlie line）であり，この線を境に左葉と右葉に分け，最終的には 8 つの亜区域に区分する機能的分類である**クイノー**（Couinaud）**の分類**が，脈管走行に忠実であるため外科的に有用であり，広く用いられている。外見上はヒトでは肝臓は一塊であり，分葉していない。

❷ 組織

▶ 構成細胞　実質細胞としての**肝細胞**，胆管を形成する**胆管上皮細胞**，肝類洞壁細胞としての**類洞内皮細胞**，**星細胞**（伊東細胞，fat-storing cell），**クッパー**（Kupffer）**細胞**，**ピット**（pit）**細胞**および**樹状細胞**（dendric cell）で構成されている。

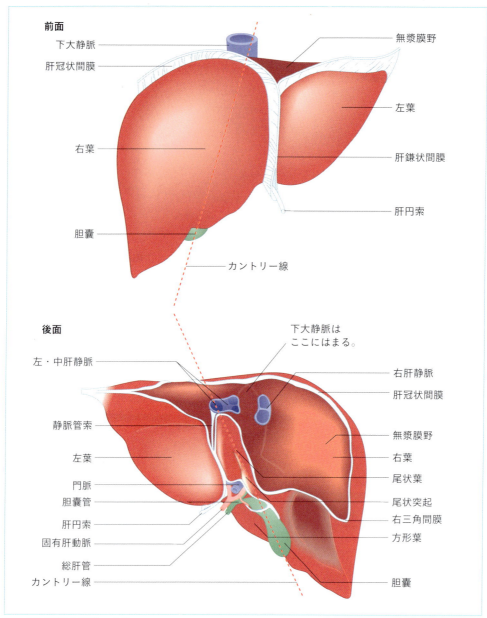

図 1-20 肝臓各部位の名称

▶ **肝小葉** 六角柱状の**肝小葉**（hepatic lobule）を単位として構成されている。肝小葉の中心を中心静脈が貫いており，そこから放射状に肝細胞が並ぶ。この列を**肝細胞索**とよぶ。索の間に類洞が形成され，類洞と離れた側の2個の肝細胞間に毛細胆管が形成される。小葉を取り囲み区分している小葉間結合織（グリソン鞘）内には，小葉間静脈（門脈の枝），小葉間動脈（肝動脈の枝），小葉間胆管の3つ組が存在する。小葉間静脈，小葉間動脈の血流は類洞に注ぎ込み小葉中心方向へ流れ中心静脈に流入する。一方，毛細胆管の胆汁は逆向きに流れ，細胆管，ヘリング管を経て小葉間胆管へと流れ込む（図1-21）。

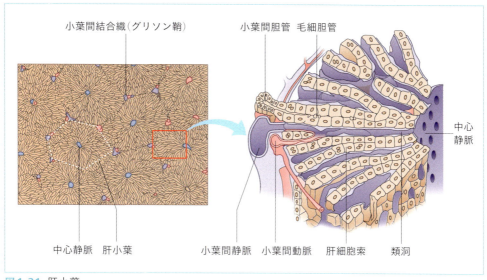

図1-21 肝小葉

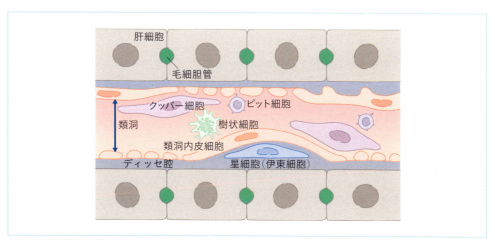

図1-22 肝類洞の模式図

▶類洞（図1-22）　類洞内皮細胞により管腔構造をとっている。この内皮細胞は一般の毛細血管と異なり基底膜がなく有窓性であり血流と肝細胞の間での物質交換に有利に働いている。管腔の外で星細胞が内皮細胞を裏打ちするように取り囲んであり，星細胞と肝細胞索との間のすき間を**ディッセ**（Disse）**腔**とよんでいる。クッパー細胞，ピット細胞，樹状細胞は管腔内側に存在し貪食，免疫に関与する。

❸脈管系

▶血管（図1-23）　血流は**門脈**と**肝動脈**から受けている。比率はおよそ7：3で，門脈からのほうが多い。門脈は消化管からの栄養や膵臓からのホルモンが豊富な静脈血，および脾臓からの静脈血を集めて肝臓に供給している。肝内に入り，左右に分かれた後，次々と分枝して類洞に注ぐ。肝動脈は酸素豊富な血液を供給する。腹腔動脈から**総肝動脈**，

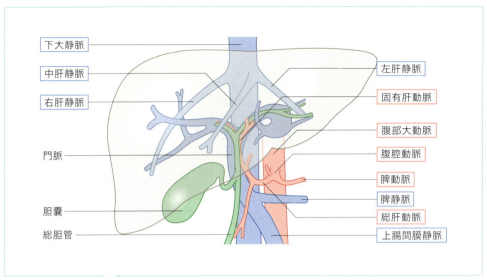

図1-23 肝臓の血管構造

固有肝動脈となりやはり肝に入り分枝した後，類洞に注ぐ。類洞の血液は中心静脈から左，中，右肝静脈に至り下大静脈へと流出する。

▶ **胆管**　肝細胞で産生された**胆汁**を肝外に排泄するため，小葉間胆管の後，合流して左右の肝管となり肝外でさらに合流し総胆管となる。

B 肝臓の機能

❶肝細胞の機能

▶ **たんぱく合成，アミノ酸代謝**　アルブミン，コリンエステラーゼ，血液凝固因子（第Ⅰ［フィブリノーゲン］，Ⅱ［プロトロンビン］，Ⅴ，Ⅶ，Ⅸ，Ⅹ，Ⅺ，Ⅻ因子），線溶系因子の大部分，急性期たんぱく（CRP）などの多くの分泌たんぱくを合成して類洞血中に放出している。また，食物由来のアミノ酸を門脈を経由して受け，たんぱく合成に用いるだけでなく，**糖新生**にも利用する。アミノ酸自体を各種**アミノ基転移酵素**（トランスアミナーゼ＝アミノトランスフェラーゼ）によって代謝することも行われている。

▶ **糖代謝**　食物中の糖質はグルコース（ブドウ糖）となり門脈から肝臓に入り，**グリコーゲン**が合成され肝細胞に貯蔵される。血糖値が低下すると，貯蔵したグリコーゲンが分解（解糖）されブドウ糖として血中に放出される。不足する場合，脂質，アミノ酸からのブドウ糖新生も行われる。

▶ **脂質代謝**　食物由来の脂質は小腸から**カイロミクロン**となってリンパ管を経て血中に入り，その一部が肝臓に取り込まれる。コレステロールを含め，血中の脂質の大部分は**リポたんぱく**であり，**アポたんぱく**，**リン脂質**などで構成され，血中で安定して存在できる。これは肝細胞で産生され血中に放出されている。

▶ **ビタミン代謝** 骨代謝に重要であるビタミンDは，肝細胞で活性化の第1段階である25位の水酸化が行われ，貯蔵される。

プロトロンビンなどの凝固因子，線溶系因子は，肝細胞においてビタミンK存在下でγ-カルボキシグルタミン酸（Gla）残基の修飾が行われて，機能を獲得するものが多く，これらはビタミンK依存性たんぱくとよばれる。

▶ **アンモニア代謝，解毒** 腸内細菌などで産生されたアンモニアは肝臓で代謝，解毒される。肝細胞において尿素回路により尿素に固定され，腎臓から排泄される。

▶ **薬物代謝，解毒** 最も一般的な薬物代謝の最初のステップの一つは肝細胞のミクロソーム（小胞体）に局在するシトクロムP450（cytochrome P450）による水酸化である。第2ステップである抱合においてもグルクロン酸抱合はじめ，肝臓は中心的な役割を果たしている。

▶ **ビリルビン代謝** 老廃赤血球のヘモグロビンがビリルビンの主たる供給源であり，脾臓を中心として網内系で産生された（非抱合型）ビリルビン（通称：間接型ビリルビン）は門脈，類洞を介して肝細胞に供給され，ミクロソームに局在するグルクロン酸転移酵素により，グルクロン酸抱合され，胆汁の一成分として能動的に毛細胆管に排泄される。

▶ **胆汁産生** 胆汁は主として肝細胞により生成される。主成分は胆汁酸，リン脂質，コレステロール，抱合型ビリルビンなどである。胆汁酸は胆汁に最も多く含まれる有機物であり，P450の一種であるCYP7A1によりコレステロールから産生され能動的に毛細胆管に排泄される。肝で合成される1次胆汁酸であるコール酸とケノデオキシコール酸は，腸管に排泄された後に腸内細菌により一部が2次胆汁酸であるデオキシコール酸とリトコール酸になるが，これらを含めた胆汁酸の95％は腸管で吸収され，門脈を経由して肝臓に戻され（腸肝循環），再び胆汁中に排泄される。吸収されずに便中排泄された分が肝で新たに合成され，体内胆汁酸のプールが一定となる。胆汁中にはそのほか代謝された薬物や無機物も排泄される。

❷ 類洞細胞の機能

▶ **類洞内皮細胞** 基底膜がなく篩板構造とよばれる小孔が開いているため，肝細胞は類洞内血漿と自由に接することができる。肝細胞への，また肝細胞からの物質輸送を円滑に保つのに役立っている。肝硬変になると，小孔のない通常の毛細血管様に変化してしまう（肝類洞の毛細血管化）。

▶ **肝星細胞** 類洞内皮細胞を外から支えることにより，類洞の維持，血流量調節を行っている。また，fat-storing cellの名のごとく，細胞内に脂肪滴を有し，脂溶性ビタミンであるビタミンAの生体内の約80％を貯蔵している。一方，肝炎などの炎症で肝臓が障害されると肝星細胞は活性化し，筋線維芽細胞（myofibroblast）様に形質転換し，ビタミンAの貯蔵は減少するが，増殖能は上昇し，コラーゲンなどの細胞外マトリックスを旺盛に産生するようになり，肝の線維化を促進する。

▶ **クッパー細胞** 類洞内に通常時から存在する**マクロファージ**であり，門脈を介して肝臓

に流れてくる腸管由来の**エンドトキシン**などの異物を貪食する網内系として機能している。しかし，活性化の状態によっては**サイトカイン**などの生理活性物質を盛んに産生し，肝障害増悪の原因となることもある。

▶ **ピット細胞，樹状細胞**　免疫系に重要な細胞である。ピット細胞は直接の細胞障害能をもち，**NK**（natural killer）**細胞活性**を示す大型のリンパ球である。樹状細胞は抗原提示細胞（抗原を取り込みリンパ球に抗原を提示して活性化する）として自然免疫と獲得免疫の連携に携わっている。

VI 胆道系の構造と機能

A 胆道系の構造

❶形態

　胆道とは，肝臓で分泌された胆汁を十二指腸に排泄する通り道であり，**肝外胆管，胆嚢，十二指腸乳頭部**からなる（図1-24）。肝外胆管は，左右肝管が合流して総肝管となり，これに胆嚢管が合流して総胆管となる。全長10～15 cmで太さは外形4～12 mm，内径が3～10 mm，壁厚は1 mm程度で，胆汁流圧は15～20 mm H_2O とされている。胆嚢は，長径7～10 cm，短径3～10 cmの洋梨形の袋状の臓器であり，肝臓の胆嚢窩に一部接着している。1本の胆嚢管により肝外胆管と交通し，50～60 mLの胆汁を貯蔵できる。胆嚢管は全長は2.5 cmほどだが，ねじれのため1.5 cmほどに見える。十二指腸乳頭部は胆管が十二指腸壁内で膵管と合流し，乳頭（ファーター乳頭）に開口している部分である。乳頭部は括約筋（オッディ[Oddi]括約筋）が管を取り囲んでいる。

❷組織

　胆管は内腔側から粘膜，薄い線維筋層（いわゆる固有筋層），疎性結合組織の漿膜下層，漿膜からなり，粘膜筋板と粘膜下層はない。粘膜では単層の立方あるいは円柱上皮からなる固有上皮が粘膜固有層を覆っている。胆嚢も，粘膜，固有筋層，漿膜下層の3層構造であり，やはり粘膜筋板と粘膜下層を欠く。粘膜も単層の円柱の固有上皮で覆われている。内腔面に多くの**粘膜皺襞**がある。粘膜上皮が粘膜固有層，固有筋層から漿膜下層へ憩室様に入り込んで洞状になったものはロキタンスキー-アショフ（Rokitansky-Aschoff）洞とよばれ，胆嚢特有の組織所見である。胆嚢管の内腔では，粘膜がらせん状にヒダを形成している。

❸血流

　胆嚢動脈は原則，右肝動脈から分枝するが，そうでない場合も多い。**胆嚢静脈**は門脈に流入する。

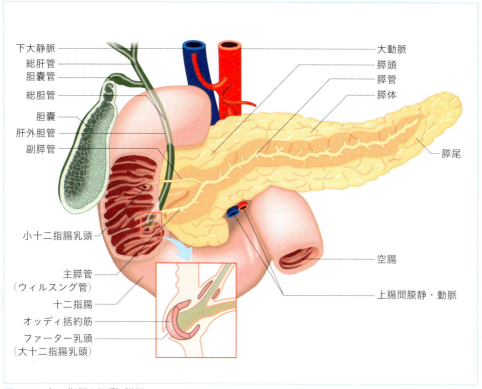

図1-24 十二指腸と胆嚢，膵臓

B 胆道系の機能

　肝臓で1日に約800〜1000 mL産生される**胆汁**を食物摂取に応じて十二指腸に排出することを目的とする。胆嚢は肝外胆管との圧格差から受動的に胆汁を受け入れ拡張し，胆汁を5倍以上に濃縮し貯蔵する。このとき乳頭部の括約筋はある程度の緊張状態にある。食事刺激が加わると，十二指腸，空腸で**コレシストキニン - パンクレオザイミン**（cholecystokinin-pancreozymin：CCK-PZ）が産生され，CCK-PZは胆嚢を収縮させるため，貯蔵していた濃厚な胆汁が胆嚢管から総胆管に放出される。このとき乳頭部の括約筋は協調して弛緩する。胆汁は腸管における脂肪，脂溶性ビタミン（ビタミンA, D, E, K）の消化，吸収に重要である。胆汁中の主成分である胆汁酸は脂肪をミセル化するため親水性となり乳化しやすくなり消化吸収が促進されるからである。

VII 膵臓の構造と機能

A 膵臓の構造

❶形態

　膵臓は上腹部胃の背側，第1，2腰椎の高さで，脾静脈の腹側に乗っかるように，十二指腸下行部から脾臓に向かって腹部右側から左にかけ全体にやや左寄りに存在する。前面を壁側腹膜に覆われた腹腔外臓器である。長さ15～20 cm，厚さ約2 cm，幅3～5 cm，右側が太く，左側が細い。重さは60～110 gである。十二指腸に囲まれた右側の膨らんだ部分を頭部，左側の細くなり脾臓に近い部分を尾部，両部の間は体部とよばれる。頭部と体部の境は上腸間膜静脈‐門脈の左縁，体部と尾部は両者の中央で分けるのが一般的である。頭部の一部は鉤に下方に突出しており鉤部，鉤状突起とよばれる。

❷組織

　膵臓は**消化液**を作る外分泌部と**ホルモン**を作る内分泌部からなる。大部分を外分泌部が占め，消化，吸収に関与する膵液を分泌する。内分泌を担当する**膵島**（ランゲルハンス[Langerhans]島）が外分泌部の中に島状に散在している。

　外分泌部は，膵液分泌細胞である**腺房細胞**が構成する**腺房**が基本単位となる（図1-25）。膵液が分泌されるのが**腺房腔**であり，これは膵管上皮細胞である導管細胞により構成された細い導管につながっている。導管は合流して徐々に太くなり**膵管**へと流れ込み十二指腸に至る。腺房がぶどうの粒，導管，膵管が茎で，全体としてぶどうの房にたとえられる。膵管は，主膵管から副膵管が分枝した形で2か所で十二指腸に開口しているが，主膵管と

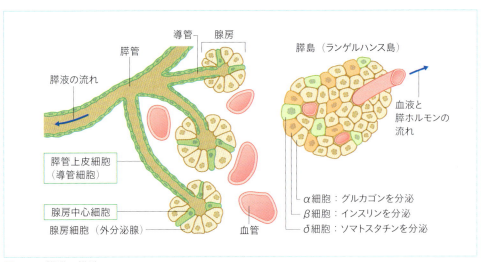

図1-25 膵臓の構造

副膵管が交通しない膵管癒合不全が存在する。主膵管はファーター乳頭（十二指腸乳頭）で総胆管と合流するが，ここでオッディ括約筋に包まれており，膵液の排出が調節される。十二指腸壁内で合流できていないものを膵胆管合流異常とよぶ。

内分泌部は内分泌細胞の球状の塊である膵島（ランゲルハンス島）よりなる。膵臓内に100万〜200万個あるとされている。毛細血管に取り囲まれ，産生されたホルモンを運搬している。構成細胞は，α，β，δ，ε，PP細胞であり，異なるホルモンを産生する。

❸ 血流

腹腔動脈系の胃十二指腸動脈，脾動脈および上腸間膜動脈の分枝から動脈血を受ける。静脈血は最終的に門脈に流れ込み，肝臓に至る。

B 膵臓の機能

❶ 外分泌機能

膵液は1日に1〜1.5 L分泌され，十二指腸に排泄される。腺房細胞により産生・分泌された消化酵素を多く含み，また導管細胞からの重炭酸により膵液はアルカリ性である。これは十二指腸に流入した胃酸を中和し，十二指腸を胃液から守るだけでなく，膵液中の消化酵素が活性を発揮しやすくしている。膵液に含まれる消化酵素にはでんぷんなどの糖質を分解する**アミラーゼ**，たんぱく質を分解する**トリプシン，キモトリプシン，エラスターゼ**，脂肪を分解する**リパーゼ**などがある。食物が胃から十二指腸に達すると，消化管ホルモンである**CCK-PZ，セクレチン**が産生される。CCK-PZは胆嚢を収縮させて胆汁を放出させるだけでなく，膵腺房細胞に作用し膵酵素の産生を刺激する。また乳頭部の括約筋を弛緩させる。食物中の脂肪は胆汁酸の作用により乳化され，リパーゼは乳化された脂肪を効率よく分解する。セクレチンは膵液量，重炭酸イオンを増加させ，消化酵素が働きやすくする。

❷ 内分泌機能

膵島の**α細胞**は**グルカゴン**（glucagon），**β細胞**は**インスリン**（insulin），**δ細胞**は**ソマトスタチン**（somatostatin），**ε細胞**は**グレリン**（ghrelin），**PP細胞**は**膵ポリペプチド**を分泌する。グルカゴンはグリコーゲンを分解して血糖値を上昇させる。インスリンは逆に肝臓でグリコーゲンの産生を促し血糖値を低下させる。また，筋肉でのたんぱく質合成など同化作用を有する。ソマトスタチンはインスリンやグルカゴン，ガストリン，セクレチン，成長ホルモンなどのホルモン分泌を抑制する。グレリンは産生の中心は胃であるが，成長ホルモンの分泌を強力に刺激するだけでなく，食欲中枢を刺激して摂食を高める。膵ポリペプチドは消化管や摂食に作用をもっているとされるが生理的意義は明らかではない。

国家試験問題

1 食道について正しいのはどれか。 （103回 PM26）

1. 厚く強い外膜で覆われる。
2. 粘膜は重層扁平上皮である。
3. 胸部では心臓の腹側を通る。
4. 成人では全長約 50 cm である。

2 胃酸の分泌を抑制するのはどれか。 （105回 PM28）

1. アセチルコリン
2. ガストリン
3. セクレチン
4. ヒスタミン

答えは巻末

消化器

第2章

消化器疾患の症状と病態生理

この章では

- 消化器疾患により生じる症状にはどのようなものがあるかを学ぶ。
- 食欲不振，嚥下障害，胸やけ，げっぷ，悪心・嘔吐などの上部消化管の症状を理解し，それらがどのような原因で生じるかを知る。
- 下痢，便秘などの下部消化管の症状とそれらを生じさせる原因を知る。
- 吐血，下血，血便とはどのような状態の出血なのかを知り，その原因を理解する。
- 腹痛，腹部膨満，体重減少などの症状がどのような消化器疾患を原因としているかを把握する。
- 黄疸，浮腫，腹水，肝性脳症など，肝臓・胆嚢・膵臓疾患の主な症状とその原因について理解する。

I 嚥下障害・誤嚥

1. 定義

嚥下とは，食物塊を口腔内から咽頭，食道を経て胃内へ送り込む一連の運動過程を指す。嚥下運動には口腔，咽頭，食道の筋肉や，それらを支配する三叉神経，迷走神経，舌下神経，舌咽神経などの神経が関与している。**嚥下障害**とは，これらが何らかの原因で機能的，器質的に障害されて，生理的運動が妨げられることによって物を飲み込むことが難しくなることである。

誤嚥とは，食物などが，何らかの理由で，誤って喉頭と気管に入ってしまう状態をいい，肺炎の原因ともなる。また，誤嚥に近い状況として，食物が喉頭に流れ込むものの，声門より上にとどまり，気管には侵入しない状態を**喉頭流入**という。

2. 病態生理

正常の嚥下は，**随意運動**により第1期（口腔期），**不随意運動**による第2期（咽頭期），および第3期（食道期）に分けられる。

口腔期では口唇，歯列が閉じ，顎舌骨筋により口腔底が押し上がり，舌は硬口蓋に押しつけられ，舌骨舌筋が収縮して舌根は後方に向かい，食塊は咽頭に入る。これらの運動は三叉神経，顔面神経，副神経に支配される。

咽頭期では軟口蓋が上昇して咽頭後壁に接して鼻腔を遮断する。舌骨が前上方に動いて喉頭は引き寄せられて挙上し，喉頭蓋が喉頭口を塞ぎ，声門も閉鎖される。同時に喉頭の背後にある食道口は自然に開き，食塊は舌根に押されて食道口に入る。上咽頭収縮筋からの蠕動運動が中および下咽頭収縮筋に波及して，食塊は食道に送られる。この嚥下反射は上咽頭神経や舌咽神経が刺激されて起こる。

食道期には下咽頭収縮筋の収縮波が波及して始まる食道の1次蠕動と，食道壁の局所刺激による2次蠕動が起こる。食塊が食道中部に達すると下部食道括約筋が弛緩して，食塊は胃内に入る。これらは交感神経と迷走神経が支配する。

これらの一連の生理運動の障害となる原因には，感染，代謝異常，筋障害，神経障害，狭窄，医原性などがある。器質的な原因としては炎症，異物，外傷による嚥下動作時の痛みによるもの，狭窄などによる食物の通過異常によるものがある。

誤嚥性肺炎は，嚥下機能障害のため唾液や食物，あるいは胃液などと一緒に細菌を気道に誤って吸引することにより発症する。高齢者や神経疾患などで寝たきりの患者では口腔内の清潔が十分に保たれていないこともあり，この場合，口腔内で肺炎の原因となる細菌がより多く増殖している。また，高齢者や寝たきり患者では咳反射が弱くなり嚥下機能が低下しており，口腔内の細菌が気管から肺へと吸引され，肺炎を発症する。また，栄養状

態が不良であることや免疫機能の低下なども発症に関与している。

3. 原因疾患

　嚥下障害は，その成因から機能的障害による嚥下障害と，器質的疾患による嚥下障害に大別される（表2-1）。そのほかに複数の要素が副次的に作用し，嚥下障害が生じる心因性，薬物性のものなどがある。さらに，その障害部位により，口腔咽頭性嚥下障害と食道性嚥下障害に分類される。口腔咽頭性嚥下障害は口腔から食道への食物塊の輸送が困難な状態で，口腔，咽頭の異常に由来する。食道性嚥下障害は食物塊を食道から胃へ送り込むのが困難な状態で，食道の機械的閉塞，運動障害が原因となって起こる。

▶ **機能性嚥下障害**　構造上の異常はないが，嚥下をコントロールしている神経や，筋の異常に由来する嚥下障害である。口腔咽頭性嚥下障害には嚥下第1期，第2期にかかわる約30種の筋群とこれらの筋群をコントロールしている延髄の嚥下調節中枢系および咽頭神経や迷走神経などの支配神経の障害により生じる。頻度的には脳血管障害に伴うものが多く，神経・筋疾患は比較的まれである。食道性嚥下障害には，食道平滑筋の異常による食道運動機能障害を成因とし，アカラシアやびまん性食道痙攣などや，全身性疾患に伴う強皮症がみられる。

▶ **器質性嚥下障害**　咽頭から食道に至る部位の構造上の異常を成因とする。口腔咽頭性嚥下障害には頸部疾患，腫瘍，炎症などがある。食道性嚥下障害の原因となる器質的異常としては，腫瘍，炎症，形態異常などがある。

表2-1　嚥下障害の原因

機能性嚥下障害	口腔咽頭性嚥下障害	・神経疾患：水頭症，脳幹部腫瘍，頭部外傷，脳血管障害，パーキンソン病，多発性硬化症，進行性核上性麻痺，脊髄小脳変性症，筋萎縮性側索硬化症，反回神経麻痺 ・筋疾患：筋ジストロフィー，筋硬直性ジストロフィー，多発性筋炎，皮膚筋炎，封入体筋炎，自己免疫性壊死型ミオパチー，アミロイドーシス ・感染症：脳脊髄膜炎，ギラン-バレー症候群，帯状疱疹ウイルス感染，ボツリヌス症
	食道性嚥下障害	・食道運動障害：アカラシア，びまん性食道痙攣，ナットクラッカー食道，強皮症
器質性嚥下障害	口腔咽頭性嚥下障害	・頸部疾患：強直性脊椎骨増殖症，変形性頸椎症，頭蓋底陥入症，キアリ奇形 ・腫瘍：口腔がん，舌がん，咽頭がん，悪性リンパ腫 ・炎症：口内炎，咽頭炎，扁桃周囲膿瘍 ・外傷 ・そのほか：プランマー-ビンソン症候群，ツェンカー憩室，外部圧迫（甲状腺腫，頸部リンパ節腫脹など），放射線治療後，術後
	食道性嚥下障害	・腫瘍：食道がん，食道肉腫，噴門部がん ・炎症：逆流性食道炎，好酸球性食道炎，腐食性食道炎 ・形態異常：食道ウェブ，食道憩室，食道裂孔ヘルニア，食道襞外性圧排（大動脈瘤，肺がん，縦郭腫瘍など）
そのほか		・心因性 ・精神疾患：うつ病，神経性食思不振症 ・薬剤性：精神疾患用薬，催眠鎮静薬など

▶ **そのほか** 解剖学的構造上の異常，神経・筋の機能異常をきたす特定の疾患を成因としない嚥下障害には，心因性のものや精神疾患，薬剤性がある。

4. 治療・対処法

基本的には原因となる疾患を治療する。

嚥下造影検査や**嚥下内視鏡**により，嚥下機能を評価する。

喉頭流入や，ごく軽度の誤嚥であれば，十分に咀嚼を行う，一口量を少なめにする，液体に増粘剤（トロミ剤）を添加する，といった嚥下指導を行う。

誤嚥の程度が著しい場合には，専門病院でさらに高度な検査を施行し，嚥下機能改善手術や誤嚥防止手術といった治療も考慮する。

手術が困難な場合には経鼻胃管を留置したり，経皮内視鏡的胃瘻造設術を施行して，経腸栄養を行う。経腸栄養が困難な場合には高カロリー輸液を静脈投与する。

II 吃逆

1. 定義

吃逆（しゃっくり）とは呼吸筋の不随意的攣縮により気道へ急速に吸気が流入すると，数十 mm 秒後に声門の閉鎖が起こり，特徴的な音が反復性に生じる現象である。

2. 病態生理

鼻咽頭背側部を支配する舌咽神経咽頭枝，横隔神経，迷走神経，反回神経が求心路となり，延髄孤束核に入った刺激が延髄網様体にある中枢でのパターン形成を経て，横隔神経，迷走神経の遠心路へ出力されて，横隔膜，前斜角筋，外肋間筋が収縮し，反回神経，迷走神経を介して声門閉鎖を生じさせると推察されている。この反射弓のどこかが刺激されると生じる。

3. 原因疾患

吃逆は健常者にもあり，臨床的に問題となることは少ない。しかし，持続性，難治性の吃逆の場合には，器質的疾患を念頭に置いた原因疾患の検索が必要である（表 2-2）。脳神経疾患，呼吸器疾患，心臓血管疾患，横隔膜下膿瘍，横隔膜の迷走神経の刺激，消化器疾患，代謝疾患，薬剤，神経性・心因性といった反射弓の経路のどこかを刺激する疾患が原因と考えられる。

表2-2 吃逆の原因

中枢神経系	髄膜炎，脳炎，脳膿瘍，脳腫瘍，脳梗塞，出血，脳動脈瘤，脳血管奇形，脊髄癆，多発硬化症，外傷，水頭症，脊髄空洞症，外科手術など
横隔膜への刺激	胸膜炎，肺炎，肺がん，心膜炎，心筋梗塞，胸部大動脈瘤，裂孔ヘルニア，横隔膜下膿瘍
迷走神経活動性亢進	頸静脈窩 硬膜枝：髄膜炎，緑内障 耳介枝：異物，外耳管内の毛 頸部（咽頭枝，頸動脈小体，上喉頭神経，反回神経，下喉頭神経，上心臓枝） 咽頭枝：咽頭炎 反回神経：頸部腫瘍，甲状腺腫，喉頭炎 胸腔内分布（下心臓枝，反回神経，心臓神経叢・気管支枝・食道枝）：感染症，腫瘍，食道炎，心筋梗塞，大動脈瘤，喘息 腹腔内分布（胃枝，腹腔枝，肝枝）：腫瘍，胃拡張，感染症，大動脈瘤各臓器の腫大，炎症（横隔膜下膿瘍，腹膜炎など）
麻酔関連	頸部過伸展，横隔膜神経根の伸展，横隔膜または胃の操作，開腹，開胸，開頭
代謝性疾患	低ナトリウム血症，低カリウム血症，低カルシウム血症，高血糖，低血糖，尿毒症，糖尿病性昏睡，低酸素血症
薬剤	バルビツール酸系睡眠薬，ベンゾジアゼピン，フェニトイン，副腎皮質ステロイド，α-メチルドパ，ニコチン酸，抗がん剤，麻薬，アルコール中毒など
神経性・心因性	ストレス，興奮，ヒステリー，神経衰弱，詐病，神経性食思不振症

4. 治療・対処法

原因となる基礎疾患があれば，それに対する治療を行う。

一般的にはクロルプロマジンやハロペリドールの向精神薬，クロナゼパムの抗てんかん薬，消化器疾患ならばメトクロプラミドや柿蒂湯などが有用である。

III 悪心・嘔吐

1. 定義

悪心は，心窩部や前胸部～咽頭に感じられる不快なむかつきで，食物に対する極めて不快な感情を伴い，嘔吐前の気分に対して用いられる。

嘔吐は，胃・十二指腸あるいは小腸の内容物が急激に食道を通って逆流し，口外に吐き出される現象である。吐物がみられない場合には，**空嘔吐**（retching）がある。また，**逆流**（regurgitation）は消化管内容物が口腔内に逆流するが少量で，悪心を伴うことはなく，横隔膜や腹筋の収縮の関与がない。**食道裂孔ヘルニア**を伴うことが多い。

2. 病態生理

嘔吐中枢が刺激された際に，その刺激が嘔吐を起こす閾値にまで達しない場合に悪心の

みが起こる。通常は嘔吐に先立って感じられる。嘔吐の原因疾患は多岐にわたり，随伴症状も多い。

　嘔吐中枢は延髄の背外側網様体中の迷走神経背側核付近に存在し，孤束核，迷走神経背側核，疑核，横隔神経核，延髄核などと関連している。延髄第4脳室底最後野にある化学受容体引金帯（chemoreceptor trigger zone ; CTZ）を介して嘔吐中枢が刺激される場合がある。抗がん剤などの催吐物質，細菌毒素や尿毒症あるいは代謝・電解質異常などがCTZに作用して嘔吐を誘発する。情動刺激や痛み，不快な嗅覚・視覚・味覚などで誘発される悪心・嘔吐は大脳皮質から中枢へ伝えられる。乗り物酔いや内耳障害は前庭神経，口腔・咽頭部粘膜刺激は舌咽神経，胃の刺激物は求心性迷走神経，腸の閉塞や虚血は求心性内臓神経を介して中枢へ伝えられる。これらの経路の神経伝達物質は解剖学的に規定されている。内耳の迷路からの刺激は前庭のコリン作動性ムスカリン M_1 受容体やヒスタミン作動性 H_1 受容体を介して伝達される。また，求心性迷走神経からの刺激はセロトニン 5-HT_3 受容体を活性化する。CTZには5-HT_3，M_1，H_1，ドパミン D_2 などの受容体が存在する。これらの受容体は制吐薬の標的作用点となっており，適切な薬物の選択に重要である。

　嘔吐中枢が刺激されると横隔神経，迷走神経，脊髄神経を介して，横隔膜・胸腹壁筋の収縮により胸腔，腹腔内圧が上昇し，咽頭が上方に移動し，噴門の弛緩，幽門の閉鎖，逆蠕動により上部消化管の内容物の嘔吐をきたす。

　嘔吐中枢の近傍には呼吸中枢，血管運動中枢，唾液分泌中枢，消化管運動中枢，前庭神経核が位置しているため，嘔吐に際してそれらが刺激されて呼吸の不整，血圧の低下，徐脈，顔面蒼白，冷汗，めまい，流涎などの症状を随伴することが多い。

3. 原因疾患

　嘔吐をきたす疾患は表2-3のように多岐にわたるが，大きく分けると中枢性と末梢性に分類される。多くは随伴症状がみられるため，正確な病歴の聴取と身体診察により鑑別することが可能である。

　前駆症状の有無（突然の嘔吐は中枢性を疑う），悪心を伴うか（末梢性を疑う），食物摂取との時間的関係，発熱，腹痛，下痢，吐・下血，頭痛，めまい，視力障害などの随伴症状，手術歴や心疾患，糖尿病，内分泌疾患などの既往歴，薬剤の服用歴，飲酒歴，ストレスや睡眠状況などの生活歴，化学薬品の取り扱いなどの職業歴，女性であれば月経や妊娠の有無などを問診することにより，鑑別がなされる。

4. 治療・対処法

　原因や発症のメカニズムに応じた治療が望まれる。基本的には原疾患の治療を行う。そのうえで，対症療法として制吐薬を用いる（表2-4）。

　また，嘔吐の症状が強い場合には，血管確保とともに輸液を行い，左側臥位とし，口腔内の吐物を吸引する。嘔吐が頻回ならば経鼻胃管を留置することにより，胃内を減圧する

表2-3 嘔吐の種類と原因

中枢性嘔吐	CTZを介する刺激	・代謝異常（中毒性代謝産物）：糖尿病性ケトアシドーシス，尿毒症，肝性昏睡，バセドウ病，アジソン病，妊娠悪阻 ・薬物中毒：モルヒネ，アポモルヒネ，ジギタリス，アミノフィリン，ヒスタミン，アドレナリン，ニコチン，L-ドーパ，利尿薬，抗がん剤，アルコール，アセトアミノフェン，有機リン ・細菌感染症（細菌毒素） ・酸素欠乏：高山病，貧血，低酸素血症，一酸化炭素中毒 ・放射線治療
	機械的刺激	・頭蓋内圧亢進，脳循環障害：脳腫瘍，脳梗塞，脳出血，クモ膜下出血，脳炎，髄膜炎，片頭痛，頭蓋内出血，水頭症
	感覚的刺激	・情動障害や精神疾患：神経性食思不振症，ヒステリー，ストレス ・情動性刺激や精神性刺激：不快な刺激（視覚，嗅覚，味覚）
末梢性嘔吐	消化器疾患	・腹腔臓器の炎症：消化性潰瘍，急性胆嚢炎，急性膵炎，急性虫垂炎，腹膜炎 ・管腔臓器の伸展：腸閉塞，麻痺性イレウス，幽門狭窄 ・消化管の感染症：感染性胃腸炎，食中毒 ・薬物による消化管の刺激：サリチル酸，アミノフィリン，抗がん剤 ・消化管運動低下：アカラシア，逆流性食道炎，食道がん，胃がん，消化性潰瘍，急性胃粘膜病変，機能性ディスペプシア
	循環器疾患	・急性心筋梗塞，狭心症 ・うっ血性心不全 ・大動脈解離，大動脈瘤破裂 ・高血圧性脳症
	呼吸器疾患	・胸膜炎，肺炎
	腎・泌尿器疾患	・尿管結石 ・腎盂腎炎 ・精索捻転症
	婦人科疾患	・子宮付属器炎，子宮周囲炎，卵管炎 ・卵巣腫瘍 ・卵巣嚢腫茎捻転
	口腔・咽喉頭部刺激	・扁桃炎，舌根・咽喉頭への機械的刺激
	耳科疾患	・メニエール病，前庭神経炎，良性発作性頭位変換めまい，中耳炎 ・乗り物酔い：頭部，頸部，眼筋の動揺や消化管の牽引，前庭器官の刺激
	眼科疾患	・急性緑内障発作

とともに吐物の誤嚥を予防する．さらに意識レベルの低下がみられれば気道確保を行う．

IV 腹痛

1. 定義

　腹痛は，腹部に生じる痛みの訴えであるが，原因としては消化器疾患のみならず，泌尿器科疾患，心臓血管系疾患，整形外科疾患，女性の場合には産婦人科疾患などもみられる．
　原因となる疾患のなかには生死にかかわるものもあり，緊急に手術や処置が必要となる

表 2-4 制吐薬の種類と作用

種類	代表薬	作用のしくみ
フェノチアジン系薬	クロルプロマジン	化学受容器引金帯の D_2 受容体を阻害し，制吐作用を示す
ヒスタミン受容体拮抗薬	ジフェンヒドラミン	迷路の鎮静作用 嘔吐中枢に作用し，制吐作用を示す
ドパミン受容体拮抗薬	メトクロプラミド	消化管の D_2 受容体を阻害し，消化管運動を促進 化学受容器引金帯の D_2 受容体を阻害し，制吐作用を示す
セロトニン受容体拮抗薬	グラニセトロン	化学受容器引金帯と迷走神経求心線維にある $5-HT_3$ 受容体を阻害し，制吐作用を示す 消化管の $5-HT_3$ 受容体を阻害し，抗がん剤による腸管からのセロトニン分泌を抑制して制吐作用を示す
ニューキニン1受容体拮抗薬	アプレピタント	中枢神経のサブスタンスP受容体であるニューキニン受容体を阻害し，制吐作用を示す 抗がん剤による遅発性嘔吐に有用
副交感神経遮断薬	ブチルスコポラミン	腸管運動を抑制することにより，制吐作用を示す
$5-HT_4$ 受容体作動薬	モサプリド	$5-HT_4$ 受容体に作用して機能性ディスペプシアによる悪心・嘔吐に有用
抗不安薬	ロラゼパム	中枢神経抑制により不安，興奮をしずめ，制吐作用を示す

場合もみられるため，見逃さないことが大切である。

急性腹症とは，緊急手術の適応を早急に判断する必要のある激しい腹痛を指す。痛みの訴えが強ければ腹痛をきたすすべての疾患が原因となり得る。

2. 病態生理

腹痛には，①内臓痛，②体性痛，③関連痛の3つのタイプがある（表2-5）。

▶ 内臓痛　管腔臓器の急激な伸展・拡張，筋層の痙攣性収縮と，実質臓器の腫脹による被膜の伸展による腹痛で，腹部正中線上で，限局しない周期的な鈍痛や灼熱感を認める。障害臓器を支配する求心性内臓神経線維が自律神経路（主に交感神経）と走行をともにして合流するため，しばしば，悪心・嘔吐，発汗，頻脈などの自律神経症状を伴う。一定の間隔を置いて，急激に発しては消失する疼痛が繰り返される痛みである疝痛は，主に内臓痛の痛みである。

▶ 体性痛　壁側腹膜，腸間膜，横隔膜の物理的刺激や炎症による腹痛で，持続的で鋭利な限局した痛みである。例としては虫垂炎による右下腹部痛や胆嚢炎による右季肋部痛などがあげられる。

▶ 関連痛　障害臓器を支配する神経の刺激が，脊髄後角に入る求心性内臓神経線維から同じ高さの後角に入る体性の求心性線維に伝わり，病変とは異なった支配領域の皮膚分布に疼痛を自覚する。炎症や血流障害など激烈な腹痛時に発生する。例としては十二指腸潰瘍による背部痛や胆嚢炎による右肩痛などがある。

表2-5 腹痛の種類と性質

	内臓痛	体性痛
発症のしくみ	消化管の平滑筋の伸展，痙攣など	壁側腹膜や腸間膜などの炎症などによる機械的刺激
疼痛の性質	疝痛が多い	持続性が多い
疼痛の部位	腹部正中が多い，移動性	病変部位近傍，汎発性腹膜炎になると腹部全体
原因疾患	急性腸炎，尿路結石など	腹膜炎など

3. 原因疾患

腹痛の原因は消化器疾患のみならず，泌尿器科疾患，産婦人科疾患，血管系疾患，整形外科疾患，皮膚科疾患，さらには心疾患や呼吸器疾患と多岐にわたる．なかでも消化管穿孔や絞扼性イレウス，腹部大動脈瘤破裂，大動脈解離，上腸間膜動脈閉塞症，急性化膿性閉塞性胆管炎，卵巣茎捻転，異所性妊娠，心筋梗塞などの重篤な疾患の場合には迅速な診断と治療が必要となる．

問診では，腹痛の部位，その強度や性質と時間経過，発生状況，増悪・寛解にかかわる因子，随伴症状や，既往歴，非ステロイド性抗炎症薬（NSAIDs）などの服用薬剤，生活歴や家族歴，妊娠可能な女性の場合には月経の性状も聴取し，必要に応じて妊娠反応をチェックする．

腹痛の部位と原因を表2-6に示す．

突然発症をきたすものとしては，①破れる疾患，②詰まる疾患，③ねじれる疾患を念頭に置く．破れる疾患としては，動脈瘤破裂，大動脈解離，脾破裂，異所性妊娠破裂，消化管穿孔，胆囊穿孔など，詰まる疾患としては絞扼性イレウス，ヘルニア嵌頓，総胆管結石，腸重積，虚血性大腸炎，上腸間膜動脈塞栓症，心筋梗塞など，ねじれる疾患としてはS状結腸捻転，精巣捻転，卵巣囊腫茎捻転などがあげられる．

症状の増悪・寛解をきたす因子として，空腹時で増悪するのは十二指腸潰瘍，食後すぐに増悪するのは胃潰瘍，食後数時間で増悪するのは急性膵炎，胆嚢炎，胃アニサキス症である．また，前屈位で改善するのは急性膵炎，体動時に増悪するのは整形外科的疾患があ

表2-6 腹痛の部位と原因

部位	疾患
心窩部	虫垂炎初期，胃十二指腸潰瘍，急性胃粘膜病変，消化性潰瘍穿孔，膵炎，心筋梗塞，胆管炎，腹部大動脈瘤，胃アニサキス症，胃がん，膵がんなど
右上腹部	十二指腸潰瘍，胆囊炎，胆管炎，膵炎，大動脈解離など
左上腹部	胃潰瘍，膵炎，脾梗塞，脾破裂，大動脈解離など
右下腹部	虫垂炎，尿路結石，大腸憩室炎，ヘルニア嵌頓，異所性妊娠，卵巣捻転，精巣捻転，大腸がんなど
左下腹部	尿路結石，腎盂腎炎，虚血性大腸炎，大腸憩室炎，ヘルニア嵌頓，異所性妊娠，卵巣捻転，精巣捻転，便秘，大腸がんなど
下腹部正中	骨盤内感染症，尿路結石，膀胱炎，尿閉，月経困難症，便秘，大腸がんなど

げられる。虫垂炎では，発症初期は上腹部痛または腹部全体，その後に右下腹部に移動する。随伴症状として悪心・嘔吐，吐血・下血，血便，下痢，便秘，発熱，黄疸，腰背部痛，血尿，月経異常，不正出血などがあり，疾患の鑑別に有用である。また，女性の場合には産婦人科疾患を常に念頭に置く。

身体診察として，腹部膨満は腸閉塞，腹水，腫瘤，大動脈瘤，消化管穿孔など，腸蠕動音の亢進は単純性イレウス，消失は絞扼性イレウス，麻痺性イレウス，叩打痛を認めるものとして右季肋部では胆囊炎，胆管炎，左季肋部では脾梗塞，膵炎，**肋骨脊柱角**（cost-vertebral angle：CVA）では尿管結石，腎盂腎炎，膵炎などがあげられる。反跳痛，筋性防御，板状硬といった腹膜刺激症状は腹膜炎でみられ，**マーフィー徴候**は胆囊炎，**マックバーニー - ランツ圧痛点**は虫垂炎でみられる（4 章 - Ⅲ -D- ❺「検査」参照）。

4. 治療・対処法

基本的には原因となる疾患を治療する。

一般的な腹痛に対する薬剤としては，痛みの強さによらずアセトアミノフェン 1000 mg 静注投与が推奨されている。これまで腹痛に対する第 1 選択薬として使用されてきたブチルスコポラミンのような鎮痙薬は，腹痛の第 1 選択薬というよりは疝痛に対して補助療法として使用することが提唱されている。急性腹症ではペンタゾシン，ブプレノルフィンのような拮抗性鎮痛薬やモルヒネ，フェンタニルのようなオピオイドを使用することもある。

NSAIDs は胆道疾患や尿管結石の疝痛に対してオピオイドと同等の効果があり，第 1 選択薬となり得る。

Ⅴ 腹部膨満

1. 定義

腹部膨満は，いわゆる「腹が張る」という感覚で，腹部の大きさが異常に増悪することをいい，腹部膨隆と同義語である。

2. 病態生理

腹部膨満の成因は腹部全体と局所性の膨満に分けて考える（表 2-7）。腹部全体の膨満の成因を示す病因として鼓腸と腹水が多い。

❶鼓腸

腸管内ガスの生成と排泄の不均衡により生じる。主として種々の腹腔内疾患による反射的な腸管運動の麻痺，腸管の血行障害，腸閉塞や腹腔内ガスの異常発生などにより生じる。腸からのガスの吸収障害によって生じる鼓腸は，心不全，低血圧症，門脈圧亢進症などに

表2-7 腹部膨満の原因

腹部全体の膨満	鼓腸	・腸管へのガス流入増加：空気嚥下症 ・腸管ガス産生増加：消化不良などによる腸管細菌叢の乱れ，発酵性食物の過剰摂取 ・腸管ガス排出障害：腸閉塞，便秘 ・腸管ガス吸収障害：うっ血性心不全，肝硬変
	腹水	・滲出液：感染，腫瘍 ・漏出液：肝硬変，ネフローゼ症候群，うっ血性心不全 ・血清腹水：感染，腫瘍，腫瘍破裂，動脈瘤破裂 ・乳び腹水：感染，腫瘍によるリンパ流出障害
	そのほか	肥満症，気腹（消化管穿孔，腸管嚢胞性気腫症），宿便
局所性の膨満	上腹部	・機械的あるいは機能的な閉塞による二次的な胃拡張 ・肝腫 ・脾腫 ・腫瘤または嚢腫による腎腫大 ・腹部大動脈瘤 ・膵嚢胞または膵腫瘍
	下腹部	・卵巣腫瘍 ・妊娠などによる子宮増大 ・膀胱の拡張 ・S状結腸・盲腸または回腸周囲の炎症性腫瘤 ・腹壁ヘルニア

よる腸管の循環障害，あるいは腸炎が原因であることが多い。通過障害はイレウス，消化管狭窄，腸管蠕動低下（麻痺性イレウス，脊髄障害，感染症，低カリウム血症，モルヒネの使用など）でみられる。空気嚥下症や神経症などでは，空気の嚥下が異常に増加して鼓腸が起きる。

❷腹水

腹腔内に液体が貯留した状態で，2L以上になると多角的所見として証明できる。淡黄色透明で非炎症性漏出液と，混濁した炎症性の滲出液，血性腹水，乳び腹水などがある。漏出液の原因として，①肝硬変症，ネフローゼ症候群，低栄養など低たんぱく血症による循環障害，②原発性高アルドステロン血症や肝硬変による血中抗利尿物質の増強，③肝硬変，バッド・キアリ症候群（Budd-Chiari syndrome），うっ血性心不全などによる循環障害などがある。滲出液の原因としては感染や腫瘍による腹膜炎での血管透過性亢進，血性腹水の原因としては腫瘍破裂，動脈瘤破裂など，乳び腹水の原因としては腫瘍や感染症によるリンパ流出障害などがあげられる。

❸そのほかの成因

肥満症，消化管穿孔などによる気腹や宿便も原因となる。

局所性の腹部膨満の成因のほとんどは腫瘍や嚢胞による腹部腫瘤である。膨隆による圧迫によって腹が張る，もたれる，重苦しい，悪心，腹痛などの症状が出現する。

膨隆が強くなると腹部コンパートメント症候群といって，腹腔内圧が上昇することで呼吸・循環障害を生じる。横隔膜を押し上げ，呼吸運動を抑制し，呼吸困難が生じる。循環器系にも影響し，動悸や不整脈，血流低下による血圧低下，腎実質や腎静脈の圧迫による乏尿などをきたすことがある。

3. 原因疾患

実際に腹部が膨隆している場合に考慮すべきは鼓腸, 腹水, 腹部腫瘤, 肥満, 気腹, 宿便などである。鼓腸と気腹はガスの充満によるものである(表2-7)。

4. 治療・対処法

基本的には原因となる疾患の治療を行う。

❶ 鼓腸

▶ 生活習慣の改善　過剰な食物繊維, 人工甘味料, 高脂質食などは消化・吸収に時間を要し, また, 腸内細菌により発酵分解されたメタンや水素などの不溶性ガスの発生の原因となるため, 摂取を控える。適度な運動は腸管蠕動を促進する。

▶ 薬物療法　ガス産生量の減少の目的でジメチコンや消化酵素薬が臨床的に使用されるが, 有効性を証明する報告はみられない。消化管運動改善薬のモサプリドやイトプリド, 大建中湯などの有用性が報告されている。

❷ 腹水

食事中の食塩制限や, フロセミドやスピロノラクトン, さらにはトルバプタンなどの利尿薬を投与する。低たんぱく血症がみられればアルブミン製剤を投与する。腹部膨満が著明な場合には腹水排液も施行する。

VI 吐血・下血・血便

1. 定義

吐血は, 消化管からの出血が血液のまま, または吐物に混ざって口から排出されることである。一般的には十二指腸のトライツ(Treitz)靱帯より口側の上部消化管(食道, 胃, 十二指腸)からの出血である。トライツ靱帯より肛門側の消化管からの出血は口側に逆流しにくく, 吐血になりにくい。

下血は, 消化管出血による肛門からの血液排出の総称として用いられる場合もあるが, 狭義には, 上部消化管出血が肛門側へと移動するうちに腸管内で変化を受け, タール状の便(タール便)または黒い便(黒色便)となって肛門から排出されることをいい, 血便と分ける。

血便とは, 下部消化管出血(一般的にはトライツ靱帯より肛門側の消化管からの出血)が肛門から排出されるものをいい, 暗赤色か**潜血便**の場合が多い。

2. 病態生理

血液のヘモグロビンは胃酸によって塩酸ヘマチンに変化するため, 黒褐色となる。出血

量が少なく，出血後の時間が経過すると，吐物はコーヒー残渣様となる．出血量が多く，急激に起こった場合には鮮血の吐血となる．吐血の色により出血部位や出血量の推定に有用である．

また，吐血か喀血（かっけつ）かしばしば判断に迷う場合がある（表 2-8）．

吐血では血液は凝固し，泡沫（ほうまつ）を含まず，暗赤色からコーヒー残渣様を呈し，酸性で，悪心・嘔吐を伴う．

喀血の場合には鮮紅色を呈し，アルカリ性，流動性，泡沫状で，咳嗽（がいそう）を伴うことが多い．食物残渣を含まず，悪心（おしん）や嘔吐（おうと）を認めない．喀血では呼吸器疾患や心疾患を伴うことが多いため，胸部 X 線でチェックするが，鑑別が難しい場合には上部消化管内視鏡を施行し，確認する．

下血の場合，上部消化管からの出血ではタール便のことが多いが，大量出血をきたした場合や胃切除術後では鮮血便になることがある．下部消化管出血の場合には，排泄される血液の色調は，出血量，病変部位，腸管内血液通過時間により異なる．トライツ靱帯から右側大腸（盲腸，上行結腸，横行結腸）までの出血は暗赤色便になることが多い．一方，左側大腸（下行結腸，S 状結腸，直腸）から肛門までの出血は，鮮紅色の血便が肛門から排泄される．

出血量が多く，より肛門に近い病変であるほど腸管内血液停滞時間が短くなるため，鮮紅色となる．また，粘血便とは，肉眼でわかるほどの粘液と血液が混入した便が排泄される状態である．

出血の程度，経過時間によって臨床症状は異なる（表 2-9）．急性の出血の場合には，出血量が少量では無症状，または立ちくらみ程度であるが，出血量が増加するにつれて，脈拍の増加，血圧の低下を認め，四肢冷感，冷汗，倦怠感，蒼白，口渇，めまい，失神，不穏などを認める．さらに進むと脈拍が触れにくくなり，チアノーゼや呼吸促迫，さらには昏睡，虚脱，下顎（かがく）呼吸となり，危篤な状態となる．血圧が正常であっても，①蒼白（pallor），②虚脱（prostration），③冷汗（perspiration），④脈拍触知困難（pulselessness），⑤呼吸困難・呼吸促迫（pulmonary deficiency）といったショックの 5P の徴候がみられれば迅速に対応する必要がある．一方で，慢性的な少量ずつの出血をきたす場合には，バイタルサインは比較的保たれるが，動悸，息切れ，顔面蒼白といった貧血症状をきたし，心不全を合併す

表 2-8 吐血と喀血の鑑別診断

	吐血	喀血
原因疾患	上部消化管疾患	呼吸器，心疾患
性状	凝固性，泡なし	流動性，泡あり
色	暗赤色 〜 コーヒー残渣様	鮮紅色
食物残渣	あり	なし
咳・痰	なし	あり
悪心・嘔吐	あり	なし
pH	酸性	アルカリ性

表 2-9 出血性ショックの重症度

ショックの重症度	出血量	収縮期血圧／拡張期血圧	脈拍数	症状
無症状	15%（750 mL まで）	正常	正常またはやや促進	症状なし，または立ちくらみ，冷汗
軽症	15～25%（1250 mL）	90～100/60～70 mmHg	100～120（回/分）	四肢冷感，冷汗，倦怠感，蒼白，口渇，めまい，失神
中等症	25～35%（1750 mL）	60～90/40～60 mmHg	120（回/分）以上	不穏，蒼白，口唇褪色，毛細血管褪色
重症	35～45%（2250 mL）	40～60/20～40 mmHg	触れにくい	意識混濁，蒼白著明，チアノーゼ，呼吸促迫，反射低下
危篤	45%（2250 mL）以上	0～40 mmHg	触れない	昏睡，虚脱，下顎呼吸，チアノーゼ，多臓器不全

ることもある。

3. 原因疾患

▶ 上部消化管出血（表 2-10）　原因としては，消化性潰瘍やマロリーワイス症候群，急性胃粘膜病変（acute gastric mucosal lesion：AGML），胃がん，食道胃静脈瘤，胃ポリープなどが多い。また，胃ポリープや早期胃がんの内視鏡治療後の出血もみられる。心窩部痛がみられたり，ストレスがみられたり，非ステロイド性抗炎症薬（NSAIDs）や低用量アスピリン（low dose aspirin：LDA）を服用していれば消化性潰瘍，慢性肝障害を合併していれば食道胃静脈瘤，嘔吐を繰り返したのちの吐血はマロリーワイス症候群，体重減少がみられれば胃がんなどを鑑別する。

▶ 下部消化管出血　原因としては，虚血性大腸炎，大腸がんやポリープ，大腸憩室出血，潰瘍性大腸炎・クローン病，病原性大腸菌，サルモネラ，カンピロバクターなどの細菌性大腸炎，痔核，放射線性直腸炎，急性出血性直腸潰瘍もみられる（表 2-11）。また，大腸ポリープや早期大腸がんの内視鏡治療後出血もみられる。腹痛を伴わない大量出血の原因としては，大腸憩室出血や急性出血性直腸潰瘍が多くみられる。急性発症の発熱や下痢を伴う場合に細菌性大腸炎，突然の腹痛とその後の下痢，血便がみられれば虚血性大腸炎，経過が長く，下痢や粘血便を認める場合には潰瘍性大腸炎，放射線照射歴があれば放射線性直腸炎，ADL が低下し臥床時間が多ければ急性出血性直腸潰瘍などが考えられる。

▶ 小腸出血　頻度は少ないが，上部消化管内視鏡，大腸内視鏡に異常がない消化管出血が疑われる場合には，小腸疾患を鑑別する。NSAIDs や LDA 起因性小腸粘膜傷害，小腸血管拡張症，小腸がん，小腸リンパ腫などがみられる。

表2-10 上部消化管出血の原因

食道疾患	・食道静脈瘤 ・食道がん	・逆流性食道炎
胃・十二指腸疾患	・胃潰瘍，十二指腸潰瘍 ・マロリーワイス症候群 ・胃ポリープ ・胃前庭部毛細血管拡張症（GAVE） ・胃静脈瘤 ・十二指腸がん ・大動脈瘤穿破	・胃がん ・急性胃粘膜病変（AGML） ・内視鏡治療後 ・胃血管拡張症 ・悪性リンパ腫 ・胆道出血

表2-11 下部消化管出血の原因（大腸・肛門病変）

- 虚血性大腸炎
- 大腸憩室出血
- 大腸がん・ポリープ
- 潰瘍性大腸炎・クローン病
- 腸管ベーチェット病・単純性潰瘍
- 薬剤性大腸炎（抗菌薬，NSAIDs）
- 細菌性大腸炎：病原性大腸菌，サルモネラ，カンピロバクターなど
- アメーバ性大腸炎
- 腸結核
- サイトメガロウイルス性腸炎
- 内視鏡治療後
- 大腸血管拡張症
- 放射線性直腸炎
- 急性出血性直腸潰瘍
- 痔核

4. 治療・対処法

　急性の出血の場合，バイタルサインなど患者の病態を把握し，ショック状態の場合には静脈路を確保して細胞外液を中心とした細胞外液補充液の輸液を十分に行うとともに，必要があれば輸血などを行い，循環動態を保つことが重要である．意識障害を伴っている場合には気道確保を考慮する．また，ショック状態や著明な貧血の場合には酸素の吸入を行う．

　出血源の検索とともに，止血も可能であることから，循環動態が安定した状態ならば緊急内視鏡を施行する．出血部位が同定されれば，内視鏡的止血を施行する（表2-12）。

表2-12 内視鏡的止血法

局注法	・純エタノール ・希釈ボスミン ・ボスミン加高張 NaCl ・エトキシスクレロール
機械的把持法	・クリップ
凝固法	・ヒータープローブ ・高周波凝固 ・アルゴンプラズマ凝固（APC）
静脈瘤治療	・内視鏡的静脈瘤結紮術（EVL） ・内視鏡的硬化療法（EIS）

VII 下痢

1. 定義

何らかの原因によって糞便中の水分量が増え**軟便**や**水様便**になった状態。臨床的には便通回数の明らかな増加，便の液状化，1日の便重量が平均250gを超える場合をいう。通常の便の水分含有量は60〜70％程度であるが，80％以上が下痢と定義される。

2. 病態生理

経口摂取された水分（1日約2L）は直ちに粘膜から吸収され始めて細胞外液に移行していくが，粘膜から内腔への分泌も盛んに行われる。水分吸収は1日約9L，分泌も7Lに及ぶ。小腸で70〜80％，大腸で20〜30％が吸収され，小腸から大腸へは1日1〜2L，便として排出されるのは0.1〜0.2Lである。水分摂取が多少多くても余分な水分は吸収されて尿や不感蒸泄で排出され，下痢にはならない。

発症メカニズムによる分類として，①浸透圧性下痢，②分泌性下痢，③滲出性下痢，④腸管運動障害による下痢，の4つのタイプに分けられるが，これらが複合している場合も多い。

▶ **浸透圧性下痢** 腸管内の浸透圧を高める物質により，腸管内圧に大量の水・電解質が保持されて起こる。摂取した食物が腸内で十分に消化されないと，腸内が高浸透圧となる。外因性の難吸収性の溶質（大腸検査前処置薬，人工甘味料など）により腸内容の浸透圧が高いため粘膜から腸管内に水が移行し，浸透圧性下痢となる。また，胆嚢や腸管の手術後，慢性膵炎による消化酵素の不足や乳糖不耐症などの消化不全，クローン病や腸結核による回盲部病変，腸内細菌バランスの乱れなどがある場合も消化不良による下痢を起こすことがある。また，マグネシウムを含む塩類下剤，ラクツロースやソルビトール，硬水などの吸収されにくい溶質の摂取によっても起こる。

▶ **分泌性下痢** 消化管粘膜からの電解質や体液の分泌亢進によるもので，細菌エンテロトキシン，ホルモン，胆汁酸，脂肪酸，下剤や電解質輸送の神経調節の変化などによる。1日1L以上の多量の水分を排泄することが特徴であるサルモネラ，病原性大腸菌などの感染性下痢では，毒素や菌の侵襲により小腸分泌が亢進する。コレラトキシンや毒素原性大腸菌が作る易熱性毒素は，腸皮細胞膜のアデニル酸シクラーゼを活性化し，ほかの細菌のエンテロトキシンはグアニル酸シクラーゼを刺激して分泌が起こる。ホルモンとしては血管作動性腸管ポリペプチド（vasoactive intestinal polypeptide：VIP）産生腫瘍であるVIPoma，セロトニンを分泌するカルチノイド症候群，カルシトニンを分泌する甲状腺髄様がんで下痢がみられる。腸内細菌異常増殖では浸透圧性と分泌性の側面があるが，腸内容物の推進が遅いと細菌増殖が促進されて下痢傾向が強まる。

▶ **滲出性下痢** 感染性腸炎や炎症性腸疾患などにより，ある程度広範囲に腸粘膜が傷害されることで，炎症による滲出液が腸内に分泌され，同時に栄養・水分の吸収が障害されることにより起こり，血性下痢になり得る。
▶ **腸管運動障害による下痢** 腸管運動の亢進・低下どちらでも下痢が起こる。運動亢進は水分・栄養分などの吸収障害の原因となり，過敏性腸症候群でみられる。一方，運動低下は腸内細菌が増殖し，胆汁酸の脱抱合，2次胆汁酸，ジヒドロキシ胆汁酸が生成されることで下痢が生じる。

3. 原因疾患

臨床的には下痢の経過が急性か，慢性かによって原因が異なるため（表2-13），重要である。急性では**感染性腸炎**が最も多く，発熱，腹痛，嘔吐，下痢，周囲に同様の症状を呈する例がみられるかなどを確認する。頻度は**ウイルス性腸炎**が多く，流行状況が参考となる。ウイルス性では嘔吐を伴うことが多く，血性下痢はまれである。**細菌性腸炎**では食事摂取歴の聴取が重要である。汚染弁当を摂食後1～6時間ならばブドウ球菌・セレウス菌などエンテロトキシンによる食中毒，生の魚介類の摂食後6～12時間なら腸炎ビブリオ，生の鶏卵摂食後12～24時間ならサルモネラ，生の鶏肉・牛肉・豚肉・汚染された野菜の摂食後1～5日なら病原性大腸菌，生の鶏肉・牛肉・豚肉の摂食後2～11日ならカンピロバクター，エルシニアである。抗菌薬の投与中または投与後ならば偽膜性腸炎や出血性大腸炎，免疫不全状態や潰瘍性大腸炎ではサイトメガロウイルスやクロストリジウム・ディフィシル（*Clostridium difficile*）感染の合併を念頭に置く。便秘傾向で突発性の腹痛とその後の血便がみられれば**虚血性大腸炎**が考えられる。

表2-13 下痢の原因

急性（1～2週間）	感染性	・細菌性：細菌性赤痢，大腸菌，腸チフス，サルモネラ，腸炎ビブリオ，ブドウ球菌，カンピロバクター，エルシニア，コレラ，偽膜性腸炎，ウエルシュ菌，ボツリヌス菌など ・ウイルス性：ノロウイルス，ロタウイルス，エンテロウイルスなど ・原虫：ランブル鞭毛虫，アメーバ赤痢
	非感染性	・暴飲暴食，神経性下痢，食物アレルギー，中毒（微生物以外） ・薬剤性腸炎（抗菌薬起因性出血性大腸炎，NSAIDs，抗がん剤） ・虚血性腸炎，炎症性腸疾患の急性増悪 ・大腸がん，急性膵炎
慢性（4週間以上）	消化管の形態異常を伴うもの	・感染性：腸結核，偽膜性腸炎，アメーバ性大腸炎，AIDSや免疫不全に伴う腸炎（サイトメガロウイルス） ・非感染性：潰瘍性大腸炎，クローン病，大腸がん，放射線性腸炎，憩室炎胃腸管切除，乳糖不耐症，盲係蹄（blind loop）症候群
	消化管の形態異常を伴わないもの	・過敏性腸症候群，食物アレルギー，下剤，アルコール ・慢性膵炎，甲状腺機能亢進症，迷走神経切除術後，交感神経切除術後 ・糖尿病性自律神経障害 ・WDHA症候群，ゾリンジャー-エリソン（Zollinger-Ellison）症候群，カルチノイド症候群

慢性下痢の多くは**過敏性腸症候群**で，問診や良好な全身状態から推測がつく。血性下痢は潰瘍性大腸炎やアメーバ性大腸炎，若年者で体重減少や発熱もみられればクローン病なども考慮する。中高年の血性下痢では大腸がんによる狭窄症状に注意する。服用薬剤にも注意し，ランソプラゾールなどのプロトンポンプ阻害薬（proton pump inhibitor：PPI）や非ステロイド性抗炎症薬（NSAIDs）による顕微鏡的大腸炎（microscopic colitis），緩下剤の過量なども考える。

4. 治療・対処法

基本的には原因となる疾患の治療を行う。服用薬剤を聴取し，緩下剤や下痢をきたす可能性のある薬剤があればなるべく中止する。

脱水症状がみられない場合には経口的な電解質や水分補充を促す。高度な下痢の場合には細胞外液補充液の輸液を行い，低カリウム血症の場合にはカリウムを補給する。

感染性腸炎の場合には止痢薬は原則使用せず，また，腹痛に対しては抗コリン薬を使用せず，アセトアミノフェンやペンタゾシンを用いる。下痢や発熱などの症状が強くなければ抗菌薬は必要ない。抗菌薬を投与する場合には，起因菌が不明のときはニューキノロン系薬剤またはマクロライド系薬剤を投与する。カンピロバクターが疑われる場合にはニューキノロン系に対して急速に耐性を獲得するため，マクロライド系を第1選択とする。病原性大腸菌（O157）は抗菌薬により菌体に含まれるベロ毒素の放出を助長し，**溶血性尿毒症症候群**（hemolytic uremic syndrome：HUS）の発症率を増加させる危険性があるため，厳重に経過観察を行う。偽膜性腸炎に対してはメトロニダゾールまたはバンコマイシン，アメーバ性大腸炎ではメトロニダゾールを投与する。

整腸薬を一般的に投与するが，感染性が否定されれば止痢薬を投与する（表2-14）。

表2-14 止痢薬の種類

種類	代表薬	メカニズム	適応
腸管運動抑制薬	ロペラミド	腸蠕動の抑制により下痢を抑える	腸管運動亢進による下痢
収斂薬	タンニン酸アルブミン	腸粘膜のたんぱく質に結合し，粘膜を覆って腸液の分泌を抑制する	浸透圧性下痢 分泌性下痢
吸着薬	ケイ酸アルミニウム	表面活性の強い多孔性物質で，腸管内の有害物質，余分な水分を吸着・除去する	浸透圧性下痢 分泌性下痢
殺菌薬	ベルベリン	腸内での腐敗・発酵抑制，一部の細菌に対する抗菌作用，腸管運動抑制	腸管運動亢進による下痢 分泌性下痢

VIII 便秘

1. 定義

便秘とは，排便回数が少ないか（1週間に2回以下の排便回数または3日以上排便がない），排便困難な状態をいう．

2. 病態生理

消化管内の食物の通過時間は食道が5秒程度，胃は3～5時間，小腸は4～6時間と一定しており，個人差は少ないが，大腸の通過時間は12～48時間ともともと幅があるうえに，個人差が大きい．大腸では便塊が通過する間にその水分が吸収されるため，通過時間が延長すると1日排便量150 gのうち100～120 gを占めるとされる水分量が減少し，排便しにくくなる．

直腸は平常時は空っぽであり，便は下行結腸からS状結腸に貯留している．1日に数回，特に朝食後に胃・結腸反射により大蠕動が生じ，下行結腸からS状結腸の便が直腸に送り込まれる．これにより直腸内圧が上昇すると骨盤内臓神経から仙髄，大脳皮質に信号が伝わり，**便意**や**排便反射**が生じ，排便を行うことができる．これらの過程のいずれかに障害が起こると便秘が生じる．

大腸内の便の通過時間が延長する原因として，機能的なものと器質的なものがある．

機能的なものとしては，①下部大腸の過緊張のため正常な蠕動運動が起こらなくなるもの，②腸管の運動能力の低下や腹壁を構成する筋肉の運動能力の低下のために通過時間が延長し排便が起こりにくいもの，③直腸粘膜を便塊が刺激しても排便反射が起こりにくくなり便の大腸内停滞時間が延長するものがある．

器質的なものとしては，腫瘍や炎症などのために腸管の内腔が狭くなり，便の通過が障害されることがあげられる．

さらに，腸管の蠕動運動をコントロールしている神経系や筋肉に器質的な障害が生じた場合に蠕動運動が低下し便秘となることがある．

3. 分類

「慢性便秘症診療ガイドライン2017」では表2-15のような分類が用いられている．

4. 原因疾患

機能性のものが大部分であるが，腫瘍や炎症による器質的な便秘を見落とさないようにすることが重要である（表2-15）．症候性のものとして，内分泌疾患では下垂体機能低下症，甲状腺機能低下症，副甲状腺機能亢進症などがあり，代謝性・中毒性では糖尿病，ポルフィ

表2-15 慢性便秘症の分類

原因分類		症状分類	分類・診断のための検査方法	専門的検査による病態分類	原因となる病態・疾患
器質性	狭窄性		大腸内視鏡検査，注腸X線検査など		大腸がん，クローン病，虚血性大腸炎など
	非狭窄性	排便回数減少型	腹部X線検査，注腸X線検査など		巨大結腸など
		排便困難型	排便造影検査など	器質性便排出障害	直腸瘤，直腸重積，巨大直腸，小腸瘤，S状結腸瘤など
機能性		排便回数減少型	大腸通過時間検査など	大腸通過遅延型	特発性 症候性：代謝・内分泌疾患，神経・筋疾患，膠原病，便秘型IBSなど 薬剤性：向精神薬，抗コリン薬，オピオイド系薬など
				大腸通過正常型	経口摂取不足（食物繊維摂取不足を含む），大腸通過時間検査での偽陰性など
		排便困難型	大腸通過時間検査，排便造影検査など		硬便による排便困難・残便感（便秘型IBSなど）
			排便造影検査など	機能性便排出障害	骨盤底筋協調運動障害，腹圧（努責力）低下，直腸感覚低下，直腸収縮力低下など

- 慢性便秘（症）は，大腸がんなどによる器質性狭窄性の原因を鑑別したあと，症状のみによって，排便回数減少型と排便困難型に分類する．
- 排便回数減少型において排便回数を厳密に定義する必要がある場合は，週に3回未満であるが，日常臨床では，その数値はあくまで目安であり，排便回数や排便量が少ないために結腸に便が過剰に貯留して腹部膨満感や腹痛などの便秘症状が生じていると思われる場合は，週に3回以上の排便回数でも排便回数減少型に分類してよい．
- 排便困難型は，排便回数や排便量が十分あるにもかかわらず，排便時に直腸内の糞便を十分量かつ快適に排出できず，排便困難や不完全排便による残便感を生じる便秘である．
- さらに必要に応じて，大腸通過時間検査や排便造影検査などの専門的検査によって，排便回数減少型は大腸通過遅延型と大腸通過正常型に，排便困難型は「硬便による排便困難」と便排出障害（軟便でも排便困難）に病態分類し，便排出障害はさらに器質性と機能性に分類する．
- 複数の病態を併せ持つ症例も存在することに留意する必要がある．

出典／「日本消化器病学会関連研究会　慢性便秘の診断・治療研究会編：慢性便秘症診療ガイドライン2017．南江堂，2017，p.3．」より許諾を得て転載．

リン症，尿毒症など，神経障害では脊髄損傷，脊髄腫瘍，多発性硬化症，パーキンソン病など，膠原病ではアミロイドーシス，強皮症などが便秘をきたす．薬剤性では抗コリン作用のある抗うつ薬や抗パーキンソン病薬，モルヒネなどの服用が便秘の原因となることがあるため，注意する必要がある．

機能性便秘は若年者では女性に多いが，高齢者では男性にも多くなり，性差が少なくなる．若年女性では黄体ホルモンの影響や食物繊維の摂取不足との関連が考えられる．機能性便秘は，従来は弛緩性便秘，痙攣性便秘，直腸性便秘に分けられていたが，昨今では大腸通過遅延型，大腸通過正常型，排便障害型に分類され，大腸通過正常型が多い．大腸通過遅延型は高齢者ややせ型の女性，長期臥床者などに多く，大腸の緊張，蠕動が低下していて大腸で水分が高度に吸収されて便が硬くなる．大腸通過正常型には左側結腸の緊張が強くて大腸内容の推進が阻害されて起こるものや摂食量不十分によるもの，排便を我慢する習慣を繰り返す結果の便秘が含まれ，排便に関連して腹痛を伴うことが多い．最初に硬い便が出て，後半は軟便になるといった便秘型の過敏性腸症候群と重なる．排便困難型は

S状結腸から直腸への便の移動までは正常に進むが，直腸に入ってきた便をうまく排出できない状態であり，骨盤底筋群の機能異常，便排出力低下，直腸知覚低下，直腸瘤などが原因となる。

薬剤性便秘では蠕動の低下を介するものが多いが，イオン交換樹脂やバリウムでは薬剤が便を固まらせるために便秘となる。

5. 治療・対処法

まずは器質的疾患を除外する。機能性でも症候性や薬剤性を鑑別し，薬剤が疑われれば，可能なら薬剤の変更を検討する。

最初に生活指導を行う。穀物，食物繊維（野菜）を摂り，腹壁マッサージや体操，ランニングなど適量の運動，1日1L以上の水分の摂取，便意を我慢しないなどである。特に朝食後に生じる胃結腸反射により，大蠕動が起こるため，朝食を十分量摂取し，便意がみられなくてもトイレに入り，排便を習慣づけることも重要である。

そのうえで，対症療法として下剤を使用する（表2-16）。以前は刺激性下剤を使用することが多かったが，頻回に使用することにより耐性ができ，使用量が増加して効果が減弱する。そのため，刺激性下剤は頓用の使用にとどめる。塩類下剤である酸化マグネシウム

表2-16 下剤の種類と特徴

種類	代表薬・特徴
浸透圧性下剤	腸管内で水分を吸収・分泌させ，増大することで腸管の蠕動を促進する
塩類下剤	酸化マグネシウム：非吸収性
糖類下剤	D-ソルビトール：非吸収性
膨張性下剤	寒天：腸管内で水分を吸収し，膨張する
刺激性下剤	
直腸刺激性	ヨーヤクール グリセリン浣腸
大腸刺激性	ピコスルファートナトリウム
小腸刺激性	ヒマシ油
腸管上皮機能変容薬	小腸上皮細胞に働きかけて排便を促す
クロライドチャネル作動薬	ルビプロストン：小腸上皮細胞のクロライドチャネルの活性化
グアニル酸シクラーゼ受容体作動薬	リナクロチド：グアニル酸シクラーゼ受容体の活性化
胆汁酸トランスポーター阻害薬	エロビキシバット：胆汁酸トランスポーターを阻害することにより，胆汁酸の吸収を阻害する
末梢性μオピオイド受容体拮抗薬	ナルデメジン：末梢性μオピオイド受容体に結合してオピオイドの作用を阻害する
漢方薬	センノシド：大黄の中の成分のセンノシドによる腸管運動促進
消化管運動調整薬	トリメブチン：トリメブチンは消化管括約筋のカルシウムチャネルやカリウムチャネルに作用し，腸管運動が亢進している場合には抑制，減弱している場合には促進させる モサプリド

を中心とした浸透圧性下剤が推奨されているが，**腎機能障害**のある高齢者では**抗マグネシウム血症**による心血管系や呼吸への重篤な偶発症をきたす。最近は腸管上皮機能変容薬が新たに使用されるようになっている。

IX　食欲不振

1. 定義

食欲が低下もしくは消失した状態である。食欲不振が単独の症状として出ることは少なく，体重減少や腹部症状，神経症状，循環器・呼吸器症状などの随伴症状がみられる。

2. 病態生理

食物摂取に関する調節を行う中枢は，視床下部外側の摂食中枢と視床下部内側の満腹中枢である。食欲はこの中枢からの刺激に加えて，精神的要素が加わって生じる欲求である。血糖は満腹中枢を刺激し，摂食中枢を抑制する。さらに，インスリンや脂肪由来ホルモンのレプチンなどが摂食を抑制し，胃から分泌されるグレリンやオレキシンなどの神経ペプチドが摂食を促進する（表 2-17）。

3. 原因疾患

食欲不振の原因は消化器疾患の多くでみられるが，消化器疾患のみならず，多岐にわたる（表 2-18）。食欲不振を訴える場合にそれが生理的原因や食事・環境要因に起因するものなのか，病的要因に起因するのかをまず鑑別する。

生理的要因には過労，睡眠不足，ストレス，加齢や，生殖年齢の女性では妊娠悪阻も含まれる。食事・環境要因には食事がおいしくない，不潔であるといったことや，生活環境が高温・多湿，低酸素状態，工業用薬物の曝露などが含まれる。

▶ 消化器疾患　口腔内の問題で，痛みや味覚異常，咬合障害などによるものから，消化管

表 2-17　摂食調節因子

	中枢神経系	末梢組織
食欲促進	オレキシン ニューロペプチド Y アグーチ関連ペプチド	グレリン（胃）
食欲抑制	α-メラノサイト刺激ホルモン プロピオメラノコルチン コカインアンフェタミン調節転写産物 グルカゴン関連ペプチド 1 セロトニン ヒスタミン	レプチン（脂肪） インスリン（膵） ペプチド YY（腸管）

表2-18 食欲不振の原因

消化器疾患	口腔疾患	口内炎,舌炎,亜鉛欠乏,う歯,義歯の調節障害など
	食道疾患	食道炎,アカラシア,食道がんなど
	胃疾患	急性胃炎,消化性潰瘍,胃がん,機能性ディスペプシアなど
	小腸疾患	腸管狭窄・閉塞,クローン病など
	大腸疾患	大腸がん,潰瘍性大腸炎など
消耗性疾患		悪性腫瘍など
呼吸器疾患		慢性閉塞性肺疾患,気管支喘息,肺がんなど
循環器疾患		心筋梗塞,うっ血性心不全など
内分泌疾患		甲状腺機能低下症,甲状腺クリーゼ,副甲状腺機能亢進症など
代謝性疾患		糖尿病,代謝性アシドーシス,尿毒症,肝性脳症,ビタミンB群欠乏など
電解質異常		高カルシウム血症,低ナトリウム血症,低カリウム血症など
腎疾患		腎不全など
精神科疾患		神経性食欲不振症,うつ病,認知症など
薬剤		非ステロイド性抗炎症薬(NSAIDs),ジギタリス,モルヒネ,抗がん剤,アミノフィリン,抗パーキンソン薬,抗菌薬,アルコール,ニコチン,覚醒剤,工業用薬物など
生理的原因		過労,睡眠不足,ストレス,加齢,妊娠悪阻など
食事・環境要因		おいしくない・不潔,高温・多湿など
そのほか		感染症などの発熱性疾患や脱水

の粘膜傷害,消化管狭窄,機能性障害や,腹痛や悪心・嘔吐により食欲不振をきたす場合もみられる。消化器疾患では単独の症状としてみられることは少なく,体重減少や悪心・嘔吐,腹痛などを伴うことが多い。

▶ **消化器疾患以外** 発現性疾患,消耗性疾患,呼吸器疾患,循環器疾患,内分泌疾患,代謝性疾患,電解質異常,腎疾患などでみられ,器質的疾患がない場合には精神科疾患が鑑別となる。また,服用している薬剤による副作用でしばしばみられることもあるため,すべての服用薬剤を聴取することが重要である。

4. 治療・対処法

原因となる基礎疾患に対する治療を行う。

可能性のある服用薬剤は中止,またはほかの薬剤に変更する。器質的疾患が明らかでない場合には,消化管運動改善薬のモサプリド,六君子湯,抗うつ薬のスルピリドなどを投与してみる。

X 黄疸

1. 定義

黄疸(jaundice)は,血中ビリルビン濃度の上昇が皮膚の黄染として可視化され,身体

所見として認識された状態を指す。慣れると血中総ビリルビン値 2 〜 2.5 mg/dL で黄疸に気づく。3 mg/dL を超えるとだれにも明らかである。ビリルビンのなかでも抱合型（直接）ビリルビンは親水性が高くより皮膚に反映されるので，抱合型ビリルビン主体の場合のほうが黄疸として認識されやすい。皮膚の黄染イコール黄疸ではない。たとえば高カロテノイド血症の反映である柑皮症（かんぴしょう）は黄疸（おうだん）ではない。黄疸では眼球結膜が黄染するのに対して，柑皮症ではまず認められず，手掌の黄染が主体であることから鑑別できる。

2. 病態生理と原因疾患

ビリルビン産生亢進（負荷の増大），代謝・排泄の障害により黄疸を呈する（図2-1）。病態の解析から疾患（障害部位）を推定することができる。白色便が認められるのは，理由が何であれ，胆汁の排泄が高度に低下したときである。

❶ビリルビン産生亢進〔非抱合型ビリルビンが上昇〕（図2-1-❶）

ビリルビンの 80% は脾臓を中心とする網内系による寿命となった赤血球の処理により，赤血球中のヘモグロビンから産生される。溶血，無効造血時，巨大血腫ができたときにはビリルビン産生が亢進する。ただし，ビリルビンの処理能には予備力があるため，通常負荷の増大だけでは血中ビリルビン値は大きくは動かない。❷以下に示す障害が合併したと

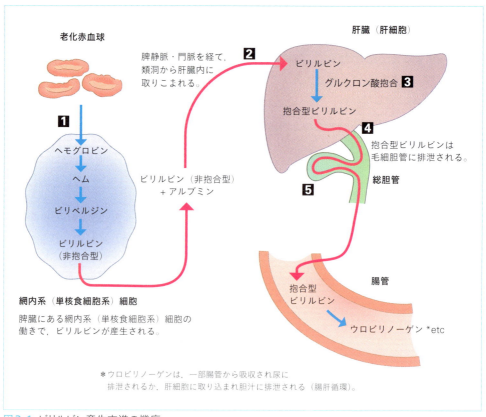

図2-1 ビリルビン産生亢進の機序

きにより顕著となる。

❷ **ビリルビンの肝細胞への取り込みの障害**（非抱合型ビリルビンが上昇）（図2-1-❷）

シャント型高ビリルビン血症においてみられる。

❸ **肝細胞におけるビリルビン抱合の障害**（非抱合型ビリルビンが上昇）（図2-1-❸）

肝細胞内でビリルビンはグルクロン酸抱合を受け親水性の抱合型ビリルビンとなる。この抱合能の不全，低下，欠損により**新生児黄疸**，**体質性黄疸**（ジルベール症候群［Gilbert's syndrome］，クリグラー・ナジャール症候群［Crigler-Najjar syndrome］）をきたす。ジルベール症候群は体質性黄疸のなかで最も頻度が高く，人口の数％存在すると考えられるが，イリノテカンなどの薬剤投与時以外は，臨床的意義はほぼない。

❹ **抱合されたビリルビンの肝細胞内輸送，細胆管への排泄の障害**（抱合型ビリルビンが上昇）（図2-1-❹）

体質性黄疸（デュビン・ジョンソン症候群［Dubin-Johnson syndrome］，ローター症候群［Rotor's syndrome］），肝細胞障害（肝不全），敗血症などで抱合型ビリルビンの上昇としてみられる。肝不全では，当初❹が中心となるが，病態が進展すると，❸，❷の機序も加わり，最終的にはそれらが主体となる。すなわち，末期には非抱合型ビリルビンの上昇が顕著となることがある。

❺ **胆汁うっ滞**（抱合型ビリルビンが上昇）（図2-1-❺）

原発性胆汁性胆管炎，妊娠性反復性胆汁うっ滞，胆管結石，原発性硬化性胆管炎，胆管・乳頭部・膵頭部悪性腫瘍にて，肝内，肝外どこであれ胆汁の流れが阻害されることにより抱合型ビリルビンの上昇をきたす。

3. 分類・程度

病態に基づいて，抱合型，非抱合型どちらのビリルビン上昇が主体かによって分類される。血液検査においては直接ビリルビン値は抱合型，間接ビリルビンは非抱合型と認識されている。

高度の新生児黄疸やクリグラー・ナジャール症候群Ⅰ型に伴う**核黄疸**（およびその予防）時以外，黄疸そのものが処置の対象になることはまずない。すなわち，黄疸の程度の臨床的意義は，ほぼ原疾患の重症度に依存する。

4. 治療・対処法

核黄疸予防には光線療法などが行われる。それ以外では原疾患，付随する病態に対するものがほとんどである。

- 大量溶血時には遊離ヘモグロビンによる腎障害防止を目的としてハプトグロビン製剤を投与する。
- **溶血性尿毒症症候群**に対しては，補液，血液透析，播種性血管内凝固症候群（DIC）対策を行う。

- 肝不全時には，病因，病態に応じた治療とともに急性肝不全昏睡型（劇症肝炎など）では血液浄化療法が行われ，また状況に応じて肝移植が考慮される。
- 肝内外胆管の拡張が認められる閉塞性黄疸時には，特に感染を伴う場合，抗菌薬の投与とともに経乳頭的あるいは経皮経肝的に**胆道ドレナージ**が行われる。
- 悪性腫瘍などによる狭窄の場合はステントによる拡張術が考慮される。
- 結石による場合は，経乳頭的結石除去が積極的に行われている。
- 小児の**胆道閉鎖症**，**総胆管嚢腫**など一部の疾患では外科的バイパス術が行われる。

XI 腹水

1. 定義

腹腔内に貯留している液体を指す。液状であれば「水」でなくてもよい。50 mL 以下の体液は正常でも貯留しているので，一般には病的状態によりそれ以上たまったもののみ腹水（ascites）とよばれる。

2. 病態生理

一般に腹水は，**肝リンパ**と**腸リンパ**からなり，それらのたんぱく濃度により腹水のたんぱく濃度が規定される。類洞内圧の上昇は肝リンパからの腹水が，門脈圧上昇は腸リンパからの腹水が生成される。肝リンパは正常肝では高たんぱくである。ただし，肝硬変になると類洞で基底膜の肥厚などが起こり，たんぱく濃度は低下する。腸リンパは低たんぱくである。門脈圧亢進を伴う腹水の場合，類洞の前後（病変部位）により腹水のたんぱく濃度が異なることとなる。例えば**バッド-キアリ症候群**では，肝リンパが主体なため比較的高たんぱくであり，肝硬変では低たんぱくとなる。

分類としては漏出性（transudate）と滲出性（exudate）に大別されるが，これは腹水産生機序の違いが貯留液の性状の違いに反映されることによる分類である。漏出性腹水は原則，腹腔・腹膜に病変はなく，類洞内圧・門脈圧亢進，低アルブミン血症による膠質浸透圧低下，および両者のバランスにより産生され，内分泌因子（レニン-アンジオテンシン系，抗利尿ホルモン［ADH］）の過剰が血管内のナトリウム，水貯留を促進し，腹水産生を助長する。血管自体に問題はなく，血液の性状と内圧に問題がある。たんぱく質（アルブミン）濃度の低い腹水である。滲出性腹水は腹膜の炎症や腫瘍浸潤により腹膜血管の透過性が亢進し，血液成分が滲み出して生成される。胸管，リンパ管の閉塞，破綻によるリンパ液流出障害時にも滲出性となる。血管，脈管自体の問題である。たんぱく濃度の高い腹水となる。漏出性と比べて，腹水中の細胞数が多く，LDH 値が高いことが多い。漏出性と滲出性の鑑別は腹水中のアルブミン濃度によってなされるが，血中アルブミン濃度も異常を示すこ

とが多いので，血中と腹水中アルブミン濃度差で判断する．腹水採取時には血清アルブミン濃度も測定しておく必要がある．

血清アルブミン濃度 − 腹水アルブミン濃度 ≧ 1.1 g/dL：漏出性
　　　　　　　　　　　　　　　　　　　＜ 1.1 g/dL：滲出性

と診断する．

3. 原因疾患

❶ 漏出性腹水
- 成因に門脈圧亢進が関与するもの　門脈血栓症（前類洞性），門脈内腫瘍塞栓症（前類洞性），特発性門脈圧亢進症（前類洞性），日本住血吸虫症，バッド・キアリ症候群（後類洞性），慢性右心不全，収縮性心外膜炎．
- 成因に血管内膠質浸透圧の低下（血清アルブミン濃度の低下）が関与するもの　ネフローゼ症候群，たんぱく漏出性胃腸症，高度の低栄養．
- 両者が関与するもの　肝硬変（慢性肝不全［類洞性］），急性肝不全（類洞性）．

❷ 滲出性腹水
- 成因に腹膜血管の透過性亢進が関与するもの　がん性腹膜炎，細菌性（結核性含む）腹膜炎，膠原病（全身性エリテマトーデス），悪性腹膜中皮腫．
- 成因にリンパ液流出障害が関与するもの（乳び腹水となる）　悪性腫瘍関連（リンパ管の圧迫，リンパ節転移），フィラリア症，腸リンパ管拡張症．

4. 分類・程度

漏出性，滲出性に分けて考えられる．特殊なものとして，ゼリー状の腹水がある．腹膜偽粘液腫とよばれる病態でみられ，実態は虫垂や卵巣などの粘液産生腫瘍が腹膜播種をきたし腹腔内がゼリー状物質で満たされた状態である．

1〜3 L の腹水は少量とされ，3 L を超えると中等量とされる．**チャイルド - ピュー分類**（Child-Pugh 分類）などではこれを参考にする．

5. 治療・対処法

病態に合わせて治療法を選択する（表 2-19）．通常，いくつか組み合わせて行われる．可能ならば原疾患の治療を並行して行う．漏出性の場合は，食塩制限に利尿薬を組み合わせて用いる．アルブミン投与を併用するとより効果的である．滲出性の場合は穿刺排液に頼らざるを得ないことも多い．

表 2-19 腹水の治療

- 食塩制限（3〜7 g/日）
- 水分制限（1日1000 mL 程度）
- カリウム保持性利尿薬：スピロノラクトン（経口：25〜50 mg/日）
  　　　　　　　　　　　カンレノ酸カリウム（静注：100〜400 mg/日）
- ループ利尿薬：フロセミド（経口または静注：20〜40 mg/日）
- 水利尿薬（バソプレシン V_2 受容体拮抗薬）：トルバプタン（経口：3.75〜7.5［上限］mg/日．入院下で投与を開始または再開）
- ヒト血清アルブミン製剤点滴静注
- 腹水穿刺排液
- 腹水濾過濃縮再静注法
- 腹腔静脈シャント術（デンバーシャント）
- 経頸静脈的肝内門脈大循環シャント術（TIPS）

XII そのほかの症状

げっぷ

❶ 定義

おくび，曖気ともいわれ，胃内に貯留したガスが口から放出される症状をいう．

❷ 病態生理

通常，飲食物や唾液と共に少量の空気（1回の嚥下で2〜3 mL）を一緒に嚥下しているといわれている．このようにして胃内に貯留したガスは，食事摂取による胃泡内圧の上昇のため，1〜2回のげっぷが惹起され，体外へ排出される．何らかの原因で胃の穹窿部が胃内ガスにより過度に伸展され，下部食道括約筋（lower esophageal sphincter：LES）が弛緩し，胃内のガスが一気に口腔内に放出されることで生じる状態である．そのとき，声帯の閉鎖と左右の披裂喉頭蓋の接近により声門が閉鎖することで特有の音を生じる．げっぷの際に，ガスと共に胃酸や胆汁の逆流をみることがあり，このような場合に酸味や苦みのあるげっぷとして感じる．これは**呑酸**とよばれ，**胃食道逆流症**の主要症状である．

❸ 原因疾患

胃食道逆流症，空気嚥下症，ガス産生性の食物・飲料水（炭酸飲料，ビール，発酵食品など）の摂取，消化管悪性疾患や十二指腸潰瘍による消化管狭窄が原因となる（表 2-20）．

❹ 治療・対処法患

原因となる基礎疾患に対する治療を行う．

空気嚥下症の場合には心理的要因もあるため，発生機序などについて患者に説明し，納得して安心してもらい，生活指導をきめ細かく行うことが重要である．改善がみられない場合には精神科や心療内科へ紹介する．

表2-20 げっぷの原因

胃食道逆流現象	胃食道逆流症
過度な空気の嚥下	空気嚥下症，早食い，早口で話をしながらの食事摂取，ガム・たばこ・そのほかの口腔内刺激による唾液分泌増加
ガス産生性の食物・飲料水の摂取	炭酸飲料・ビール，発酵食品
消化管狭窄	消化管悪性疾患，十二指腸潰瘍など

B 胸やけ

❶ 定義

胸骨裏側から心窩部にかけて起こる熱く焼けるような不快感である。

❷ 病態生理

胃酸，胆汁，膵液などの消化液が，食道粘膜を刺激することによって生じる。**逆流性食道炎**が原因であることが多い。食道内への過剰な酸逆流のメカニズムとして，一過性の下部食道括約筋弛緩（transient lower esophageal sphincter relaxation：TLESR）や食道裂孔ヘルニアなどによる下部食道括約筋（LES）圧の低下，食道運動異常による食道クリアランスの低下などが原因としてあげられる。TLESRとは嚥下を伴わない酸逆流であり，コリン作動性神経や一酸化窒素，血管作動性腸管ペプチド，カルシトニン遺伝子関連ペプチドなどが関与している。また，それ以外にもLES圧を低下させる薬剤（抗コリン薬，平滑筋弛緩薬）や高脂質食，嗜好品（アルコール，喫煙）などがあげられる。また，胃排泄能の低下，胃運動の亢進，腹腔内圧亢進も原因となる。

しかし，胃酸の逆流があり，逆流性食道炎があるからといって，必ずしも胸やけ症状が起こるとは限らない。逆に胸やけがあるからといって必ずしも食道粘膜に逆流性食道炎が生じているとは限らない。

炎症の有無にかかわらず，逆流によって引き起こされる一群の症状を**胃食道逆流症**（gastroesophageal reflux disease：GERD）と総称し，びらん，潰瘍といった炎症を認めるものを逆流性食道炎，炎症のないものを**非びらん性胃食道逆流症**（non-erosive reflux disease：NERD）とよんでいる。酸逆流が関係しているのは30%程度で，残りの70%は酸以外の弱酸または非酸逆流，あるいは運動機能異常や知覚過敏，心理社会的な要因により症状が出現するのがNERDの病態である。また，内視鏡的に食道に粘膜傷害がなく，食道内への異常な逆流もないにもかかわらず，胸やけ症状を認める**機能性胸やけ**（functional heartburn：FH）が含まれる。

❸ 原因疾患

胸やけの原因としては，表2-21にあげるものがある。

❹ 治療・対処法患

原因となる基礎疾患に対する治療を行う。

表 2-21 胸やけの原因

食道疾患	・胃食道逆流症：逆流性食道炎，非びらん性食道逆流症（NERD） ・食道裂孔ヘルニア ・食道痙攣 ・食道アカラシア ・好酸球性食道炎 ・強皮症 ・食道がん ・食物：高脂質食，コーヒー，チョコレート ・薬剤：抗コリン薬，カルシウム拮抗薬，亜硝酸薬
胃疾患	・機能性ディスペプシア ・消化性潰瘍 ・胃摘出後症候群 ・胃がん
食道・胃以外の疾患	・過敏性腸症候群 ・狭心症 ・心筋梗塞 ・胸膜炎

　GERD の場合には標準量のプロトンポンプ阻害薬が第 1 選択薬となる。PPI 抵抗性 GERD では PPI の増量やボノプラザンへの変更，消化管運動改善薬などの追加投与を行う。

C 体重減少

❶ 定義
　一般的に 6 〜 12 か月間に 5％以上の体重が減ることと定義される。

❷ 病態生理
　体重減少は，意図した体重減少と意図しない体重減少に分類される。前者の原因としては，①食事制限や運動，②肥満治療のための抗肥満薬投与や外科的手術などがあげられる。後者としては，①加齢や全身疾患に伴う食物摂取量の減少，②消化・吸収障害，③エネルギーの利用障害，④エネルギー消費の亢進，⑤エネルギー喪失がある（表 2-22）。

❸ 原因疾患
　食物摂取量が減少する原因としては，表 2-22 にあげるものがある。

❹ 治療・対処法患
　原因となる基礎疾患に対する治療を行う。
　一般的には食事と運動を適度にするようにすすめる。また，経口摂取が減少している場合には点滴などを施行する。

表2-22 体重減少の原因

①食物摂取量の減少	・加齢 ・消化器疾患 ・中枢神経系疾患：脳腫瘍や脳血管障害による嚥下障害 ・精神科疾患：ストレス，うつ病，神経性食思不振症，拒食症 ・感染症 ・悪性腫瘍 ・口腔・歯科疾患：口内炎，う歯 ・妊娠悪阻 ・アルコール中毒
②消化・吸収障害	・胃切除後 ・膵臓疾患：慢性膵炎 ・小腸・大腸疾患：クローン病，潰瘍性大腸炎，吸収不良症候群，腸切除後，たんぱく漏出性胃腸症
③エネルギーの利用障害	・肝疾患：慢性肝炎，肝硬変 ・内分泌・代謝疾患：糖尿病，アジソン病，下垂体機能低下症
④エネルギー消費の亢進	・甲状腺機能亢進症：バセドウ病 ・褐色細胞腫 ・悪性腫瘍 ・感染症 ・膠原病などの慢性炎症性疾患 ・中毒：覚醒剤，甲状腺ホルモン薬
⑤エネルギー喪失	・糖尿病 ・熱傷 ・外傷 ・寄生虫 ・ファンコーニ症候群

D 意識障害（肝性脳症）

❶概要・原因

　消化器領域疾患を原因として意識障害をきたすものとして，**肝性脳症**（hepatic encephalopathy，または肝性昏睡［hepatic coma］）があげられる。高度の肝機能の低下または**門脈体循環シャント**，または両者に起因して生じる。**急性肝不全，肝硬変**が代表的な疾患である。肝臓における代謝，解毒が行われないことによって中枢神経に作用して脳症をきたすと考えられているが，その成因となる物質は特定されていない。アンモニア，様々な腸管由来物質，血中分枝鎖アミノ酸の低下と芳香族アミノ酸の上昇などの関与が報告され，治療に応用されている。

❷病態生理

　病態生理としては脳の**神経星状膠細胞**の障害が考えられており，臨床病態の基本は認知機能障害である。軽度の肝性脳症と高齢者の認知症との鑑別が困難なことがある。基本的には可逆的な病態である。

表 2-23 肝性脳症昏睡度分類（犬山分類，一部省略）

昏睡度	精神症状	参考事項
I	睡眠 - 覚醒リズムの逆転 多幸気分，時に抑うつ状態 だらしなく，気にとめない状態	retrospective にしか判定できない場合が多い
II	指南力障害：物を取り違える 異常行動：時に傾眠状態（普通の呼びかけで開眼し会話ができる）。無礼な言動がみられたりするが，医師の指示に従う態度をみせる	興奮状態がない 尿便失禁がない 羽ばたき振戦あり
III	しばしば興奮状態またはせん妄状態を伴い，反抗的態度をみせる 嗜眠傾向（ほとんど眠っている） 外的刺激で開眼し得るが，医師の指示に従わない，または従えない（簡単な命令には応じ得る）	羽ばたき振戦あり 指南力は高度に障害
IV	昏睡（完全な意識の消失） 痛み刺激に反応する	
V	深昏睡 痛み刺激にもまったく反応しない	

表 2-24 肝性脳症の治療

誘因，増悪因子の除去（予防法でもある）	便秘，窒素（たんぱく）負荷，感染，脱水，電解質異常（低カリウム血症），向精神薬（ベンゾジアゼピン系）
積極的治療	低たんぱく食 合成二糖類（ラクツロース，ラクチトール） 腸管滅菌（抗菌薬：リファキシミン） 分枝鎖高含有特殊アミノ酸製剤 そのほか（亜鉛製剤[酢酸亜鉛]，カルニチン）

❸ 分類

昏睡度分類は**犬山分類**が用いられている（表 2-23）。Ⅰ～Ⅴ度に分けられる。肝性脳症に特徴的な臨床所見である羽ばたき振戦はⅡ度からみられるが，昏睡にまで進むと認められなくなる。これらに至る前の段階で，臨床所見が明らかでない潜在性肝性脳症は，特に自動車運転事故との関連から注意が必要である。

❹ 治療

治療は誘因，増悪因子の除去が大切である。薬物療法は成因に関与すると推定されている物質，病態を低減することを目的に行われている（表 2-24）。

E 浮腫

❶ 概要・原因

浮腫（edema または oedema）とは血管外で細胞外液が組織間隙に異常に貯留した状態である。一般には皮下組織にたまった場合を指す。通常は指で押すと凹みがみられる**圧痕性浮腫**（pitting edema）である。

成因および疾患は，以下のとおりである。

▶ 末梢血管内膠質浸透圧の低下（低アルブミン血症） 肝硬変など肝不全，ネフローゼ症候群，たんぱく漏出性胃腸症，高度の低栄養。

- **末梢静脈圧上昇** バッド・キアリ症候群，慢性右心不全，収縮性心外膜炎，急性腎不全，薬物性，下大静脈への腫瘍浸潤（肝細胞がん）／腹部腫瘍による圧迫（下腿に限局）。
- **リンパ流障害** 悪性腫瘍のリンパ管の圧迫・リンパ節転移，本態性リンパ浮腫，フィラリア症
- **末梢血管透過性亢進** 血管性浮腫，蜂窩織炎（蜂巣炎）。

特殊なものとして，甲状腺機能低下症に伴う粘液水腫があり，これは下腿から全身に及ぶ非圧痕性浮腫が特徴である。

❷治療

治療は，可能ならば原因疾患の治療を行い，浮腫に関しては病態に応じて対応する。肝不全の徴候としての浮腫の場合は腹水の治療と共通する。浮腫が合併していると利尿薬過量の弊害が出にくいので，比較的利尿薬を多めに使うことができる。

国家試験問題

1 肝硬変患者の腹水貯留に関連するのはどれか。　　　　　（95回 AM88）

1. 血中アンモニアの上昇
2. アルブミンの低下
3. γ-GTPの上昇
4. プロトロンビン時間の延長

2 胃潰瘍の患者にみられる少量の吐血の特徴はどれか。　　（97回 AM15）

1. 泡沫状
2. アルカリ性
3. アンモニア臭
4. コーヒー残渣様

3 空腹時の腹痛を特徴とする疾患はどれか。　　　　　　　（97回 AM16）

1. 虫垂炎
2. 胆石症
3. イレウス
4. 十二指腸潰瘍

▶答えは巻末

XII　そのほかの症状

消化器

第3章

消化器疾患にかかわる診察・検査・治療

この章では

- 消化器(特に腹部)の診察方法を理解し各疾患の徴候を把握する。
- 糞便検査の方法と結果により、どのような疾患がわかるかを知る。
- 肝臓、胆道の機能の検査にはどのようなものがあるかを知り、肝機能検査の指標となる酵素などの物質について、その標準値と異常値を学ぶ。また、異常値と疾患の関係を理解する。
- 消化管のX線造影検査の方法を各臓器ごとに知り、それによりわかる疾患は何か、また検査の適応、禁忌、合併症などを学ぶ。
- 内視鏡検査の方法を、上部消化管、小腸、大腸などの臓器別に理解し、判明する疾患と、検査の適応、禁忌、合併症などを学ぶ。
- 消化器疾患の治療法(食事・栄養療法、薬物療法、手術療法、放射線療法)について学び、特徴、対象疾患を理解する。

I 消化器疾患にかかわる診察

問診

　問診は，患者との会話をとおして，主訴や現在の状態を把握するための大切な手段である。腹部症状の場合，消化器疾患を疑いやすいが，泌尿器疾患や生殖器疾患，あるいは心理的な要因も考える必要がある。以下の点に注意して，問診を進めていく。

1. 主訴

　現在最も困っている症状である。
　消化器系疾患の場合，腹痛，悪心・嘔吐，便秘・下痢，腹部膨満，食欲不振，吐血・下血などがあげられる。

2. 現病歴

　現在の病状の経過である。
　主訴となっている症状について，①部位，②性状（症状の性質），③程度（症状の強度，頻度，持続時間など），④経過（症状の発症時期，持続期間，頻度や程度の変化など），⑤発症状況，⑥影響する因子（症状を増悪・寛解させる因子），⑦随伴症状，⑧症状に対する患者の対応，⑨日常生活に及ぼす影響を確認し，受診に至った経緯を適切に把握する。
　消化器疾患を疑う場合，一般的な問診項目に加え，次のような症状について詳しく確認すべきである。
- 腹痛，悪心・嘔吐，吐血・下血，腹部膨満，食欲不振。
- 便の性状（水様便，軟便，硬便，血便），排便回数，便失禁，排便痛。
- 肛門の痛み・瘙痒感，肛門からの分泌物。

3. 既往歴

- 今までに治療した疾患（特に消化器疾患）とその治療経過，服薬状況。
- 入院歴，手術歴（腹部の手術歴は重要）。
- 輸血歴。
- アレルギーの有無（薬，食べ物，動物など）。
- 月経周期，妊娠歴，出産歴，閉経の有無。

4. 家族歴

- 家族構成，関係性。

- 家族の年齢，健康状態．死亡年齢，死因．

5. 社会歴，生活像

- 食事，睡眠，運動をはじめとする生活習慣．
- 飲酒歴．喫煙歴．
- 海外渡航歴．
- 社会人：仕事内容，職場環境．
- 学生：試験や受験の時期，部活動の様子．
- ストレスの有無．

B 身体所見

腹部は胸部と異なり，視診→聴診→打診→触診の順で診察する．聴診の前に打診や触診を行うと，その刺激が腸蠕動に影響してしまう可能性があるためである．また，腹部症状を有する患者は触診で苦痛を伴うことがあるため，最後に行う．

1. 視診

❶概要
腹部全体の外観に異常がないか確認する．

❷方法
①患者に仰臥位になってもらう．その際，両膝は伸展させる．
②患者の右側に立つ．
③腹部の輪郭，形状，皮膚に異常がないか，腹部全体を上から観察する．
④患者の腹壁の高さに目線を下げ，腹部の膨隆や陥凹，腹壁の動きを観察する．

❸視診での評価
①輪郭・形状の異常
- **膨隆**：肥満，腹水，鼓腸，妊娠など．
- **陥凹**：やせ，栄養失調など．
- **局所的な隆起**：鼠径（そけい）ヘルニア，大動脈瘤（りゅう），脂肪腫（しゅよう）などの皮下腫瘍など．

②皮膚の異常
- **手術瘢痕**：手術の既往がわかる．腹痛患者の場合イレウスの原因ともなり得るため重要な所見．
- **外傷・熱傷**：腹部外傷の場合，外表の創部や出血だけでなく，腹腔内出血（外表には紫斑が観察されることがある）にも注意が必要．
- **皮膚線条**：真皮が線状に断裂し瘢痕（はんこん）化したもの．
- **静脈怒張**：静脈血がうっ滞し，血管が拡張している状態．

- 皮疹：発疹，水泡など。

2. 聴診

❶概要
膜型聴診器を用いて聴診し，腸蠕動の状態や血管雑音の有無を確認する。

❷方法
①聴診器はあらかじめ手で温めておく。
②患者に仰臥位になってもらう。その際，両膝は伸展させる。
③患者の右側に立つ。
④腹壁の1か所に膜型聴診器を軽く当て1分間聴診する（腸蠕動音は腹部全体に伝わるため，複数か所ではなく1か所の聴診でよい）。
⑤腸蠕動音が1分間聴取できなかった場合は5分間聴取する。
⑥膜型聴診器を押し当てて，大動脈音・左右の腎動脈音・左右の総腸骨動脈音を直上で聴診する（大動脈，腎動脈，総腸骨動脈は，『新体系看護学全書 人体の構造と機能1 解剖生理学』第4章-Ⅱ-B-1「動脈系」を参照）。
⑦イレウスが疑われる場合には，上腹部に膜型聴診器を押し当てて腹部全体を両手で強めに揺すって聴診する（振水音の聴診）。

❸聴診での腸蠕動音の評価
- 正常：1分間に5回以上聴取される。
- 減弱・消失：1分間聴取されない場合は減弱，5分間聴取されない場合は消失とする。腸蠕動が低下，停止している状態であり，便秘・麻痺性イレウスなどが考えられる。
- 亢進：大きな腸蠕動音が連続して聴取される。腸蠕動が活発な状態であり，食後，下痢，胃腸炎，閉塞性イレウスなどが考えられる。
- 金属音：金属の板の上に水を垂らしたような高音が聴取される。拡張した腸管内を消化液などの水分が移動する際に起こる音であり，閉塞性イレウス・絞扼性イレウスなどが考えられる。

❹聴診での血管雑音の評価
血管雑音が聴取される場合は，腹部大動脈瘤や，腎血管性高血圧などの血管狭窄が考えられる。

❺振水音とは
胃幽門部狭窄やイレウスで消化管内に大量の液体とガスが貯留している場合に聴取する，水がはねるような音をいう。

3. 打診

❶概要
打診にて，腸管内の内容物（ガスや便の貯留）の程度，腫瘤や腹水の有無を確認する。

❷方法

①手はあらかじめ温めておく。
②患者に仰臥位になってもらう。その際,両膝は伸展させる。
③患者の右側に立つ。
④腹部の4領域もしくは9領域(図3-1)を打診し,鼓音と濁音を確認する。

- **打診の基本手技**:左手(利き手と反対)を広げ,その中指の中節骨または遠位指節間関節部を,曲げた右中指(利き手)で手首のスナップを効かせて弾むように原則として2回ずつ叩く。

⑤打診しながら,患者の表情を見て痛みの有無を確認する(痛みがあるとわかっている場合,その部位から遠い所から打診を始め,疼痛部位は最後に打診する。触診を行うときも同様)。

▶ **肝臓の打診** 右鎖骨中線上の肋間を頭側から打診して肝臓の上界(肺肝境界)を,足側から打診して肝臓の下界を判断する(図3-2)。

▶ **脾臓の打診** トラウベ(Traube)の三角(左第6肋骨,左肋骨弓下縁,左前腋窩線で囲まれた三角形の範囲)に濁音界がない(鼓音である)かどうか確認する(図3-3)。

▶ **肝臓の叩打診** 右肋骨弓頭側に平手を置き,置いた手の甲を反対側の握りこぶしの尺側面で優しく叩き,疼痛の有無を確認する。

▶ **脾臓の叩打診** 左肋骨弓頭側に平手を置き,置いた手の甲を反対側の握りこぶしの尺側面で優しく叩き,疼痛の有無を確認する。

▶ **腎臓の叩打診** 側臥位または座位で**肋骨脊柱角**(cost-vertebral angle:CVA)に平手を置いて,置いた手の甲を反対側の握りこぶしの尺側面で優しく叩き,疼痛の有無を確認する(図3-4)。両側で行い比較する。

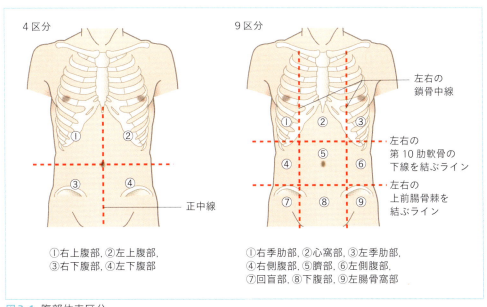

図3-1 腹部体表区分

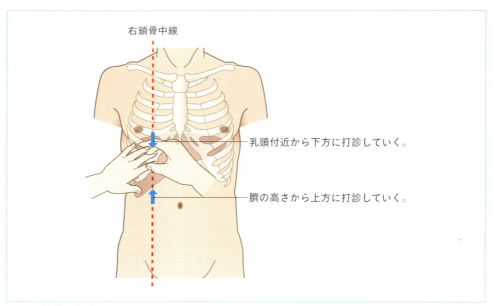

図 3-2 肝臓の打診

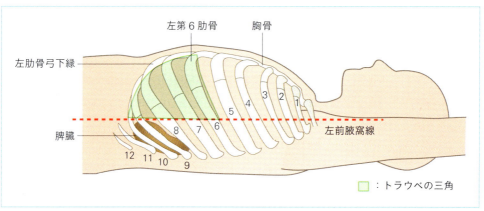

図 3-3 トラウベの三角

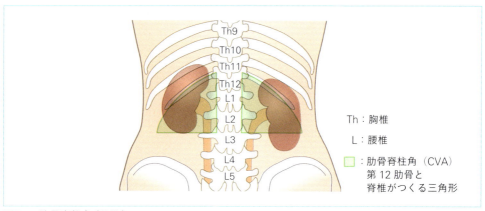

図 3-4 肋骨脊柱角（CVA）

❸ 腹部全体の打診の評価
▶ 鼓音　ガスが貯留した腸管で聴取される。腹部が膨隆し全体が鼓音の場合，腸管内や腹腔内のガス貯留が顕著であると考えられ，イレウスや消化管穿孔の可能性を考える。
▶ 濁音　便が貯留した腸管，肝臓などの実質臓器，腫瘤，腹水などの場合に聴取される。

❹ 肝臓の打診の評価
右鎖骨中線上の肝上界（肺肝境界）〜下界（肝下縁）の距離により評価できる。
6〜12 cm：正常。
12 cm 以上：肝腫大。急性肝炎，慢性肝炎，脂肪肝，肝腫瘍など。
6 cm 以下：肝萎縮。肝硬変，急性肝不全など。

❺ 脾臓の打診の評価
- 正常：トラウベの三角の範囲には胃，腸管，肺野が存在するため鼓音である。
- 異常：濁音を認める場合，脾腫の可能性を考える。

❻ 叩打痛を認めた場合の評価
- 肝臓：肝臓の腫大や炎症が考えられる。急性肝炎，肝膿瘍，肝周囲炎など。
- 脾臓：脾臓の腫大や炎症が考えられる。感染症，血液疾患，肝硬変，脾梗塞，脾膿瘍など。
- 腎臓：腎臓の炎症や結石などが疑われる。腎盂腎炎，腎結石，尿路結石など。

4. 触診

❶ 概要
視診，聴診，打診で得られた情報をもとに，触診で腫瘤や圧痛の有無，部位，その程度を詳しく確認する。

❷ 方法
①手はあらかじめ温めておく。
②患者に仰臥位になってもらう。腹壁の緊張がある場合は，両膝を軽く屈曲させる。
③患者の右側に立つ。
④浅い触診：利き手の示指から小指まで指をそろえて浅く圧迫しながら，腹部の4領域もしくは9領域（図3-1）を触診する。指は立てず，腹壁を1 cm以上圧迫しない。患者の表情を見ながら，圧痛，腹壁の緊張，腫瘤の有無を確認する。
⑤深い触診：利き手を腹壁に置き反対の手で力を加え，深く探るように手を押し下げ少し手前に引くように，腹部の4領域もしくは9領域（図3-1）を触診する。患者の表情を見ながら，圧痛・腫瘤の有無を確認する。
⑥圧痛を認めた場合は，圧痛点を圧迫し，急に手を離して圧迫を解除したときに疼痛が増強するか確認する（→反跳痛の評価）。

▶ 肝臓の触診
- 肝臓の下縁よりも十分足側の右鎖骨中線上に，指をそろえて右手を置く。
- 左手は肝臓の背部に置く。

- 患者に腹式呼吸を促し，呼気時に右手の指を肋骨の下に深く入れる。
- 次の吸気時の腹壁の上りよりも少し遅れて右手が上がるようにして，指先で肝臓の下縁を触れる（大きく息を吸うことで足側に移動してくる肝臓を指先ですり上げるようにして触れる）。
- 同時に，肝臓をはさみ込むように，背部を支えている左手を持ち上げる。
- 右手を置く部位を少しずつ頭側に近づけながら触診を繰り返す。
- 右示指を右肋骨弓下に平行に置き，示指の母指側の側面で触診する方法もある。

▶ 脾臓の触診
- 患者に右側臥位になってもらう。
- 左肋骨弓下に指をそろえて右手を置く。
- 左手は脾臓の背部に置く。
- 患者に腹式呼吸を促し，呼気時に右手の指を肋骨の下に深く入れる。
- 次の吸気時の腹壁の上りよりも少し遅れて右手が上がるようにして，指先で脾臓を触れる（大きく息を吸うことで足側に移動してくる脾臓を指先ですり上げるようにして触れる）。
- 同時に，脾臓をはさみ込むようにする。

▶ 腎臓の触診
- 脾臓触診後の場合，患者に仰臥位に戻ってもらう。
- 右手は上腹部で腹直筋の右外側に置く。
- 左手はCVAに置き，右腎腹側に持ち上げるようにする。
- 患者に腹式呼吸を促し，呼気時に頭側に移動する右腎の下方を両手ではさみ込むように触診する。
- 右腎と同様に左腎を触診する。

❸ 腹部全体の触診の評価
- **筋性防御あり**：腹膜炎が考えられる。
- **圧痛あり**：腹部臓器の腫瘤（しゅりゅう）や炎症，イレウス，便秘など。反跳痛も確認する。
- **腫瘤を触知**：表在性もしくは腹腔内の腫瘤，臓器の腫大，便塊など。拍動性の場合は大動脈瘤が考えられる。

❹ 肝臓の触診の評価
- **正常**：大部分は触知しない。触知する場合，表面平滑，軟らかくて弾力性があり，肝下縁が鋭角になっている。
- **触知する**：肝腫大の可能性がある。急性肝炎，脂肪肝，肝腫瘍など。
- **表面が不整**：結節や腫瘤が疑われる。肝硬変，肝がんなど。
- **硬い・辺縁が鈍化**：肝臓の線維化が考えられる。慢性肝炎，肝硬変など。

❺ 脾臓の触診の評価
触知する場合，脾腫が考えられる。血液疾患，感染症，肝硬変など。

❻腎臓の触診の評価

- **正常**：触知しない。
- **触知する**：腎腫大が疑われる。水腎症，囊胞腎，腫瘍など。
- **圧痛あり**：腎臓の炎症や結石などが疑われる。腎盂腎炎，腎結石など。

5. 直腸指診

❶概要
肛門，肛門周囲，直腸の異常の有無を確認する。

❷適応疾患
痔核，肛門周囲膿瘍，直腸がんなど。

❸必要物品
手袋，潤滑剤，ガーゼ

❹方法
①直腸指診の目的・方法を患者に説明し，承諾を得る。
②患者にシムス体位，または砕石位になり，殿部を露出してもらう。
③両手に手袋を着用する（利き手は2枚重ねにする）。

▶ 肛門の視診　両手で殿部を広げ，肛門とその周囲を観察する。肛門周囲に発赤・結節・腫脹・潰瘍・瘻孔がないか，肛門に痔核や脱肛がないかを確認する。

▶ 肛門周囲の触診　指腹で肛門周囲の皮膚を押さえるように触診し，熱感，硬結，圧痛などの有無を判断する。

▶ 肛門・直腸指診
- 片手の手袋の示指に適量の潤滑剤を塗布し，もう一方の手でまわりのしわを伸ばすように肛門を広げる。
- 患者に口での深呼吸を促す。それによって肛門括約筋や腹筋の緊張が緩み，指が挿入しやすくなる。
- 呼気に合わせて指を回転させながら，ゆっくり直腸に挿入する。
- 示指を3cm程度挿入したところで，ゆっくり指の向きを変えながら肛門管の全周を触診し，狭窄，弛緩，圧痛などの有無を判断する。
- 肛門括約筋を締めるように指示し，肛門括約筋の機能を確認する。
- 示指をできる限り奥まで進め，指の向きをゆっくり変えながら直腸の全周を触診し，狭窄，腫瘤，結節，圧痛の有無を判断する。
- 示指を静かに引き抜き，指先に付着した便の性状を観察する。
- 利き手の手袋を1枚はずし，肛門部をガーゼで清拭する。
- 残りの手袋をはずし，手指消毒をする。

❺注意点
- ほかの部位に比べ羞恥心や苦痛を伴うため，プライバシーには十分留意し緊張しないよ

う声をかけながら診察する。
- 裂肛や痔核で疼痛が強い場合は、直腸指診は無理に行わない。
- 直腸指診時、男性の場合は前立腺、女性の場合は子宮頸部を直腸前面に触れるが、腫瘍と間違えないよう注意する。

II 消化器疾患にかかわる検査

糞便検査

便はそのおよそ半分は腸内細菌あるいはその死滅したものであり、そのほか水分、食物残渣、剥離細胞などからなる。現代日本人の1日便量は150〜200g程度である。便を用いた検査としては、消化器の出血、感染、機能のチェックが行われる。

1. 採便と観察

まず、便全体の様子を観察する。便の性状は、ブリストルスケールにより分類される。タイプ1：兎糞状便、タイプ2：硬便、タイプ3：やや硬い便、タイプ4：普通便、タイプ5：軟便、タイプ6：泥状便、タイプ7：水様便に該当する。

次に色を観察する。赤色の血液を認めた場合は大腸、直腸、痔からの出血であることが多い。食道、胃、小腸上部の出血では胃酸などの影響で黒色泥状の**タール便**（tarry stool）となる。胆道閉塞、急性肝障害極期の胆汁合成低下時には便中へのビリルビン排泄が低下し、ウロビリノーゲンの減少からウロビリン体が少なくなり色が白くなる（白色便）。

においもチェックする。酸性臭があるときは脂質、糖質の吸収障害、腐敗臭がある時はたんぱく質などの吸収障害が疑われる。

脂っぽく水に浮く便は脂肪便とよばれ、膵炎のときなどにみられる。

採便、保存は検査目的に応じて決められた方法に従う。出血を疑う場合、直腸指診で採取し、観察、検体提出することもある。また、感染症チェックのため直腸便を採取することもある。

2. 潜血反応

潜血反応は、一般にはヒトヘモグロビンに対するモノクローナル抗体を用いた免疫法による検査にて行われる。鋭敏に下部消化管出血を検出するので、大腸がん検診として2回法が用いられている。しかし、陰性でも否定はできない。

また、上部消化管出血では胃液などでヒトヘモグロビンが変性すると、この抗体と反応せず検出できない。その場合は、感度は劣るがヘモグロビンまたはヘムを検出するペルオ

キシダーゼ反応を利用した古典的な化学法が用いられる。簡便で結果が出るまでの時間も短いが，大量の肉食後など，ヒト以外のヘモグロビンと反応して偽陽性になることがある。

3. 主な検査法

❶ 感染症の検査

▶ **細菌** 塗抹検査（直接の顕微鏡観察）で病原菌を同定するのはほぼ不可能だが，細菌性大腸炎では多核白血球が多数認められ，腸チフスでは単核細胞を認める。一般には培養検査が行われる。病原菌に合わせた培地を何種類か用いて菌の同定を行う。クロストリジウム・ディフィシル（*Clostridium difficile*）菌による腸炎の場合には，産生する毒素（CD toxin）を便で検出し，診断に用いる。

▶ **寄生虫** 便中の虫体および虫卵を検出する。蟯虫の場合は，肛門付近に産卵する特性があるため肛門に粘着テープを当てて虫卵を集める。

▶ **ウイルス** 便中のウイルスの遺伝子または抗原を検出する。遺伝子検査は高価で時間もかかるが，確認検査として行われることがある。一般臨床ではノロウイルス，ロタウイルス，アデノウイルス抗原の迅速検査が行われる。

❷ 吸収の検査

▶ **脂肪** ズダン（Sudan）Ⅲ染色で糞便中の脂肪滴の数をカウントする。一定の脂肪量の食事を与えたうえで，糞便中の脂肪量を測定することにより脂肪の吸収量を推定する出納試験が行われることがある。

▶ **たんぱく質** 脂肪と同様に出納試験が行われることがある。α_1-アンチトリプシン試験は逆にたんぱく質の腸管からの漏出を知る検査である。α_1-アンチトリプシンは便中で安定であり，膵酵素でも分解されないので，便中のα_1-アンチトリプシンを測定することにより，糞便中へのたんぱく質の漏出を知ることができる。

▶ **糖質** 便を顕鏡し，ヨード染色で染まる粒の有無を調べる。

B 肝機能検査

肝機能検査は，原則血液検査であり，肝臓の機能（予備能力）を示す検査だけでなく，広義には肝臓の障害の程度，病態などを反映する指標も含める。同じ病態であっても，個々の患者によってまったく異なる検査データにみえることがあるので，それぞれの検査が何を意味しているかを正確に理解して，それらを組み合わせて行うことにより診断の精度を高めていく。経時的変化を観察することも重要である。

1. ビリルビン

黄疸の原因物質である（第2章-Ⅹ「黄疸」参照）。基準値は総ビリルビンで 1.2 md/dL 以下である。

検査上は，総ビリルビンと直接型ビリルビンを測定し，引き算したものが間接型ビリルビンの値である．直接型ビリルビンが抱合型ビリルビン，間接型ビリルビンが非抱合型ビリルビンと便宜的に解釈されている．

　肝機能検査としては，肝細胞障害（急性・慢性肝不全），胆道系の排泄障害で上昇する．前者では直接型ビリルビンを中心に間接型ビリルビンも増加する．また，急性肝不全が進行して肝細胞への取り込み，抱合能も低下すると間接型ビリルビンが優位となることがあり，これは予後不良の徴候である．

　胆道への排泄障害は総胆管結石，胆管がんなどでみられ，直接型ビリルビンの上昇が顕著である．

2. 肝逸脱酵素

❶ AST（aspartate aminotransferase）, ALT（alanine aminotransferase）

　肝細胞が破壊されたとき血中に逸脱してくる酵素で，血液検査上肝細胞壊死，障害の指標となるのが，アミノ基転移酵素であるアスパラギン酸アミノトランスフェラーゼ（AST）（＝グルタミン酸オキサロ酢酸トランスアミナーゼ［GOT］），アラニンアミノトランスフェラーゼ（ALT）（＝グルタミン酸ピルビン酸トランスアミナーゼ［GPT］）である．アミノ基転移酵素（トランスアミナーゼ）にはこのほかにも多くの種類があり，肝臓にも種々含まれているが（分枝鎖アミノ酸のトランスアミナーゼが筋肉主体であることがむしろ例外的），検査用語でトランスアミナーゼという場合には，一般にはAST（GOT）とALT（GPT）の二者を指す．

　ALTが上昇している場合はほぼ肝細胞が障害されていると考えてよいのに対して，ASTは肝細胞以外にも，赤血球，心筋，骨格筋に含まれているので，溶血，心筋梗塞，筋炎，激しい運動後などの骨格筋障害でも血中値が上昇する．基準値は30 IU/L以下．ASTとALTの比率をみることにより肝障害のなかで，さらに病態の推定が可能である．

❷ LDH（lactate dehydrogenase：乳酸脱水素酵素）

　LDHは生体のほとんどの細胞に含まれているので，肝細胞障害時にも上昇するが，他臓器，血球，筋肉の障害時，さらにはがんのときにも上昇する．測定キットにより基準値が異なるので注意が必要である．LDH測定だけでは由来臓器の特定はできない．LDHの分画（アイソザイム）検査を行えば5つのタイプに分けることができ，肝障害の場合は5が上昇する．

3. 胆道系酵素

❶ ALP（alkaline phosphatase：アルカリフォスファターゼ）

　ALPは肝，（肝内外）胆管，骨，小腸，胎盤などに含まれ，これらの障害時に血中逸脱酵素としてALPの血中値が上昇する．特に胆管閉塞，胆管炎，薬剤による胆管障害，胆汁うっ滞時に顕著に上昇するため，胆道系酵素とよばれるが，肝障害時にもある程度は上昇する．また成長期，骨修復時など骨芽細胞による骨の新生時にも上昇する．特に血液型B型と

O型では，脂肪を含む食事の摂取後に小腸のALPが血中値に反映され，上昇がみられることがある。胎盤由来のものは特に妊娠後期から分娩後早期にやはり血中値に反映され高値となる。飲酒の影響は受けない。

基準値は検査キットによって異なる。ALPも分画（アイソザイム）検査が可能であり，6種類に分けられ，由来臓器の推定が可能である。

❷ γ-GT（P）(gamma-glutamyl transferase, gamma-glutamyl transpeptidase)

γ-グルタミルトランスフェラーゼ（γ-GT）と呼称が改められたが，本邦ではもとのγ-グルタミルトランスペプチターゼ（γ-GTP，GGTP）でよばれることが多い。ALPと同様，肝内外胆管閉塞で著明に上昇するが，ALPとは異なり，飲酒が産生刺激となり上昇する。抗てんかん薬など精神科領域の一部の薬物でも誘導され高値となる。副腎皮質ステロイド薬でも同様である。脂肪肝による上昇も認められる。妊娠中はむしろ低値を示す。

基準値は男性が女性よりもやや高いとされるが，その機序は明確ではない。一般には50〜70 IU/Lを上限とする。

❸ LAP (leucine aminopeptidase：ロイシンアミノペプチダーゼ)

LAPはやはり，肝内外胆管閉塞，胆汁うっ滞で高度に上昇するが，肝障害でも中等度の上昇がみられる。骨は関係ないが，妊娠では上昇する。飲酒による上昇もあり，副腎皮質ステロイド薬による誘導もみられる。また，リンパ球にも存在するので，リンパ球系疾患でも上昇がみられる。

基準値は検査キットによって異なる。

4. 肝合成能・代謝機能

❶ アルブミン (albumin)

アルブミンは，肝細胞で合成されるたんぱく質である。血中たんぱく質の約60％を占めている。血管内膠質浸透圧を保つのに重要であり，低下時には浮腫・腹水をきたしやすくなる。また，非抱合型ビリルビンや薬物などと血液中で結合して，肝臓に運搬するキャリアとなる。肝硬変など合成低下時に血中値は低下する。血中半減期が2〜3週間と比較的長いので，急性肝不全時には低下はプロトロンビン時間に比べて緩やかとなる。低栄養，消耗性疾患，またネフローゼ症候群など血管外に失われるときにも低下する。

基準値は4.0 g/dL以上である。3.5 g/dLで明らかに低値である。

❷ コリンエステラーゼ (choline esterase：ChE)

血液検査で測定されるのは神経伝達に関与するアセチル（真性）コリンエステラーゼではなくブチル（偽性）コリンエステラーゼである。肝臓で合成される酵素であり，栄養状態の影響を大きく受ける。アルブミンと似た動態を示すが，高分子量のためネフローゼ症候群では尿に漏出せず，逆に高値となる。有機リン中毒では著減する。遺伝的にコリンエステラーゼ活性が低下している者では筋弛緩薬の分解が遅れる。

基準値は測定キットにより異なる。

❸ コレステロール

　血中総コレステロールは，食事由来は20〜30％程度であり，それ以外は肝細胞で生成される。コレステロールは細胞膜，ホルモン，胆汁酸の素材となる。一般には高コレステロール血症が問題となるが，低値の場合も病的状態である。肝硬変などの慢性肝不全時には低下する。ネフローゼのときは，やはり分子量が大きいので，血中で増加する。また，胆管閉塞，胆汁排泄障害時には，直接および胆汁酸としての排泄が低下し，血中コレステロール値は上昇する。原発性胆汁性胆管炎における高コレステロール血症は重要な症候である。

❹ 凝固因子（プロトロンビン時間，ヘパプラスチンテスト）

　凝固因子，線溶系因子は一部を除いて肝臓で合成されるので，それらは，肝たんぱく合成低下時には，基本血中値が低下する。プロトロンビン時間は外因系の凝固因子（Ⅶ，Ⅹ，Ⅴ，Ⅱ［プロトロンビン］，Ⅰ［フィブリノーゲン］）活性を反映する指標であり，簡便に多くの施設で測定でき，結果も迅速に得られるので汎用されている。凝固因子は，アルブミンなどに比べて血中半減期が圧倒的に短いので，慢性肝不全だけでなく，急性肝不全時にも因子低下により速やかに悪化を示す。凝固因子消費亢進時，またビタミンK依存性因子を含んだ検査のためビタミンK欠乏時にも悪化する。

　検査成績の表現方法としては時間そのもの（秒）が用いられること（因子低下で時間は長くなる）は少なく，標準対照値を100％としての％表示（因子低下で％は低値となる）が肝疾患領域では慣習的によく用いられている。**国際標準化比**（international normalized ratio：INR）は特にワルファリン投与時に汎用される（基準値は1.0で，因子低下で数字が大きくなる）。70％以下を異常とする。ヘパプラスチンテストはビタミンK欠乏の影響を受けにくく，Ⅶ，Ⅹ，Ⅱ因子量を反映し，より肝機能を反映しやすい指標とされている。

❺ アンモニア

　アンモニアは主として食事中のたんぱく質から消化管内の細菌叢により産生され，門脈を介して肝臓に運ばれ，尿素回路により尿素に変換された後，腎臓から排泄される。肝臓での処理能力の低下，門脈-体循環シャントにより血中で高値となる。肝臓の予備能力は高いので，高アンモニア血症が肝障害に起因する場合には比較的高度な障害があることが推定される。非代償期の肝硬変，劇症肝炎などで認められる。肝性脳症との関連が推定され，血中アンモニア値が脳症の指標として用いられることがある。

　基準値は測定キットにより異なる。検体を常温で放置すると，それだけで高値となる。速やかに測定できないときは氷冷または除たんぱく液との混和を行う。

❻ 胆汁酸

　胆汁酸は肝細胞でコレステロールより合成され，胆汁に排泄され腸管に至る。再吸収され門脈から肝臓に戻る（腸肝循環）。胆汁うっ滞，排泄障害，門脈体循環シャント，肝細胞における摂取低下により血中で上昇する。慢性肝疾患では慢性肝炎から軽度上昇し，肝硬変になると中等度上昇，胆道閉塞，慢性・急性肝不全では高度の上昇が認められる。

基準値は10μmol/L以下である。

5. 免疫系反応

上昇の機序は明確でないことが多いが，診断には重要である。

▶ IgG　自己免疫性肝炎では血中IgGの上昇が診断基準にも取り入れられている（正常値上限の1.1倍以上）。ウイルス性慢性肝疾患でも肝硬変に進展するに従って高値となる。

▶ IgM　原発性胆汁性胆管炎では血中IgM値が上昇することが特徴的である。A型急性肝炎でも，病初期に上昇することがある。

▶ IgA　アルコール性肝疾患で血中で上昇がみられる。

▶ 自己抗体　抗核抗体は自己免疫性肝炎で一般には高力価陽性となる。ウイルス性慢性肝疾患でも低力価陽性のことがある。抗平滑筋抗体，抗肝腎ミクロゾーム抗体は自己免疫性肝炎で陽性のことがある。抗ミトコンドリア抗体，特にM2抗体は原発性胆汁性胆管炎の90％以上で陽性であり，診断の鍵となる。

6. ICG試験

ICG（indocyanine green：インドシアニングリーン）を静脈内投与すると，血管内でリポたんぱくと結合して肝細胞に取り込まれ，抱合されることなく，胆汁に排泄される。このICGのクリアランスは主として肝有効血流量と肝細胞の色素摂取量により決定されるので，血中に残存しているICGが多いほど肝機能が低下しているか，心不全，シャントなどにより肝有効血液量が減少していると推定できる。胆道閉塞でも上昇する。0.5 mg/kg体重をワンショットで静注し，正確に15分後反対の腕から採血し，血中残存ICGを測定する（15分停滞率［R_{15}］）。10％以下を正常とする。負荷量を変えて2回行うと，ICG最大除去率（R_{max}）の算出が可能であり，これはより肝予備能を反映する。肝硬変患者における肝がん手術時の肝予備能の把握，切除範囲の決定に重視される検査である。ICGは光に不安定なため，検体は速やかに提出する必要がある。

7. 血液学的検査

▶ 赤血球　肝硬変の進展に伴い脾機能亢進による軽度～中等度の貧血を示す。アルコール性慢性肝障害の場合，大球性の貧血となる。

▶ 白血球　肝炎ウイルス感染では増加しないが，急性肝不全時には増加を示す。さらに全身性炎症反応症候群（systemic inflammatory response syndrome：SIRS）を合併した場合には，白血球数は1万2000/mm^3以上または4000/mm^3以下が目安となる。アルコール性急性肝障害では白血球数1万/mm^3未満，2万/mm^3未満，2万/mm^3以上で重症度が区分される。

▶ 血小板　脾機能亢進の影響を最も受け，さらに慢性肝疾患の直接の影響により，肝硬変の進展に従って減少する。急性肝不全に播種性血管内凝固症候群（disseminated intravascular coagulation；DIC）が合併すると血小板数は著明に低下する。

8. 腫瘍マーカー

❶ α-フェトプロテイン

α-フェトプロテイン（α-fetoprotein：AFP）は胎児（fetus）の肝細胞で産生されるたんぱく質であり，性状はアルブミンに類似している。出生後は肝細胞がんで産生され，比較的臓器特異性が高いので汎用されている。まれに胃がんなどでも産生される。妊婦でも高値を示す。10 ng/mL以下が基準値とされるが，肝障害に伴う肝再生時にも軽度～中等度上昇するので，急性・慢性肝障害でも中等度までの上昇を認める。ほとんどの肝細胞がんが慢性肝疾患に合併するので，カットオフ値の設定は困難であるが，肝細胞がんなしで400 ng/mLになることはまずない。高値例，増加傾向を示す症例では肝細胞がんのチェックを念入りに行う。

治療への反応性の指標にも用いられる。AFPはレクチンに対する親和性から分画を測定することが可能であり，L3分画が肝細胞がんにより特異的である。

❷ ピブカⅡ

ピブカとはprotein-induced by vitamin K absence or antagonists（PIVKA）の略語であり，ビタミンK不足のときに典型的に認められる，γ-カルボキシグルタミン酸（Gla：グラ）残基の付加が不十分で活性のないビタミンK依存性因子を指す。ピブカⅡはそのなかでも凝固第2因子（プロトロンビン）のピブカの意味である。DCP（des-γ-carboxy prothrombin）ともよばれる。AFPとは相関しないので，併用で診断能は上昇する。ビタミンK不足でも当然上昇するので，ワルファリン投与時には著明に高値となる。そのときは腫瘍マーカーとして測定するのは無意味である。

慢性肝障害では上昇しないが，アルコール多飲で軽度上昇する。一般に早期肝がんの検出能は高くない。治療効果判定には有用である。

9. 肝炎ウイルスマーカー

肝炎ウイルス（hepatitis virus）は現在A型（hepatitis A virus：HAV）～E型（HEV）が知られている。このなかでHDV（デルタ因子）はHBVとの重感染で重症化することが知られているが，わが国ではほぼみられない。

❶ A型肝炎ウイルス（HAV）

HAVに感染すると病初期からIgM型のHA抗体（IgM HA抗体）が血中で上昇し，引き続き回復期からIgG HA抗体が上昇する。IgM HA抗体は3～6か月で検出されなくなるのに対して，IgG HA抗体は終生残る。IgM HA抗体はHAVの急性感染を示し，IgG HA抗体は感染の既往を示すこととなる。

なお，一般に検査項目でHA抗体とよばれているのはIgG型である。

❷ B 型肝炎ウイルス(HBV)

免疫抑制薬,抗悪性腫瘍薬による HBV の再活性化,*de novo* B 型肝炎時には従来の考え方とは異なる動きをすることがあるので注意が必要である。

▶ **HBs 抗原,HBs 抗体**　HBs 抗原は HBV が作るたんぱく(s:surface)であり,これが陽性のときは体内に HBV が存在することを示す。HBV 感染のスクリーニングに用いられる。急性肝炎の場合には,病初期一過性に陽性となる。HBV 持続感染者の場合,HBs 抗原を陰性化することが治療の最終的な目標となる。HBs 抗体は,HBV に対する中和抗体であり,感染の既往,あるいは,ワクチンは HBs 抗原の部分が用いられるので,ワクチン接種後を意味する。抗体価は徐々に低下するので,10.0 mIU/mL の場合はワクチンの追加接種が推奨される。

▶ **HBe 抗原,HBe 抗体**　HBe 抗原も HBV が作るたんぱく(e:envelope)であり,急性肝炎では初期に一過性に出現,持続感染ではウイルス量が多い病態を示し,その時点で肝炎活動性が高いか,今後高くなる可能性が高い。逆に,HBe 抗体は急性肝炎では HBe 抗原陰性化後から出現し,HBe 抗体陽性の持続感染ではウイルス量が少なく,肝炎活動性が低い,あるいは今後高くなる可能性が低い。

▶ **IgM HBc 抗体,IgG HBc 抗体**　HBV 急性肝炎の場合は病初期から IgM 型の HBc 抗体(IgM HBc 抗体,c:core)が血中で上昇し,引き続き IgG 型の HBc 抗体が上昇する。IgM HBc 抗体は 2〜6 か月で検出されなくなるのに対して,IgG HBc 抗体は低力価ではあるが長期間残る。IgM HBc 抗体は HBV の急性感染を示し,IgG HBc 抗体低力価は感染の既往を示すこととなる。ワクチン接種では陽性にならない。持続感染者の場合には IgG HBc 抗体が持続高力価である。

なお,従来,検査上 HBc 抗体とは,型別でなく全体を指していたが,最近は IgG 型のみを測定するようになった。

▶ **HBV-DNA,HBV ゲノタイプ**　HBV-DNA 陽性はウイルスの存在が直接証明されたことを意味する。PCR 法により定量される。持続感染での慢性肝炎では肝炎活動性と一致して動くことが多い。抗ウイルス療法の効果の直接の指標である。HBV ゲノタイプは HBV の遺伝子型で,A〜H の 8 種類知られている。

日本では,C,次いで B が多い。最近,性感染症として海外から A が持ち込まれ,急性肝炎のメジャーなタイプとなっている。

▶ **HBV コア関連抗原**　肝細胞内の HBV cccDNA 量を反映する。ただし,HBe 抗原陽性時にはそれだけで高値となる。核酸アナログ製剤(本章Ⅲ-A-8「肝炎治療薬」参照)による治療時には,HBV-DNA 量,HBs 抗原量と共に投与中止の指標となる。

❸ C 型肝炎ウイルス(HCV)

▶ **HCV 抗体**　いくつかの抗原を用いて測定され,HCV 感染のスクリーニングに用いられる。中和抗体ではない。この抗体陽性時にはウイルス陽性を意味するが,時に既往感染などウイルス陰性のことがあり,感染確認のためには HCV-RNA の測定が必要である。

▶ **HCV-RNA，HCV ゲノタイプ，HCV セログループ** HCV-RNA 陽性はウイルスの存在が直接証明されたことを意味する。PCR 法により定量される。確定診断および抗ウイルス療法効果判定に用いられる。HCV ゲノタイプは HCV の遺伝子型で，PCR により判別される。本邦ではほとんどがⅠbかⅡa，ⅡbでありⅠbが最も多い。抗ウイルス療法の選択時に重要である。ゲノタイプを抗体測定により血清学的に判別するのがセログループであり，ⅠbはⅠ，ⅡaとⅡbはⅡと判定される。

❹ E 型肝炎ウイルス（HEV）

E 型急性肝炎が疑われるときに IgA HEV 抗体が測定される。HEV-RNA の測定は一般的ではない。

C 膵機能検査

1. 膵逸脱酵素

膵液に含まれる消化酵素にはでんぷんなどの糖質を分解するアミラーゼ，たんぱく質を分解するトリプシン，エラスターゼ，脂肪を分解するリパーゼなどがある。膵炎など膵疾患時にはこれらが血中に逸脱して高値となる。酵素法で測定するので短時間で結果を得られ緊急検査に向いているのはアミラーゼとリパーゼである。膵臓特異性，腎排泄の影響に注意する。

❶ アミラーゼ（amylase）

ほぼ膵（pancreas：P）と唾液腺（salivary gland：S）由来であるが，通常 S のほうが多い。鑑別にはアイソザイム測定による P 型，S 型の分別が必要である。腎排泄であり，血中逸脱が多いときは，尿中も通常高値となる。分子量の小さい P 型のほうが尿中に反映されやすい。腎不全では血中で両方上昇するが尿では低値となる。基準値は測定試薬により異なる。近年，P 型アミラーゼだけの定量検査が行えるようになり，膵炎など膵疾患診断に有用である。

❷ リパーゼ（lipase）

血中のリパーゼは基本，膵由来である。血中リパーゼ高値はほぼ膵疾患と考えられ，臓器特異性が高い。アミラーゼと組み合わせて測定されることが多い。基準値はアミラーゼと同様，測定試薬により異なる。

❸ トリプシン（trypsin），ホスホリパーゼ（phospholipase）A_2

どちらも膵特異性が極めて高く，腎不全時以外では血中値上昇は膵からの酵素の逸脱，膵炎など膵疾患を意味する。トリプシンは膵の機能が荒廃すると，異常低値となる。ホスホリパーゼ A_2 は膵炎の程度を反映すると考えられている。

❹ エラスターゼ（elastase）1

エラスターゼは細胞外マトリックスであるエラスチンを分解する酵素であるが，膵エラス

ターゼのなかでエラスターゼ1がやはり膵炎時に血中に逸脱して高値となる。血中半減期が長く，急性期の上昇率は高くないが，異常が長期間持続する。膵がん，特に膵頭部がんで早期でも高値のことがあり，腫瘍マーカーとのとらえ方もあるが，腫瘍細胞に対する特異性はなく，ほかの逸脱酵素と同じく膵がんによる膵管狭窄から随伴性膵炎が引き起こされるためと考えられる。

2. 腫瘍マーカー

早期発見につながることは多くない。高値の場合，治療効果判定に用いられる。

❶ CEA（carcinoembryonic antigen：がん胎児性抗原）

CEAは胎児消化管粘膜に存在する胎児性抗原であり，大腸がんをはじめ多種の消化器系の腺がん，肺がんなどで陽性となる。膵がんでも30～60％で陽性となる。

❷ CA19-9，SPan1，DUPAN-2

いずれも糖鎖抗原である。CA19-9は，膵がん，胆管がん，胆嚢がんなどで測定されるが特異的ではない。胆汁うっ滞時にも上昇する。また，測定キットにより値が異なるので注意が必要である。膵がんの70～80％で陽性となる。SPan1もほぼ同様の陽性率である。DUPAN-2はCA19-9と交差性がないので，組み合わせて測定されることがある。

3. 膵外分泌機能検査

わが国ではBT-PABA試験（pancreatic function diagnostant test［PFD試験］）だけが施行可能である。合成基質であるBT-PABA（*N*-benzoyl-l-tyrosyl-*p*-aminobenzoic acid：*N*-ベンゾイル-L-チロシル-*p*-アミノ安息香酸）500 mgを患者に内服させるため，BT-PABA試験とよばれる。これは腸管でほとんど吸収されないが，膵酵素であるキモトリプシンによって分解され，パラアミノ安息香酸（PABA）になると，小腸より速やかに吸収され，肝で抱合されたのち，尿中に排泄される。内服後6時間の尿を集め，尿中PABA濃度を測定し，PABA排泄率を計算することにより，キモトリプシン活性の程度を知ることができる。小腸吸収能，肝での抱合能，腎排泄能，種々の内服薬の影響を受けることを考慮する。

4. 消化・吸収機能検査

脂肪の消化・吸収試験が行われることがある（本章 II-A-3-❷「吸収の検査」参照）。

5. 内分泌機能検査

内分泌機能としては，もっぱら膵島（ランゲルハンス島）からの**インスリン分泌能**の検査が行われる。**75 g経口ブドウ糖負荷試験**（oral glucose tolerance test：OGTT）により血糖，血中インスリン濃度の変化を測定し，インスリンの分泌能を評価する。

D 画像検査

1. 超音波検査

❶概要

　人間が音として感じるのはおよそ 20 ～ 2 万 Hz といわれている。これより周波数の高い音が超音波と定義されている。超音波診断で用いられる周波数は 1 ～ 30 M（100 万～ 3000 万）Hz 程度で，検査部位に応じて変える。すなわち，超音波の周波数を高くすると距離分解能は上がるが，超音波の減衰（超音波が吸収，散乱，反射などによって弱まること）が大きくなり，深部が観察できなくなる。そのため，観察する対象がどの程度の厚みを有するかによって周波数を選択するのである。肝臓，胆囊，膵臓，脾臓などは多くの場合，3 ～ 6 MHz 程度の周波数を用いる。

　超音波診断装置のプローブ（探触子）が超音波の送信と受信を行う。体表に置かれたプローブから送信された超音波は生体内を伝播し，一部は異なる組織の境界で反射し，プローブに戻ってくる。残りの超音波はさらに深部まで伝播し，異なる組織の境界で一部が反射してプローブに戻ってくる。このように，生体に超音波を繰り返し送信し，様々な深さからの反射波を受信する。得られた反射波の強さを明るさ（輝度）に変換し，画面に表示する（図3-5）。超音波検査を「エコー検査」ということがあるが，エコーとはこのようにして受信された反射波である。

▶ **ドプラ法**　音源と観測者が近づいているとき，観測される音の周波数は発信された音の周波数より増加し（音が高くなり），音源と観測者が遠ざかっているとき，観測される音の周波数は発信された音の周波数より減少する（音が低くなる）。このように，音源と観測者の位置が相対的に変化するときに観測される音の周波数が発信された音の周波数と異なる現象をドプラ効果という。この周波数の偏位は相対的な速度にほぼ比例するため，周波数を解析することにより血流速度の測定や血流の存在の証明などに利用することが

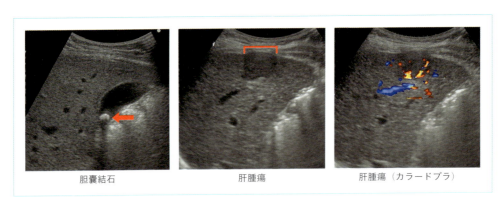

図3-5　超音波画像

できる。カラードプラ法では，血液がプローブに向かって流れると赤色に，プローブから遠ざかると青色に表示される。門脈血流や腫瘍内血流の観察に用いられる。

▶ 造影超音波検査　空気は超音波を反射するので，微小な気泡を血中に投与し，造影剤として使用する方法が開発された。肝臓の腫瘍の診断に用いられている。経静脈的に造影剤を投与するとまず血管が描出され，腫瘍内血流が表示される。血中から消失した後，造影剤は肝内にとどまり肝実質が染まる。肝内に腫瘍があれば造影剤に染まらない領域として表示される。造影剤の排泄部位は肺で，呼気中へ排泄される。造影剤は静注するため，アレルギー反応を起こすリスクがある。現在はよく使用されているペルフルブタン（ソナゾイド®）は卵アレルギーまたは卵製品アレルギーのある患者は原則禁忌となっている。

❷ 特徴
- 被曝がなく，妊婦にも繰り返し実施できる。
- プローブを連続性に動かして細部が観察できる。
- リアルタイムで観察できるので，臓器の動きも見ることができる。
- ドプラ法により，血流が観察できる。
- 装置が移動できるので，ベッドサイドで検査できる。
- 空気や骨は音の反射が大きく，検査に適さない。

❸ 安全性
　診断用超音波のレベルで明確に有害な作用が生じたという報告例は過去数十年間ない[1]とはいえ，慎重に使用することが推奨されている。生体に対する超音波の作用として，機械的作用と熱的作用に分けて検討されている。機械的作用の指標がメカニカルインデックス（mechanical index：MI），熱的作用の指標がサーマルインデックス（thermal index：TI）である。TIとMIの値は画面にリアルタイムに表示されており，検査担当者が適切な超音波の強さに調整している。また超音波診断装置はアースをつけ，万一漏電しても漏れ電流が患者や検査担当者に流れないように配慮されている。すなわち電源プラグには医用3Pプラグが用いられており，設備として3Pプラグが差し込める医用3Pコンセントが必要となる。

2. CT検査

❶ 概要
　CT検査は，X線を使用したコンピューター断層撮影（computed tomography）である。その透過X線強度を計測し，断層面のX線吸収値の分布像を白黒階調に表示する。X線を発生させる扇状のX線管球とそれに対向した高感度の検出器が，被検体（患者）を中心に回転しながららせん状に人体を頭尾方向に走査する撮影方法である。通常は，人体に対して横断するよう撮影することにより，横断面の画像が得られる（図3-6）。
　現在では多列検出器などによる高速撮影化が進んでおり，数秒で全身の撮影が可能であ

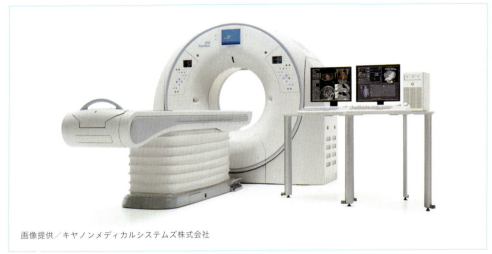

画像提供／キヤノンメディカルシステムズ株式会社

図3-6 CT装置

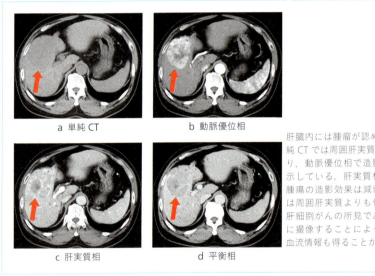

a 単純CT　　b 動脈優位相

c 肝実質相　　d 平衡相

肝臓内には腫瘤が認められる（赤矢印）。単純CTでは周囲肝実質よりも淡く低吸収であり，動脈優位相で造影効果により高吸収を示している。肝実質相から平衡相にかけて腫瘍の造影効果は減弱しており，平衡相では周囲肝実質よりも低吸収を呈している。肝細胞がんの所見である。造影後に経時的に撮像することによって形態診断に加えて血流情報も得ることができる。

図3-7 CT画像（ダイナミックCT）

る。X線が通りやすい空気や脂肪組織は黒く低吸収域として表示され，X線の通りにくい骨や石灰化組織などは白く高吸収域として描出される。水や軟部組織は中間的な吸収域であり，灰色に描出される。作成されたCT画像は被検体（患者）の尾側から頭側を見たような断面となり，患者の右側は画像の向かって左側に見えるように表示されている（図3-7）。

❷ 特徴

　最大で0.25〜0.5 mmの高い空間分解能をもつことが特徴である。現在では撮影した横断像の高分解能画像からコンピューターで多断面の画像を再構成して得ることも可能になっており，目的や疾患に合わせて様々な断面の画像を作成するのが一般的である。

▶ 単純CT，造影CT　一般的に単純CTとは造影剤を使用しない状態で撮影する方法であ

る。造影CTとは非イオン性ヨード造影剤を注入後に撮影する方法であり，臓器や病変のコントラストを増強することができる。

▶ **造影剤の投与法の違いによる手法**　造影剤は一般的には肘窩や前腕などの静脈内へ投与される。末梢静脈から投与された造影剤は，上大動脈→右心系→肺→左心系→大動脈→全身という流れで全身に分布する。ほかに，血管造影時にカテーテルから直接動脈を造影しながらCTを撮影する血管造影下CTという手法もある。

さらに，造影剤を急速静注して経時的にタイミングをずらして同じ部位を複数回撮影する**ダイナミックCT**という手法もある。この手法ではCTや造影剤によるコントラストのほかに血流情報も得ることが可能であり，肝胆膵領域をはじめとして消化器系疾患ではよく行われる検査である。

ダイナミックCTでは，造影後3相撮影することが一般的である。それぞれ，動脈優位に造影効果が強い早期のうちに撮影した動脈優位相，続いて肝実質などの実質臓器が比較的よく造影されているタイミングで撮影された肝実質相（門脈優位相ともいう），最後に血管腔と細胞外液腔における造影剤濃度が平衡状態になったタイミングで撮影した平衡相（遅延相ともいう）の3相である（図3-7）。臓器や脈管，病変はそれぞれの相において特徴的な所見を示すことから，病変診断能が高い画像となる。

❸ 検査時の注意事項

CT検査で使用される非イオン性ヨード造影剤は，全身の細胞外液に分布した後，腎から排泄される動態を示す。腎毒性をもっているため，腎機能の低下している患者への投与は避けるべきである。造影剤による一時的な腎機能障害を造影剤腎症とよぶ。また，非イオン性ヨード造影剤は**ヨードアレルギー**や過去に副作用歴がある患者への投与は基本的に禁忌となっている。ほかにも，高度の甲状腺疾患をもっている患者や，気管支喘息や高度のアレルギー体質の患者などでは，個別に慎重に投与することが望ましい。

また，ビグアナイド系の糖尿病治療薬を内服している患者においては，非イオン性ヨード造影剤との併用で**乳酸アシドーシス**をきたすことがあることが知られており，非イオン性ヨード造影剤の使用前後2日は内服を中止することが一般的である。

非イオン性ヨード造影剤投与後の副作用には，物理学特性ないし化学毒性によるものとして，熱感，血管痛，血漿量増加，前述の腎障害，神経症状，不整脈などがある。このうち熱感は，ほぼすべての患者に起こる症状であるが，通常は数分で軽快する。造影剤を投与する前に熱感が現れることを患者に説明しておくことが望ましい。

アナフィラキシー様反応に関連する副作用としては，くしゃみ，蕁麻疹・発赤，瘙痒感，悪心・嘔吐，鼻閉感，心悸亢進，あくびなどの軽度副作用の頻度が高く約2.5〜3%の症例に起こり，アナフィラキシー様反応によるショックなどの重篤な副作用の頻度は0.1%未満である。重篤な副作用の頻度は高くはないものの，近年では造影CTの件数が増加していることを考慮すると決して少なくない。この場合ではアドレナリン投与などの迅速な対応が必須である。

また，植え込み式除細動器または心臓ペースメーカーの一部はX線照射によって不具合が生じることが知られており，検査前の確認が必須である。

　そのほかの注意事項としては，妊婦のCT検査は胎児の被曝を考慮して，できる限り避けるべきである。小児への検査についても，線量を落とすなどの考慮が必要である。

3. MRI検査

❶概要

　MRIとはmagnetic resonance imagingの略であり，原子核の核磁気共鳴を利用した検査法である。磁性のある原子核を一定の磁場に置き，一定の周波数で変動する磁場を与えると原子核が共鳴して同じ周波数で回転する。この原子核の回転によってコイルに誘導される起電力の信号を画像としての信号に変換したものである（図3-8）。MRIでは多くのパラメータをそれぞれ変えることにより，様々なコントラストをもった画像が得られる。たとえば，T1強調像では水は低信号として黒く表示され，脂肪組織は高信号として白く表示される。腫瘍や炎症などの病変は低信号に描出されることが多い。T2強調像では，水は高信号，脂肪組織も高信号に描出される。腫瘍や炎症などの病変は高信号に描出されることが多いので，消化器系疾患ではT2強調像において脂肪の信号を抑制して撮像することが多い。ほかにも，腫瘍や炎症が著明な高信号を呈する拡散強調像や，水をより強調して胆管や膵管を高信号に描出する（MR cholangiopancreatography：MRCP）など，様々な画像コントラストを得ることができる。造影MRIでは造影された領域が白く高信号として描出されるようになる（図3-9）。

❷特徴

　MRIの最大の特徴は，非常にコントラスト分解能の高い画像が得られることである。特に，CTでは正常組織と病変部のコントラストが弱く診断困難な領域でも，MRIでは非

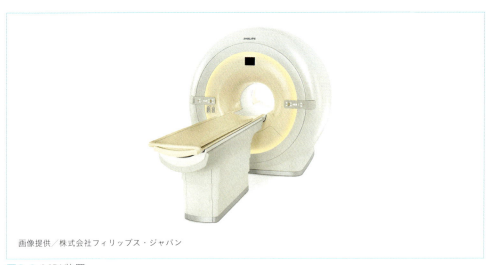

画像提供／株式会社フィリップス・ジャパン

図3-8 MRI装置

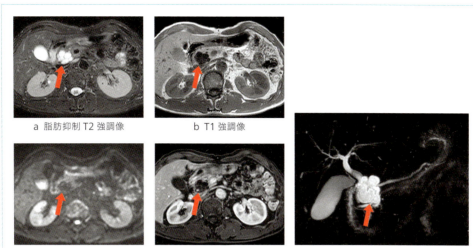

膵頭部には脂肪抑制T2強調像（a）で高信号を呈する腫瘤を認める（赤矢印）。T1強調像（b）で低信号，拡散強調像（c）で低信号であり，造影後脂肪抑制T1強調像（d）では明らかな造影効果は認められない。MRCP（e）では高信号となっており，ブドウの房様の形態を示し，主膵管と連続している。嚢胞性病変と考えられ，膵管内乳頭粘液性腫瘍の所見である。このようにMRIではパラメータを変えることによって様々なコントラストの画像を得ることができる。

図3-9 MRI画像

常にコントラスト良好な画像を得ることができるので，診断が容易になる。CTと比較して空間分解能は劣る点や，撮像時間が長いことが欠点としてあげられるが，近年では，空間分解や高速撮像技術の向上が著しい。

MRIでは，CT同様に造影剤を使用せずに撮像する単純MRIと，**ガドリニウム造影剤**などによる造影剤を投与後に検査を行う造影MRIがある。MRIで使用するガドリニウム造影剤は，CTの非イオン性ヨード造影剤と同様に細胞外液に分布した後に腎から排泄される動態を示す造影剤である。造影CT同様に肘窩や前腕の静脈から投与した後に撮像する。急速静注による**ダイナミックMRI**により血流情報を得ることも可能である。また，肝疾患においては肝特異性造影剤が2種類ある。現在では，ガドキセト酸ナトリウムによるダイナミックMRIは肝臓造影MRIの第1選択となっている。このガドキセト酸ナトリウムは，投与された約半量は通常のガドリニウム造影剤同様に腎から排泄されるが，残りの半量は肝細胞に取り込まれたのち，胆道に排泄される動態を示す。もう一つの肝特異性造影剤である超常磁性酸化鉄は，肝臓のクッパー（Kupffer）細胞に取り込まれ，胆道排泄される造影剤である。ガドキセト酸ナトリウムはガドリニウムを用いた造影剤であるため，**腎機能低下症例**では使用できないが，**超常磁性酸化鉄**は使用可能である。検査目的や疾患，患者の腎機能などの状況に合わせて造影剤を選択することが重要である。

❸ 検査時の注意事項

ガドリニウム造影剤は，腎不全の患者に投与すると難治性の皮膚疾患である腎性全身性皮膚硬化症（nephrogenic systemic fibrosis）を発症することが知られており，腎不全患者へ

の投与は禁忌である。

ほかにも**アナフィラキシー様の副作用**としては悪心・嘔吐，発疹・瘙痒感，咳嗽などの軽度の副作用を起こすことが約1％程度の頻度で認められ，さらにまれではあるが，ショックになることもある。また，授乳中の女性に投与すると有毒化されたガドリニウム成分が乳汁中に分泌されるので，造影剤投与後しばらく授乳を中止する必要がある。

また，妊娠初期の女性の撮像については胎児の安全性が確立されておらず，一般的に禁忌の扱いとなっている。

MRIの検査室内では磁場が発生しているため，基本的に強磁性体の金属の持ち込みは禁忌である。強磁性体の金属は，装置内へ引き込まれる大きな力が働き，大事故につながる。ほかにも人工内耳や眼科内異物，チタン製以外の動脈瘤クリップなどの体内金属の有無も，検査前に確認することが重要である。特に，心臓ペースメーカーを装着している患者では誘導電流による誤作動が生じる危険性があるので，基本的に禁忌である。近年ではMRI対応の心臓ペースメーカーも開発されており，臨床で使用されているが，依然としてMRI非対応のものを装着している患者が多いのが現状であるうえに，MRI対応のペースメーカーであっても検査の際には循環器科医師や臨床工学技士の立ち会いが必要になる。

MRI検査室内で使用する医療機器はすべてアルミニウムやセラミック，チタンなどの非強磁性体のものにする必要がある。また，クレジットカードなどの磁気カードでは，カード内の情報が消去されてしまうため，これらの持ち込みにも注意が必要である。ほか，経皮吸収貼付剤や化粧品なども，含有される金属成分によって火傷を起こす可能性があるので，注意が必要である。

そのほかの注意事項として，閉所恐怖症の患者は長時間の検査が困難であることがしばしばあるため，このような患者においては事前に情報を得たうえで検査プロトコールを調整することが望ましい。

4. 血管造影検査

❶概要

非イオン性ヨード造影剤を動脈内もしくは静脈内に注入し，血管を中心とした画像を得る検査であり，interventional radiology（IVR）とよばれる。特に血管内治療は，vascular interventional radiologyという。カテーテルを血管内に挿入し，カテーテルの先端を目的とする血管まで進めて，非イオン性ヨード造影剤を投与してX線で連続撮影を行い，造影剤の流れを観察する。X線撮影のほかにCT撮影を行うこともある。この手法により血管の解剖学的構造や血流の情報が得られる。

❷特徴

この手技の最大の特徴は，治療も同時に行うことができることである。外傷などによる血管損傷・出血に対しては，ゼラチンスポンジや金属コイルをはじめとする種々の塞栓物で原因血管を塞栓して止血することが可能であり，多血性腫瘍に対しては抗腫瘍薬の動注

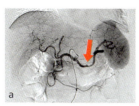
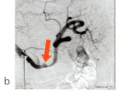

a, b 腹腔動脈造影（サブトラクション画像［減算処理画像］）

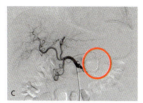
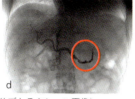

c, d 脾動脈コイル塞栓術後（c はサブトラクション画像）

脾動脈に生じた仮性動脈瘤破裂症例の血管造影検査。カテーテルを腹腔動脈まで進めて造影すると脾動脈に瘤状の突出を認め，仮性動脈瘤の所見であり，出血の原因と考えられる（赤矢印）。これに対して仮性動脈瘤のある脾動脈をコイル（赤円内）で塞栓して止血している。

図 3-10　血管造影

や栄養血管の塞栓，狭窄した血管の拡張などを行う。消化器疾患においては，肝細胞がんに対する肝動脈化学塞栓療法，急性膵炎や胆膵領域術後の仮性動脈瘤や出血に対する塞栓術（図 3-10），消化管出血に対する原因血管の塞栓術などが多い。

❸ 検査時の注意事項

　手技を行う際は術野を中心に清潔に保つことが重要である。また，バイタルサインをモニタリングしながら手技を行うことが必須である。

　非イオン性ヨード造影剤を使用するので，造影 CT と同様に造影剤による副作用にも注意する必要がある。

5. 腹腔鏡検査

❶ 概要

　腹腔鏡検査（laparoscopy）は，腹腔内に専用の体腔鏡を挿入して病変や病変臓器をモニターで直接観察する検査法である（図 3-11）。胃や十二指腸，大腸などの消化管臓器は内視鏡で生検が可能であるが，肝臓をはじめとする腹腔内臓器の生検はこの手法が有用である。また，この手法で外科的手術を行うこともできる。腹壁に弁機能のついた管（トロッカー）を留置して，このトロッカーから腹腔鏡の挿入や二酸化炭素の注入を行う。気腹装置を用いて腹腔内に二酸化炭素を注入し，視野を確保する。腹腔内圧は 8 〜 12 mmHg に保つ。二酸化炭素を用いる理由は体内の吸収に優れており，生理的に調整しやすいためである。

　以前はリンパ腫の生検や肝生検に多く用いられたが，ほかの検査と比較すると侵襲が大きく，現在では腹腔鏡検査のみが行われることは少ない。

❷ 検査時の注意事項

　腹腔鏡検査は基本的に無菌的に行うため，手術室もしくはそれに準じた検査室で行う必要がある。

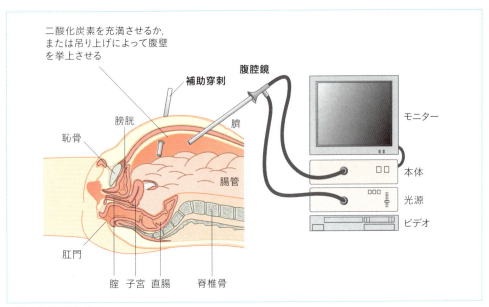

図3-11 腹腔鏡検査

合併症として臓器損傷や肝生検による出血があげられる。また，炭酸ガスによる炭酸ガス血症，肺塞栓，下肢静脈塞栓，皮下気腫なども起こり得る。

侵襲の大きな検査なので，前投薬の鎮静薬や副交感神経遮断薬も含めた事前の患者の同意が必要である。

6. 消化管造影検査

❶概要

非水溶性の**硫酸バリウム液**を消化管に投与してX線撮影を行う検査である。上部消化管造影検査では経口的，下部消化管造影検査では経直腸的に投与する。硫酸バリウム液と共に空気も注入して消化管を拡張させることにより（二重造影），消化管の狭窄や腫瘤などの隆起，襞の変化など，消化管の内腔面の形状を観察する（図3-12）。

❷検査時の注意事項

硫酸バリウム液は，生物学的，化学的に安定しており，腸管壁からの吸収による薬理学的な副作用は起こさないが，腸閉塞や消化管穿孔，術後漏洩などがある症例において硫酸バリウム液は禁忌である。さらに，強度の便秘の症例においても使用は避けるべきであり，その際にはヨード造影剤を用いる。

浸透圧が高いので経口投与の際，誤嚥すると肺水腫を誘発する可能性があるため注意が必要である。また，大量の硫酸バリウム液を経口投与した場合では，便秘に注意する。

腹部領域では生殖腺被曝線量が多くなるので，妊婦への検査は禁忌である。

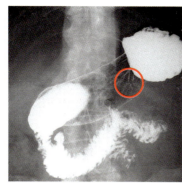

胃体上部に不整なヒダの集中像が認められ（赤円内），早期胃がんの所見である。

図 3-12 上部消化管造影検査

7. 胆嚢・胆管・膵管造影検査

❶ 概要

胆嚢や胆管，膵管を造影することにより，胆道や膵管の情報を得る検査である。胆道・膵管造影検査では胆嚢や胆管内の結石や腫瘍，胆管・膵管狭窄や閉塞，腫瘍の進展範囲を診断するのに有用である。

胆道造影には肝細胞から胆道へ排泄されるヨード造影剤を経口的に投与する経口胆嚢造影法，経静脈的に投与する経静脈性胆管造影法があるが，近年では直接カテーテルを胆道に挿入して直接胆道を造影する直接造影法が主流である。

この直接造影法には，経皮経肝的に穿刺してカテーテルを胆道へ挿入する経皮経肝胆道造影（percutaneous transhepatic cholangiography：PTC）と，内視鏡を介して十二指腸乳頭部から胆管・膵管に直接カテーテルを挿入して造影する内視鏡的逆行性胆膵管造影（endoscopic retrograde cholangiopancreatography：ERCP）がある（図 3-13）。胆道・膵管造影検査のなかでは，ERCP が最もよく行われる。PTC は閉塞性黄疸の症例で行われることが多い。

❷ 特徴

近年では MR 胆膵管撮影（MRCP）が進歩したので，スクリーニング検査目的の胆嚢・胆管・膵管造影検査は減少しているが，検査の後に治療も行えるという利点がある。たとえば，閉塞性黄疸による胆管炎などの治療として，PTC 後に胆道ドレナージを行うことができること，ERCP 後に胆道ドレナージ，胆管内の結石除去，生検や細胞診も可能である。

❸ 検査時の注意事項

胆嚢・胆管・膵管造影検査の合併症として，胆汁性腹膜炎や出血，気胸などが知られている。また，化膿性胆管炎の症例では敗血症性ショックになることがあるため，注意する。

ERCP では急性膵炎が合併症として知られている。このため，急性膵炎の症例や慢性膵炎の急性増悪の症例においては禁忌である。

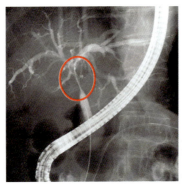

肝門部胆管がんの症例。胆管は全体に造影され，胆管拡張が目立つ。肝門部胆管に相当する領域では胆管がんによる胆管狭窄が認められる（赤円内）。

図 3-13　内視鏡的逆行性胆膵管造影

8. 超音波内視鏡検査

　超音波内視鏡検査（endoscopic ultrasonography：EUS）は，先端部に超音波診断装置がついた特殊な内視鏡を経口的に胃や十二指腸に挿入して，消化管壁や胆嚢，胆管，膵臓を観察する検査であり，体表からではなく，消化管内腔から超音波による観察を行う。超音波の妨げとなる消化管内の空気，腹壁や腹腔内の脂肪組織，骨などの影響が少ないため，消化管腫瘍の壁深達度診断，胆嚢・胆管，膵臓の描出に優れており，非常に高い分解能の画像が得られる（図 3-14）。

　通常の内視鏡検査よりも時間がかかること，やや太めの超音波内視鏡装置を使用するため，鎮静薬を用いて検査を行うことが多い。

　鉗子孔から生検針を出して生検を行う超音波内視鏡下穿刺吸引術（endoscopic ultrasound-guided fine needle aspiration：EUS-FNA）を行うこともできる。

9. X線検査

　腹部単純 X 線検査では腹部の全体像を見ることができる。特に臓器の大きさや輪郭・形態変化，骨の異常や異常石灰化，腹水貯留，腸管ガスや腸管外の異常ガス像などの描出に優れている。簡便な検査で低コストなためスクリーニング検査としての役割ももつが，急性腹症の症例においては消化管穿孔によるフリーエア，胆道結石や尿路結石，腸閉塞などの診断に有用である（図 3-15）。

10. PET検査

❶ 核医学検査の概要

　核医学検査とはごく微量の放射性同位元素（radioisotope：RI）によって標識された薬剤を投与して，特定の臓器や病変に取り込まれた薬剤から放出されるガンマ線（γ線）をガンマカメラとよばれる装置で撮影する方法の総称である。CT や MRI など，ほかの検査

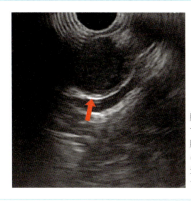

図3-14 超音波内視鏡検査

膵体部がんの症例。胃から超音波内視鏡で膵体部を観察すると低エコーを呈する腫瘤が認められる（赤矢印）。このように、膵体部のような体表からの超音波検査では描出しにくい部位でも明瞭に描出することができる。

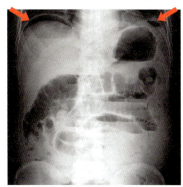

図3-15 単純X線

消化管穿孔による腹膜炎の症例。横隔膜下に消化管外と思われる空気（フリーエア）が認められ（赤矢印），消化管穿孔が示唆される。また，腸管は全体に拡張している所見が認められる。

が主に臓器や腫瘍などの形態を画像化したものであるのに対して，核医学検査は，血流やブドウ糖代謝などの機能・代謝を画像化したものである。

　撮影する装置によって，単光子放出断層像（single-photon emission CT：SPECT）と陽電子放出断層像（positron emission tomography：PET）の2種類がある。SPECT，PET共に多数の薬剤があり，検査目的に合わせて使い分けるが，PET検査で最も使われているのは，半減期が110分の^{18}F（フッ素）で標識したブドウ糖の誘導体である^{18}F-fluoro-2-deoxyglucose（^{18}F-FDG）であり，この^{18}F-FDGを用いたPET検査が^{18}F-FDG PETである。近年ではPETとCTが一体となった装置が開発されており，PETによる機能・代謝画像とCTによる形態画像を総合させた画像を得ることができる。

❷ ^{18}F-FDG PETの特徴

　^{18}F-FDGの分布はブドウ糖代謝の程度をそのまま反映するため，^{18}F-FDG PETではブドウ糖代謝の亢進している臓器や病変に薬剤が集積亢進した画像が得られる。特にがんなどの悪性腫瘍や炎症性疾患ではブドウ糖代謝が亢進しているため，^{18}F-FDG PETにおいて集積亢進が見られる（図3-16）。悪性腫瘍においては現在早期胃がんを除き，悪性リン

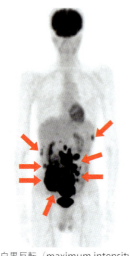
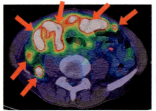

悪性リンパ腫の症例。腹部には^{18}F-FDGの集積が亢進している部位が多数認められる。CTとの総合画像によって具体的に腹部のどの部位に病変があるかを詳細に把握することができる。

白黒反転（maximum intensity projection：MIP）画像　　CTとの総合画像

図3-16 ^{18}F-FDG PET

パ腫を含むすべての悪性腫瘍に保険適用になっており，悪性リンパ腫については化学療法後の効果判定にも保険適用になっている。正常臓器においては，生理的にブドウ糖代謝が亢進している脳や心筋などに集積亢進する。また，尿路に造影剤が排泄されるため，腎や膀胱も集積亢進する。

❸ ^{18}F-FDG PET検査時の注意事項

　この^{18}F-FDGでは筋肉にも集積するので，検査前に運動を行うと筋肉への集積が亢進して，病変検出能が下がってしまう。また，^{18}F-FDG PETは検査前の血糖値にも注意が必要である。糖尿病の患者においては病変の検出能が低下してしまうことが知られている。また，インスリンも筋肉への^{18}F-FDG集積を促進してしまうため，検査前は食事を控えることが必要であり，糖尿病患者は検査前に検査担当医などに相談することが望ましい。

　また，核医学検査全体の注意事項として，核医学検査では放射性同位元素を扱うので，検査室内では専用のスリッパに履き替える必要がある。また，放射性同位元素に触れた場合には専門医にすぐ相談することが重要である。

内視鏡検査

1. 消化器内視鏡検査とは

　消化管は口腔から肛門まで連続する管腔臓器である。消化管に内視鏡を挿入し診断・治療を行う手技を消化器内視鏡検査とよぶ。上部消化管内視鏡は内視鏡を経口（経鼻）的挿入，下部消化管（大腸）内視鏡は経肛門的挿入，小腸内視鏡（バルーン内視鏡）は，経口的あるい

は経肛門的に挿入する．内視鏡先端を十二指腸に置き，総胆管や膵管にガイドワイヤーや各種チューブなどを挿入し，診断・治療を行う手技（内視鏡的逆行性膵胆管造影：ERCP）も，消化器内視鏡検査に含まれる．

2. 上部消化管内視鏡検査

❶ 概要

経口的あるいは経鼻的に内視鏡を食道入口部に挿入し，上部消化管を観察する．経口内視鏡検査が苦痛により困難な場合，経鼻内視鏡検査も選択可能である．通常の観察範囲は，食道，胃，十二指腸（十二指腸下行部が観察限界）である．詳しい診断を行うために，後述の色素内視鏡や拡大内視鏡を併用する．病理学的な診断を得るために，生検鉗子を用いて組織生検を適宜行う．また，消化管出血に対する内視鏡止血や表在型腫瘍に対する内視鏡的粘膜切除（endoscopic mucosal resection：EMR），内視鏡的粘膜下層剝離術（endoscopic submucosal dissection：ESD），消化管狭窄に対するステント挿入などの内視鏡治療を行うこともある．

❷ 適応

上部消化管内に器質的な疾患を疑う場合に実施する．

❸ 禁忌

心肺疾患などにより内視鏡挿入自体が危険と判断される場合は禁忌である．また消化管穿孔を疑う例も禁忌である．患者の同意が得られないときも原則禁忌とされる．

❹ インフォームドコンセント

検査の目的，方法，偶発症の種類や頻度，検査を受けない場合の代替方法などを患者に説明し，文書で同意を得る．

❺ 準備

▶ **検査前日までの飲食・飲水・服薬** 通常前日の夕食は夜7時前後に終了し，その後，内視鏡検査時間までの食物摂取は禁じる．普通に日常生活ができている患者であれば，飲水は検査2時間程度前まではおおむね問題ない．ただし，飲水内容はクリアーリキッド（コップに入れたときに後ろが透けて見える液体．水，お茶など）に限定する．日常服薬している薬剤に関しては，たとえば抗血小板薬や抗凝固薬などの場合，検査数日前（薬剤により休薬期間が異なる）から休薬するかどうか，事前（通常は外来）に決定する必要がある．以前は，内視鏡検査前にはこれらの薬剤を一律に休薬する傾向にあったが，近年は，休薬に伴うリスク（脳梗塞，心筋梗塞）を考慮し，これらの薬剤の内服を継続しながら内視鏡検査を受けるのがスタンダードとされる．生検やそれ以上侵襲の強い手技を行う際には，ガイドラインに沿って抗血小板薬や抗凝固薬などの休薬・種類減・ほかの薬剤への変更などの計画を立てる．

▶ **検査当日の服薬など** 検査はおおむね午前中に行われ，朝から絶食なので，糖尿病薬やインスリンは当日検査前には投与しない．当日朝，降圧薬の内服を中止した場合，検査中

の血圧上昇をしばしば経験するため，通常どおりに降圧薬を内服し検査に臨んだほうがよい．そのほかの薬剤に関しては，当日朝の薬を検査前に内服するか検査後飲水可能になった時点で内服するか，事前に判断する．検査前に服薬する場合，従来はごく少量の水で内服するよう指導されていたが，この状態で上部内視鏡検査を受けると，胃内に内服薬が貼り付いており，観察に支障をきたす．朝絶食で服薬する場合，検査まで2時間あれば，コップ2杯程度の飲水を行うことにより，薬剤が胃を経て腸にまで到達するため，服薬効果も期待でき，検査に支障もきたさない．また，夏季など患者が朝から脱水状態で検査に臨むと検査時に血圧低下などをきたすこともあるため，脱水予防にもなる．

❻前処置

消泡剤であるジメチコン（ガスコン®），咽頭麻酔，消化管運動を抑制する鎮痙薬などを使用する．麻酔のアレルギーや鎮痙薬の禁忌（例：ブチルスコポラミンの場合，緑内障，前立腺肥大による排尿障害，心疾患など）の確認が必要である．上部消化管内視鏡検査は，個人差はあるものの多少の苦痛を伴う検査であるため，検査中に鎮静薬投与を希望する患者も多い．鎮静薬は一般に至適量に個人差があり，過剰投与は呼吸抑制をきたし，呼吸停止を伴う場合もある．鎮静のリスクを十分に理解し，経験のある医師の判断のもとで検査後（最低1時間程度）も患者の状態観察ができる環境が必要である．

❼検査方法

通常，左側臥位をとる．以下の臓器を系統的に観察する．

①経口内視鏡の場合，スコープ損傷防止のためマウスピースをかませたあと，内視鏡先端が口腔，上中咽頭を通過し下咽頭にある食道入口部手前に達する．経鼻内視鏡の場合，左右いずれかの鼻腔より内視鏡を挿入し，中鼻甲介・下鼻甲介いずれかの経路を経て，内視鏡先端が食道入口部手前に達する．

②食道入口部は通常閉鎖しており，嚥下動作とともに一瞬開くので，内視鏡を食道内へ挿入する．

③**食道**は細長い，20 cm前後の管腔臓器であり，重層扁平上皮に覆われる．食道入口部が第1生理的狭窄部，気管支交差部が第2生理的狭窄部，横隔膜貫通部が第3生理的狭窄部である．

④**胃**は上流から穹窿部，体部，胃角部，前庭部に区分される．噴門部は食道と胃の境界部，幽門輪は胃と十二指腸の境界部である．胃角部で急峻なカーブを描く．大彎には太い襞を認める．

⑤**十二指腸**は上流より球部，下行部，水平部に区分され，上部内視鏡は下行部までが観察範囲である．下行部にはファーター乳頭があり，胆汁や膵液が消化管に流入する．

❽偶発症

前処置薬を含めた薬物投与による偶発症，内視鏡挿入に伴う偶発症（血圧低下，低酸素など），内視鏡操作に伴う偶発症（出血，穿孔，粘膜損傷など）がある．内視鏡は送気して臓器の観察を行うので，内視鏡検査中のマロリーワイス症候群（食道胃接合部の粘膜裂創による出血）に

は十分注意する必要がある。

3. 下部消化管（大腸）内視鏡検査

▶ **概要** 経肛門的に内視鏡を挿入し下部消化管を観察する。通常の観察範囲は，直腸および全結腸である。必要に応じバウヒン弁を越えて逆行性に回腸末端部に内視鏡を挿入する。詳しい診断を行うために，後述の色素内視鏡や拡大内視鏡を併用する。病変の病理診断を得るため，生検鉗子を用いて組織生検を適宜行う。

　また，消化管出血に対する内視鏡止血や表在型腫瘍に対する内視鏡切除（EMR，ESD），消化管狭窄に対するステント挿入などの内視鏡治療を行うこともある。

▶ **適応** 下部消化管内に器質的な疾患を疑う場合に実施する。

▶ **禁忌** 心肺疾患などにより，内視鏡挿入自体が危険と判断される場合は禁忌である。また消化管穿孔を疑う例も禁忌である。患者の同意が得られないときも原則禁忌とされる。

▶ **インフォームドコンセント** 検査の目的，方法，偶発症の種類や頻度，検査を受けない場合の代替方法などを患者に説明し，文書で同意を得る。

▶ **検査準備** 検査前日の食事は低残渣食が基本である。検査専用の低残渣食を購入してもらうか，食物繊維の少ない食事をしてもらう。

▶ **前処置** 前日就寝時に下剤を投与することもある。当日は朝から絶食であるが，前述のクリアーリキッド（水，お茶など）の摂取は問題ない。検査数時間前から，腸管洗浄（ニフレック®，モビプレップ®，マグコロールP®など）を内服し，腸管洗浄を行う。腸閉塞患者に腸管洗浄液を投与すると腸閉塞をきたすことがあり，死亡事故も報告されているので，投与前の問診や診察は重要である。内視鏡を経肛門的に挿入する際，麻酔薬の含まれるゼリーを使用する。検査時，消化管運動を抑制する鎮痙薬などを適宜使用する。麻酔のアレルギーや鎮痙薬の禁忌（例：ブチルスコポラミンの場合，緑内障，前立腺肥大による排尿障害，心疾患など）の確認が必要である。鎮静薬に関しては，上部内視鏡検査での記載とおおむね同じである。検査に伴う苦痛は，個人差が大きい。

▶ **検査方法** 通常，左側臥位をとる。術者は内視鏡を肛門より挿入し，適宜体位変換しながら，内視鏡先端を盲腸まで到達させる。内視鏡挿入時は送気を極力少量にするため，観察は内視鏡抜去時に行う。

▶ **偶発症** 前処置薬を含めた薬物投与による偶発症，内視鏡挿入に伴う偶発症（血圧低下，徐脈など），内視鏡操作に伴う偶発症（出血，穿孔，粘膜損傷など）がある。

4. 小腸内視鏡（バルーン内視鏡）検査

▶ **検査の概要** 小腸は，口からも肛門からも距離があるため，従来は内視鏡挿入・観察が困難であった。2003（平成15）年にダブルバルーン内視鏡，2007（平成19）年にはシングルバルーン内視鏡が発売され，小腸内への内視鏡挿入・観察が可能となった。

▶ **適応** 小腸内に器質的な疾患を疑う場合に実施する。

- ▶ **禁忌** 心肺疾患などにより，内視鏡挿入自体が危険と判断される場合は禁忌である。また消化管穿孔（せんこう）を疑う例も禁忌である。患者の同意が得られないときも原則禁忌とされる。
- ▶ **インフォームドコンセント** 検査の目的，方法，偶発症の種類や頻度，検査を受けない場合の代替方法などを患者に説明し，文書で同意を得る。
- ▶ **前処置** 小腸内視鏡は，経口的挿入と，経肛門的挿入の2種類の挿入方法がある。経口的挿入の場合は上部消化管内視鏡検査と同様，経肛門的挿入の場合は下部消化管内視鏡検査と同様の前処置を行う。
- ▶ **検査方法** 経口的挿入の場合，十二指腸下行部までの挿入は上部消化管内視鏡検査と同じである。その後，適宜体位変換しながら，順行性に深部小腸まで挿入する。経肛門的挿入の場合，盲腸までの挿入は，下部消化管内視鏡検査と同じである。その後，適宜体位変換しながら，逆行性に深部小腸まで挿入する。いずれの場合も同心円状にうずをまくように小腸内を内視鏡が進んでいく。
- ▶ **偶発症** 前処置薬を含めた薬物投与による偶発症，内視鏡挿入に伴う偶発症（血圧低下，低酸素，徐脈など），内視鏡操作に伴う偶発症（出血，穿孔，粘膜損傷など）がある。

5. カプセル内視鏡検査

- ▶ **概要** カプセル型の内視鏡が，蠕動（ぜんどう）により消化管内を上流から下流へと流れるように動く際，カプセル内に装備された超小型カメラで撮影し，画像を体外の装置に転送する。撮像・転送はバッテリーが消費されるまで続く。撮像画像を検査終了後に専用機器で解析する。
- ▶ **適応** 小腸内に器質的な疾患を疑う場合。前述の小腸内視鏡（バルーン内視鏡）は，病変を積極的に観察したり生検したり治療したりできるが，通常入院検査であり，鎮静が必要である。一方，カプセル内視鏡は，簡便なため外来での検査が可能であり，患者に与える侵襲がほとんどない。反面，カプセルを操作することができないので 観察範囲が限られ，病変を積極的に観察することも，生検することも，治療することもできない。
- ▶ **禁忌** 消化管内に狭窄があると，カプセル内視鏡が排出できなくなり，閉塞や滞留をきたすため，禁忌である。
- ▶ **インフォームドコンセント** 検査の目的，方法，偶発症の種類や頻度，検査を受けない場合の代替方法などを患者に説明し，文書で同意を得る。カプセルの滞留や消化管閉塞の場合，バルーン内視鏡や外科手術によるカプセル回収が必要になることも説明し，同意を得る必要がある。
- ▶ **前処置** 小腸カプセル内視鏡の場合，食止めだけで施行可能である。質の良い画像を得るため，腸管洗浄を行うこともある。
- ▶ **検査方法** カプセルを嚥下（えんげ）し，体外に受診記録装置を装着する。あとは自由行動してもらう。外来でも可能である。カプセルは通常数日以内に便中に排泄される。
- ▶ **合併症** カプセルの滞留や消化管閉塞が起こる場合がある。

6. 色素内視鏡検査

- ▶ 適応　内視鏡で同定された病変の精査を行う。
- ▶ 禁忌　ヨードアレルギー患者には，ルゴール法は禁忌である。
- ▶ 検査方法　内視鏡鉗子を介して，下記の液体を病変に散布（さんぷ）する。コントラスト法は，病変の細かな凹凸を明瞭にする方法であり，インジゴカルミンなどが使用される。染色法は，細胞を染色する方法であり，ルゴール法，ピオクタニンなどが使用される。

7. 超音波内視鏡検査

- ▶ 適応　粘膜より深部の消化管（粘膜下層，筋層など）や，消化管周囲（リンパ節など）の観察を行う。
- ▶ 禁忌　心肺疾患などにより，内視鏡挿入自体が危険と判断される場合は禁忌である。また消化管穿孔を疑う例も禁忌である。患者の同意が得られないときも原則禁忌とされる。
- ▶ 検査方法　先端に小型の超音波装置を装着した内視鏡を使用する方法と，生検鉗子から細径プローブを挿入する方法がある。

8. 拡大内視鏡検査，画像強調内視鏡検査

- ▶ 適応　主に消化管腫瘍性病変の精査を行う。
- ▶ 検査方法　拡大機能や画像強調機能の装備された内視鏡を用いる。病変を観察中に，手元のスイッチ切り替えで画面が拡大したり画質が切り替わったりする。

9. 腹腔鏡検査

- ▶ 概要　腹腔鏡検査（laparoscopy）は，腹壁に小さな孔を開け，専用の内視鏡で肝臓，胆嚢，膵臓，脾臓，腸などの腹腔内臓器を直接観察する検査である（図3-11）。CTやMRIなどの非侵襲的な画像検査が発達した今日では，観察のみの腹腔鏡検査は少なくなったが，腹腔鏡にて組織を採取し，病理組織学検査を行うことも可能であり，正確な診断に欠かせない場合がある。
- ▶ 適応と方法
  - **適応**：肝疾患ないし腹膜疾患の成因や病態，原因不明の腹痛，がんの進行度などを精査するために行われる。肝疾患では，肝臓の形や肝表の凹凸の程度から線維化の進行度を，色彩変化から炎症の程度を推測することが可能である。結核性腹膜炎，腹膜中皮腫，がん性腹膜炎などの腹膜疾患では，腹膜結節の組織を採取し病理組織検査を行うことで診断が可能となる。フィッツ-ヒュー-カーティス（Fitz-Hugh-Curtis）症候群などによる腹痛の原因精査にも用いられる。
  - **方法**：手術室またはそれに準じた部屋で無菌操作にて行う。局所麻酔後に腹部に小さな孔を開け，腹腔内に二酸化炭素を注入し（気腹），腹壁と腹腔内臓器との間に空間を

作る．上記孔とは別に腹壁に孔を開け腹腔鏡を挿入し，腹腔内臓器を観察する．全身麻酔で行う場合もある．

▶ **禁忌，偶発症** 出血の高危険群（血小板4万/μL未満，プロトロンビン時間40％以下）では原則禁忌である．また，腹腔内の癒着が高度な症例では気腹が困難であり禁忌となる．偶発症は，臓器損傷や出血，また気腹による皮下気腫，炭酸ガス血症や肺塞栓症などがある．

F 肝生検

針生検による肝臓の組織診断は，血液生化学検査や画像検査の発達した今日においても，有用な診断方法の一つである．安全に検査を実施するために，一般に超音波ガイド下での経皮的肝生検が行われている（図3-17）．

1. 経皮的肝生検

❶適応と方法

▶ **適応** 急性・慢性肝炎や肝硬変の病因診断，慢性肝障害の病期・活動性の評価，肝腫瘍の診断などに用いる．

▶ **方法**
- **前処置**：検査当日は，嘔吐による誤嚥を防止するために検査前は禁食にする．検査前に留置針で血管を確保し点滴をする．前投与薬として，ペンタゾシン15 mg，硫酸アトロピン0.5 mgの筋肉注射または静脈注射を行う．生検針挿入時に数秒の息止めが必要であるため，鎮静薬は投与しない．抗血小板薬や抗凝固薬を服用している場合は，適切な休薬期間を設ける．
- **検査**：検査前後でのバイタルサインのモニタリングを行う．検査の際は，患者を仰臥位にして右上肢を挙上させる．右側胸部から側腹部を消毒し，穿刺部位に局所麻酔を行う．超音波装置にて右中腋窩線周囲の第8〜10肋間を走査し，肺，腎臓，胆嚢，

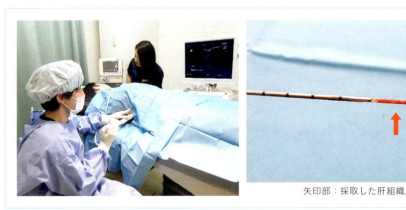

矢印部：採取した肝組織．

図3-17 超音波ガイド下肝生検

肝内血管を避けた生検針の刺入ルートを確認する。呼吸を止めさせ，専用の生検針を肝内に進め，組織を採取する。肝生検後は6時間程度の安静臥床とし，バイタルサインに問題がなければ離床させる。

❷ 禁忌および合併症

▶ **禁忌**
- **患者本人の協力が得られない場合**：呼吸停止や安静の維持が困難な患者。
- **出血傾向のある患者**：施設により基準が異なるが，一般に血小板では5万/μL以下，プロトロンビン時間では60％以下またはPT-INR* 1.30以上。
- **腹水のある患者**。

▶ **合併症** 肝生検の合併症による死亡率は0.01〜0.17％との報告がある。重篤な合併症の約60％が検査後2時間以内に発症する。
- **出血**：最も高頻度の合併症で，死亡症例の大部分を占める。自然止血する症例もあるが，止血の得られない症例は，開腹手術や肝動脈塞栓術が必要になる。
- **疼痛**：30〜50％に疼痛がみられるが，数日以内に軽快する。右肩への放散痛を訴える場合がある。
- **そのほか**：多臓器穿刺（胸腔穿刺による気胸，胆囊穿刺による胆汁性腹膜炎），迷走神経反射など。

2. 経頸静脈的肝生検

経頸静脈的肝生検は，内頸静脈から右または中肝静脈内にカテーテルを留置し，カテーテル内に生検針を挿入して肝組織を採取する方法である（図3-18）。この方法は，血管内

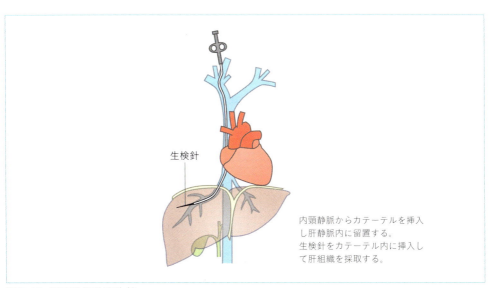

図3-18 経頸静脈的肝生検

＊**PT-INR**：prothrombin time-international normalized ratio。プロトロンビン時間国際標準比。

から肝組織を採取するため，生検経路からの出血は問題とならない。このため，凝固異常，腹水貯留，急性肝不全，移植肝例などの経皮的肝生検の不適応例でも実施が可能である。

G そのほかの検査

1. 尿素呼気試験

　ヘリコバクター・ピロリ（Helicobacter pylori）の感染を診断する検査法の一つである。ヘリコバクター・ピロリがもっているウレアーゼという酵素は，胃の中の尿素を分解し，アンモニアと二酸化炭素（CO_2）を生成する。生じた CO_2 は吸収されて血液から肺に移行し，呼気中へ排泄される。この検査では検査薬（^{13}C でラベルした尿素）を服用し，20分後に呼気を採取して呼気中の $^{13}CO_2$ を測定する。ヘリコバクター・ピロリが存在する場合は尿素が分解されて呼気に $^{13}CO_2$ が多く検出され，ヘリコバクター・ピロリが存在しない場合は尿素が分解されず呼気中に $^{13}CO_2$ がほとんど排泄されない。胃全体のヘリコバクター・ピロリを反映するので，除菌治療後の除菌判定に多く用いられている。

　抗菌薬やプロトンポンプ阻害薬（proton pump inhibitor：PPI）などヘリコバクター・ピロリに対して静菌作用を有する薬剤の服用中や中止直後，ヘリコバクター・ピロリの量が少なくなった萎縮した胃では偽陰性を示すことがある。このような薬剤の中止が困難な場合の除菌判定には，便中抗原測定法のような検査法のほうが有用である。

2. 24時間pHモニタリング

　胃や食道のpHを24時間にわたって測定する検査である。先端に小さなpH測定装置のついた細い管を鼻孔から胃あるいは食道内に入れてpHを測定する。食道内pHは胃から食道へ胃内容物が逆流する状況を観察する検査で，**胃食道逆流症**（gastroesophageal reflux disease：GERD）の診断に有用である。胃酸逆流の指標にはpH 4以下の時間の長さが用いられている。

3. 腸管内たんぱく（$α_1$-アンチトリプシン）漏出試験

　消化管内へのたんぱく漏出を証明するには $α_1$-アンチトリプシンの血中から便中への移行を計算する $α_1$-アンチトリプシンクリアランス試験が有用である。$α_1$-アンチトリプシンはアルブミンとほぼ同じ分子量約5万のたんぱくである。通常は消化管内に分泌されないが，消化管内へ漏出すると，消化酵素や細菌によって分解されず，消化管から再吸収されにくい。すなわち，抗原性をもったまま便に排出されるため，そのクリアランスがたんぱく漏出の証明となる。

$$\alpha_1\text{-アンチトリプシンクリアランス（mL/日）}$$
$$= \frac{\text{便中の}\alpha_1\text{-アンチトリプシン濃度（mg/dL）}\times\text{便量（mL/日）}}{\text{血清中の}\alpha_1\text{-アンチトリプシン濃度（mg/dL）}}$$

α_1-アンチトリプシンクリアランスの基準範囲は13 mL/日以下で，20 mL/日以上あれば確実にたんぱく漏出があると判定できる。α_1-アンチトリプシンはpH 3以下で変性して測定不能となるため，メネトリエ（Ménétrier）病のように胃内への漏出が疑われる場合にはH_2ブロッカーやPPIによる胃酸分泌抑制下で行う方法が検討される。また，消化管出血があると糞便中のα_1-アンチトリプシン濃度が上昇するため注意が必要である。

III 消化器疾患にかかわる治療

A 薬物療法

1. 消化酵素

　消化酵素とは，炭水化物をでんぷんに，たんぱく質をアミノ酸に，脂質を脂肪酸とグリセリンに分解して，吸収しやすくするための体内の臓器（小腸・膵臓など）から分泌される物質である。腸管や膵臓の手術を受けた患者，もしくは慢性膵炎で膵臓の機能低下をきたしている患者に対し，食後の膨満感の改善目的や膵臓機能の補助のために使用する（表3-1）。通常，炭水化物の消化に関与するジアスターゼ，タカヂアスターゼ®や膵液中のプロテアーゼ，アミラーゼなどを含んだパンクレアチン，パンクレリパーゼ（リパクレオン®）がよく用いられる。そのほか，複数の消化酵素を含んだ消化酵素配合剤（タフマックE®，ベリチーム®，エクセラーゼ®）も慢性膵炎の治療でよく用いられる。

2. 制酸薬

　制酸薬とは，胃腸薬のなかでも急性胃炎や機能性胃腸障害の患者に対して，胃酸を中和して胃痛，胸やけなどの上部消化管症状の改善目的に使用される。アルミニウム製剤とマ

表3-1 消化酵素

分類	投与量	代表薬
消化酵素	1回0.3～0.5 g，1日3回 1回0.2～0.3 g，1日3回 1回1 g，1日3回	ジアスターゼ タカヂアスターゼ® パンクレリパーゼ
消化酵素配合剤	1回0.5～1 g，1日2～3回 1回0.4～1 g，1日3回 1回0.4 g，1日3回	タフマックE® ベリチーム® エクセラーゼ®

表 3-2 制酸薬

分類（代表薬）	投与量
炭酸水素ナトリウム	1日3〜5g，数回に分服
沈降炭酸カルシウム	1日1〜3g，3〜4回に分服
合成ケイ酸アルミニウム	1日3〜10g，3〜4回に分服
水酸化アルミニウム・水酸化マグネシウム配合剤（マーロックス®）	1日1.6〜4.8g，数回に分服

グネシウム製剤がよく用いられる（表3-2）。炭酸水で服用するとその効果が減弱することと制酸薬とミルクを同時に服用するとミルク・アルカリ症候群（高カルシウム血症）を引き起こすので注意が必要である。また，腎機能の悪い患者にアルミニウム製剤を長期投与すると，アルミニウム脳症を引き起こすことがあるので注意が必要である。

3. 鎮痛薬

消化器疾患で用いる鎮痛薬には鎮痙薬，局所麻酔薬がある。比較的よく使用される鎮痙薬であるブチルスコポラミンは抗コリン作用を有し，副交感神経を抑制することによって，腸管の蠕動運動を抑制するため，下痢のときの腹痛のような蠕動運動の亢進による腸管蠕動痛に対して有効である。しかし，腸閉塞などの患者に対しては病勢を悪化させるため注意を要する。そのほか，細菌性腸炎に用いる場合には排菌を抑制するため悪化することがあるため注意を要する。食道炎，胃炎，胃・十二指腸潰瘍および過敏性腸症候群による疼痛に対しては，胃粘膜局所麻酔薬であるオキセサゼイン（ストロカイン®）は直接胃粘膜に作用して，疼痛緩和作用をもたらす。がん性疼痛に対してはモルヒネなどの麻薬を用いる。

4. 消化性潰瘍治療薬

消化性潰瘍治療薬には表3-3に示すように，胃潰瘍をつくる胃酸の刺激を抑制する攻撃因子抑制薬と胃壁の防御を増強する防御因子増強薬に分けられる。

まず攻撃因子抑制薬にはカリウムイオン競合型アシッドブロッカーPPIであるボノプラザンおよび従来のPPIであるエソメプラゾール，ランソプラゾール，ラベプラゾール，また，H_2受容体拮抗薬であるファモチジンなどが使用される。PPIとヒスタミンH_2受容体拮抗薬には注射製剤も存在する。そのほか選択的ムスカリン受容体拮抗薬，抗ガストリン薬，非選択的ムスカリン受容体拮抗薬（抗コリン薬）がある。しかし，抗コリン薬は副交感神経遮断薬として鎮痛薬（鎮痙剤）として使用することのほうが多い。また，防御因子増強薬にはプロスタグランジン製剤や粘膜保護薬があり，これらの薬剤の作用としては，粘膜血流増加作用，粘液分泌増加作用，細胞増殖作用，内因性プロスタグランジン増強作用により，胃粘膜を保護するものである。

潰瘍の治癒作用としては攻撃因子抑制薬のほうが防御因子増強薬よりも作用が強い。

表3-3 消化性潰瘍治療薬

分類	投与量	代表薬
攻撃因子抑制薬		
カリウムイオン競合型アシッドブロッカープロトンポンプ阻害薬		
ボノプラザン	1日20 mg，1回	タケキャブ®
従来のプロトンポンプ阻害薬		
エソメプラゾール	1日20 mg，1回	ネキシウム®
ランソプラゾール	1日30 mg，1回	タケプロン®
ラベプラゾール	1日10 mg，1回	パリエット®
ヒスタミンH_2受容体拮抗薬		
ファモチジン	1日40 mg，1～2回	ガスター®
ラニチジン	1日300 mg，1～2回	ザンタック®
選択的ムスカリン受容体拮抗薬	1回25 mg，1日3～4回	ガストロゼピン®
抗ガストリン薬	1日1200～1600 mg，3～4回に分服	プロミド®
非選択的ムスカリン受容体拮抗薬	1回10～20 mg，1日3～5回	ブスコパン®
（抗コリン薬）	1回1～2 g，1日3～4回	コランチル®
防御因子増強薬		
粘膜保護薬	1回1～1.2 g，1日3回	アルサルミン®
粘液産生・分泌促進薬	1回100 mg，1日3回	ムコスタ®
プロスタグランジン製剤	1回200 μg，1日4回	サイトテック®

5. 制吐薬

　嘔吐は中枢性嘔吐と末梢性嘔吐に分けられる。前者は中枢である延髄の嘔吐中枢などへの刺激により生じ，後者は消化管の拡張などの刺激が求心性神経に沿って間接的に嘔吐中枢を刺激することによって生じるものである。また，化学物質などによる中枢刺激でも嘔吐は生じ，いわば嘔吐は一種の生体防御反応である。制吐薬はこれらのメカニズムごとに分類される。中枢性制吐薬には表3-4に示すようにフェノチアジン系抗精神病薬であるクロルプロマジン，プロクロルペラジンがよく用いられる。また，抗アレルギー薬であるジメンヒドリナート，トラベルミン®も嘔吐中枢に作用して制吐作用を示す。末梢性制吐薬であるプリンペラン®，ドンペリドンも制吐作用を示す。化学的刺激による嘔吐誘発の代表である抗がん剤による嘔吐に対してはセロトニン受容体拮抗薬であるグラニセトロン塩酸塩，アザセトロン塩酸塩などが用いられる。また，ニューロキニン1（NK_1）受容体拮抗薬であるアプレピタントもよく用いられる。

6. 止痢薬

　止痢薬は下痢を止める薬であり，表3-5に示すように，抗コリン作用により腸管運動を抑制することで下痢を止める腸管運動抑制薬，腸粘膜のたんぱく質を変性させて沈殿させることにより腸粘膜を覆って腸管運動を抑える収斂薬，下痢を引き起こす毒素を吸着する吸着薬，腸管内で殺菌作用を有する殺菌薬，腸にとって良い働きをする活性化生菌薬が一

表3-4 制吐薬

分類		投与量	代表薬
中枢性制吐薬			
	フェノチアジン系抗精神病薬	1日30〜100 mgを分服 1日5〜20 mgを分服	ウインタミン® ノバミン®
	抗アレルギー薬	1回50 mg, 1日3〜4回 1回1錠, 1日3〜4回	ドラマミン® トラベルミン®
末梢性制吐薬			
	ドパミン受容体拮抗薬	1日10〜30 mg, 2〜3回に分服 1回5〜10 mg, 1日3回	プリンペラン® ナウゼリン®
抗がん剤使用時の制吐薬			
	セロトニン受容体拮抗薬	1日1回2 mg 1日1回10 mg	カイトリル® セロトーン®
	ニューロキニン1受容体拮抗薬	1日目125 mg, 2日目以降80 mgを1日1回	イメンド®

表3-5 止痢薬

分類	投与量	代表薬
腸管運動抑制薬	1日1〜2 mg, 1〜2回に分服	ロペミン®
収斂薬	1日3〜4 g, 3〜4回に分服	タンナルビン®
吸着薬	1日3〜10 g, 3〜4回に分服	アドソルビン®
殺菌薬	1回2錠, 1日3回	フェロベリン®
活性化生菌薬	1回1〜2 g, 1日3回 1回1〜2 g, 1日3回	ビオフェルミン® ラックビー®

般的によく用いられる。

7. 下剤（瀉下剤）

　下剤は便秘のときに使用する薬剤である。便秘とは，便の回数が減少するか排便量の減少により，腹部の膨満感などの症状が出現することで患者のQOLが低下する状態のことである。便回数は患者個々で異なるため，便回数の減少のみでは便秘とはいえない。この便通および排便量を改善させるため，表3-6に示したような様々な下剤が使用される。

　機械的下剤には，浸透圧作用により腸管内の水分量を増加させ便を軟化する塩類下剤と水分を含んで膨化する膨張性下剤がある。

　刺激性下剤は化学的刺激により腸管蠕動運動の亢進を促す。小腸刺激性下剤にはヒマシ油があり，最近では大腸カプセル内視鏡検査の前処置として使用されている。また，大腸刺激性下剤にはアントラキノン系誘導剤などがあるが，連用すると効果が減弱するため必要時のみの投与とする。

　また，慢性便秘ガイドラインでは酸化マグネシウムの使用を推奨しており，効果不十分時にはルビプロストンへの変更・併用を検討する。最近，便秘型過敏性腸症候群治療薬剤としてリナクロチドとエロビキシバットが発売された。

表 3-6 下剤

分類	投与量	代表薬
機械的下剤		
塩類下剤　酸化マグネシウム	1日2g, 3回分服もしくは就寝前1回	酸化マグネシウム®
膨張性下剤　カルメロースナトリウム	1回0.5〜2g, 1日3回（多量の水と服用）	バルコーゼ®
刺激性下剤		
小腸刺激性下剤　ヒマシ油	1回15〜30 mL	ヒマシ油®
大腸刺激性下剤　ビスコルファート	1日1回5〜7.5 mg	ラキソベロン®
センナ	1日1回80 mg, 眠前	アジャストA®
センノシド	1日1回12〜24 mg, 眠前	プルゼニド®
腸液分泌促進型		
ルビプロストン	1回24 µg, 1日2回食後	アミティーザ®
リナクロチド	1日1回0.5 mg, 食前	リンゼス®

　ルビプロストンは，小腸の上皮細胞に発現するClC-2クロライドチャンネルを活性化することにより腸液の分泌を促進する。リナクロチドは同様に小腸上皮細胞のグアニル酸シクラーゼC受容体を活性化して腸液の分泌を促進する。エロビキシバットは胆汁酸の再吸収を抑制し，大腸内に流入する胆汁酸の量を増加させることで大腸内で水分‐電解質を分泌させ，かつ大腸運動を亢進させて排便を促す。

8. 肝炎治療薬

　肝炎ウイルスを排除する作用の有する薬剤には，注射薬のインターフェロン（interferon；IFN）製剤と経口薬の直接作動型抗ウイルス薬（direct acting antiviral agent；DAA）がある。

❶C型肝炎治療薬

　C型肝炎の治療はDAAの登場で目覚ましい進歩を遂げ，ほぼ全例で8〜24週の治療によってウイルス排除（sustained viral response；SVR）が得られるようになった。従来，週1回の投与で効果を発揮するペグIFNがC型肝炎治療の中心であったが，2014（平成26）年に複数のDAAによるIFNフリーの治療が導入され，それ以降はほとんど用いられなくなっている。ウイルスの遺伝子型（ジェノタイプ）を問わず，初回治療・再治療ともにDAA併用によるIFNフリーの治療が推奨される。

　DAAはNS3/4Aプロテアーゼ阻害薬，NS5A複製複合体阻害薬およびNS5Bポリメラーゼ阻害薬に分類される。NS3/4Aプロテアーゼ阻害薬には，ペグIFNを併用するシメプレビル（SMV），IFNフリー治療で用いるアスナプレビル（ASV），グラゾプレビル（GZR），グレカプレビル（GLE）がある。NS5A複製複合体阻害薬とNS5Bポリメラーゼ阻害薬はIFNフリーの治療にのみ用いられ，前者にダクラタスビル（DCV），レジパスビル（LDV），エルバスビル（EBR），ピブレンタスビル（PIB），ベルパタスビル（VEL）が，後者にはソホスブビル（SOF）がある。これらとその効果を強めるリバビリン（RBV）を組み合わせることで治療は行われている。

　GLE/PIB配合錠，VEL/SOF配合錠，LDV/SOF配合錠，ASVとDCV併用療法，GZR

と EBR 併用療法，SOF と RBV 併用療法，VEL/SOF 配合錠と RBV の併用療法などの治療法がある．HCV のジェノタイプとともに，肝硬変が代償性か非代償性か，初回治療例か前治療無効例か，腎機能障害，心臓病などの他臓器疾患の有無，併用薬との配合禁忌など，さまざまな要因を考慮して，投与する薬物の組み合わせを決定する．

❷ B 型肝炎治療薬

B 型肝炎治療は肝炎ウイルスを完全排除することが困難であるため，短期的には HBV-DNA 量を低下させて血清 ALT 値を正常化させることを，長期的には血清 HBs 抗原量を低下，陰性化させて肝発がんを抑制することを目標として治療する．短期目標の達成には核酸アナログが有効で，現在ではヌクレオチドアナログであるエンテカビル（ETV）とヌクレオチドアナログであるテノホビル（TAF ないし TDF）が第 1 選択で用いられている．HBV に薬剤耐性変異が出現した場合は，種類の異なる核酸アナログを併用投与する．なお，核酸アナログは HBV-DNA 量は低下させても，HBs 抗原を低下させる作用が軽微である．このため長期目標を達成するためには，ペグ IFN を 48 週間単独投与ないし核酸アナログと併用投与する治療（add-on 療法）も行われている．なお，ペグ IFN は核酸アナログを中止するために短期間重複投与する sequential 療法にも利用されている．

❸ 自己免疫性肝炎，原発性胆汁性胆管炎治療薬

自己免疫性肝炎に対しては，副腎皮質ステロイドであるプレドニゾロンによる治療が行われる．経口投与が一般的であるが，急性増悪時には大量を静脈投与する場合もある．経口投与の際はウルソデオキシコール酸を併用するのが一般的である．なお，副腎ステロイドの効果が不十分の場合は，免疫抑制薬であるアザチオプリンを併用する．

原発性胆汁性胆管炎に対してはウルソデオキシコール酸を投与するが，その効果が不十分で高脂血症を伴う場合は，ベザフィブラートを併用する．

9. 消化器腫瘍治療薬

消化器がんの治療の第 1 選択は手術であるが，手術が不能の場合には放射線療法および抗がん剤による治療を行う．また，術後の再発を予防する目的で術後補助化学療法も行うことがある．消化器がんで扱うがんとしては，食道がん，胃がん，大腸がん，肝がん，膵がんが代表的疾患である．

食道がんは放射線療法が有効であるため，フルオロウラシル（5-FU）+ シスプラチン + 放射線を用いた放射線化学療法が基本である[4]．

胃がんにおいて 1 次化学療法は TS-1 + シスプラチンであり，HER2 陽性胃がんに関してはカペシタビン + トラスツズマブ + シスプラチンを用いる．1 次化学療法が無効になった症例には 2 次化学療法としてドセタキセル，イリノテカン，パクリタキセルを用いる．また，がんに対する免疫機能を増幅することによりがん治療効果が期待される新しい薬剤として，免疫チェックポイント阻害薬であるニボルマブが胃がんに対して保険適用となった[5]．

大腸がんでは 1 次化学療法として，5-FU + ロイコボリン + オキサリプラチン（FOLFOX），

カペシタビン＋L-OHP（XELOX），5-FU＋ロイコボリン＋CPT-11（FOLFIRI）などに分子標的薬であるベバシズマブ，セツキシマブ，パニツムマブなどを併用する[6]。

膵がんの化学療法では1次化学療法としてゲムシタビン塩酸塩＋ナブパクリタキセルもしくはオキサリプラチン＋イリノテカン＋5-FU＋レボホリナート（FOLFIRINOX）を用いる[7]。

肝がんの化学療法では血管造影にて抗がん剤と塞栓物質を注入するTACE療法が行われる。肝臓内にがんが多発している場合や遠隔転移を伴う場合には分子標的薬であるソラフェニブ・レゴラフェニブ・レンバチニブの内服療法を行う[8]。

B 栄養・食事療法

1. 栄養・食事療法とは

狭義には，疾患によってもたらされる病態に合わせて栄養・食事の内容と量を調節することにより，その病態の改善，予防を目指すものである。肝性脳症を伴った肝硬変患者における低たんぱく質食と肝不全用アミノ酸製剤投与が典型例である。栄養・食事療法が，その病態をもたらしている疾患そのものにも良い影響を与えるなら，さらに理想的である。

一方，消化器は食事・栄養の消化，吸収の中心臓器であるため，消化器疾患時には食事摂取・消化吸収不良を容易に招く。この場合，全身に栄養を供給するため，栄養・食事の形態，投与経路の調節が行われる。これも栄養・食事療法に含まれる。このとき，たとえば病変消化管の安静などで疾患の改善が期待できることがある。

2. 栄養・食事療法の目的

直接的には，
①疾患に関連した病態の改善
②全身の低栄養の是正，防止
であり，原疾患の治癒，軽快も目的にできればさらに理想的である。

3. 栄養・食事療法の種類と特徴

1 栄養素などの調節

▶ 総エネルギー量　肥満，るいそう，耐糖能などに影響する。栄養・食事療法で常に考慮すべき点である。

▶ たんぱく質量，アミノ酸量と種類　消耗性疾患時にはたんぱく質量を増やす。肝疾患時には病態に合わせたたんぱく質量の増減とアミノ酸内容の調節が必要である。

▶ 脂質　脂質を増やすとエネルギーが増えるが，消化・吸収能に大きく影響される。脂質異常症合併時だけでなく，膵疾患，消化管疾患時にも配慮する。

- **炭水化物** 総エネルギー量に大きく影響を与える。耐糖能異常時に考慮する。
- **電解質（ナトリウム）** 浮腫・腹水合併時には制限が必要となる。腎不全合併時には別途対策が必要である。
- **ミネラル（鉄，亜鉛，銅）** ヘモクロマトーシスだけでなく，肝において鉄は障害を助長すると考えられているので，可能な範囲で制限する。亜鉛不足は，肝疾患の病態と関連する。また，味覚低下にも関与する。ウィルソン病では銅摂取を制限する。
- **ビタミンK** 胆管，胆道閉塞で胆汁の腸管への流入が減少すると，脂溶性ビタミンであるビタミンKの吸収が低下する。また，抗菌薬長期投与時には腸内細菌でのビタミンKの産生が低下する。補充が必要である。
- **食物繊維** 消化管の安静を必要とする場合，通過障害がある場合は低残渣食とする。逆に便秘，下痢など増やすほうがよい場合もある。
- **乳糖** 乳糖不耐症の場合は避ける。

2 投与経路と栄養素の形態

❶投与経路

（1）経口

可能ならばこれが基本である。退院指導も容易となる。食事・栄養素の量，内容だけでなく，誤嚥にも注意する。

（2）経腸（経管）

経腸栄養（enteral nutrition：EN）には経口摂取とチューブを用いる経管栄養があるが，経管栄養による経腸栄養は，静脈栄養と比べて合併症が少なく，低コストであるだけでなく，消化管機能の維持，腸管免疫の賦活の観点からも意義がある。消化管が部分的にも機能している場合は，極力それを生かす。下部消化管の閉塞，消化管の安静がより優先される場合，栄養素の吸収がまったく不可能な場合には避ける。経鼻胃管が用いられるが，4〜6週間を超える場合は胃瘻，腸瘻の造設を考慮する。

チューブ先端の位置は，胃が第1選択であるが，胃容量，誤嚥の問題がある場合は幽門後ルート（経十二指腸，経空腸）が用いられる。経皮内視鏡的胃瘻造設術（percutaneous endoscopic gastrostomy：PEG）は外科的胃瘻造設術より低侵襲，低コストのため汎用されている。

- **投与方法**
  - **間欠的投与**：1回25〜100 mLを30分〜1時間で投与する。病状が安定していて誤嚥のリスクが少ない場合に行われる。より自然な食事摂取に近い。投与2時間後くらいまでベッドのギャッチアップを行っておく。
  - **持続的投与**：経管栄養開始時，絶食後，幽門後ルートの場合，25 mL/時から開始して徐々に増やしていく。
- **合併症** 鼻孔をはじめとしてチューブによる機械的刺激が問題となる。胃に留置した場

合，誤嚥性肺炎に注意する。先端位置のずれがないかチェックを怠らない。薬剤投与時には可能な限り液体の薬剤を用いる。薬剤による不溶性物質形成・チューブ閉塞に注意する。

瘻孔造設時には周囲の皮膚炎を避けるため，常にスキンケアを心がける。

消化管の合併症としては下痢があげられる。高浸透圧栄養剤を用いている場合は投与速度を落とすか，等浸透圧のものへ変更する。便の性状から消化不良が推定されるときは，消化態栄養剤を投与する。通常は投与を中断せずに対応可能である。

(3) 経静脈

静脈栄養法（parenteral nutrition：PN）には，末梢静脈から栄養輸液を行う末梢静脈栄養法（peripheral parenteral nutrition：PPN）と，中心静脈カテーテルを介して投与する中心静脈栄養法（total parenteral nutrition：TPN）がある。中心静脈栄養法は高カロリー輸液が可能なため，IVH（intravenous hyperalimentation）とよばれていたが，現在は世界的にもTPNとよばれることが主流である。末梢静脈栄養法は簡便ではあるが，静脈炎を起こさないためには栄養輸液の浸透圧に限界があり，十分なエネルギーを投与することが困難であるため，10日以上静脈栄養が必要と想定される場合は，中心静脈栄養法を考慮する。

▶ **カテーテル留置法**　インフォームドコンセントが必要である。エコーガイド下で併走する動脈を確認しながら確実に静脈を穿刺するのが望ましい。X線写真によるカテーテルの位置，気胸のチェックは必ず行う。

- **経内頸静脈**：比較的安全であり第一選択とされる。総頸動脈を穿刺した場合にも圧迫止血しやすい。気胸のリスクはある。鎖骨下静脈に比べると感染のリスクが高い。首の動きの邪魔になることがあり，患者にとって苦痛となることがある。
- **経鎖骨下静脈**：胸管穿刺を避けるため，また，ルートの直進性からも右側が第一選択である。鎖骨下動脈を穿刺した場合，鎖骨の裏側のため圧迫止血が困難である。気胸のリスクがある。
- **経大腿静脈**：容易であり，気胸のリスクがなく，動脈穿刺した場合の圧迫も確実に行うことができるが，感染のリスクが高く，股関節の運動制限が必要である。緊急時の短期的処置に適している。

▶ **合併症**　処置時には気胸，動脈穿刺以外に空気塞栓もあり得るので，吸気時にはカテーテルを挿入しない。感染対策が重要である。長期留置で血栓，感染のリスクが高まる。徴候がみられたときにはほとんどの場合，抜去・入れ替えが必要となる。長期間，入れたままにならないようにする。

高血糖，電解質異常がみられることがあるので，定期的な血液検査が必要である。消化器に対しては，消化管萎縮，消化管出血に注意する。また急速な栄養投与で肝障害がみられることがある。輸液内容の変更が必要である。

❷ 栄養の形態

▶ **経口摂取**　天然食品が基本であり，病態に合わせて内容，量を調整する。それに特殊組

成の栄養剤，アミノ酸製剤などを組み合わせるが，まれに栄養製剤のみを経口投与する場合がある。

▶ **経管栄養**　天然流動食だけでなく人工流動食として栄養素のバランス，浸透圧，濃度の異なった様々な経管栄養剤が開発されている。半消化態栄養剤，消化態栄養剤，成分栄養剤がある。半消化態栄養剤は主要栄養素がほぼそのまま入っているので経口摂取に近く，ある程度自然に消化器を使う形になる。消化態栄養剤はたんぱく質がアミノ酸かジペプチドに分解されている。糖質もデキストリンが用いられ消化の負担が低い。成分栄養剤では窒素源はアミノ酸のみであり，糖質もデキストリン，また脂質含量が少なく，さらに消化の負担が軽減されている。このとき，必須脂質の補充が必要なことがあることを忘れてはならない。

▶ **高カロリー輸液剤**　ブドウ糖，アミノ酸，ミネラルおよびビタミンを含む注射液であり，組成，浸透圧の異なるものが各種発売されている。脂肪乳剤の併用は病態に合わせて選択する。

4. 栄養・食事療法の適応

消化管閉塞・狭窄時，高度の消化管炎症時，消化管手術後の栄養管理など，消化器を消化・吸収に用いるには物理的に問題がある場合には，障害部位，安静必要部位よりも可能な限り下流にカテーテルの先端を位置して経管栄養を行い，それも無理な場合に経静脈的に栄養を投与する。栄養療法の遅れ，全身の栄養状態の悪化は原疾患の治療の妨げになることを念頭に置く。また，以下の疾患で，病態特異的な栄養・食事療法を行う。

❶ 消化管疾患

炎症性腸疾患（特にクローン病）では腸管の安静を図るだけでなく，たんぱく抗原が炎症の悪化を招くことが想定されていることからも，積極的に成分栄養剤が用いられる。アレルギー性腸炎でも同様である。

短腸症候群では，消化吸収能力に応じて，成分栄養剤，消化態栄養剤が用いられる。

❷ 胆膵疾患

膵疾患では消化酵素分泌刺激が，原病悪化につながる。急性膵炎の極期には絶食，経静脈栄養を行う。状態に応じて，成分栄養剤，消化態栄養剤を用い，脂質投与は最後となる。慢性膵炎においても，脂質制限が行われる。

胆嚢(たんのう)，胆道結石症でも脂質が胆汁分泌，胆嚢収縮を刺激するため，低脂質食が望まれる。胆管，胆道閉塞時にはビタミンKの吸収が悪くなるので，非経口的補充か胆汁経口投与が必要となる。

❸ 肝疾患

慢性肝不全の場合，代謝亢進状態にあるため，総エネルギー量は通常よりも多めに設定する。しかし，しばしば耐糖能異常を合併するので，その場合に 25 kcal/kg/日以下にする。たんぱく質は 1.0 g/kg/日以上とし，サルコペニアの助長を防ぐ必要があるが，肝性脳症の

既往などたんぱく不耐がある場合は制限して，分枝鎖アミノ酸製剤，あるいは分枝鎖アミノ酸高含有の肝不全用経腸栄養剤（消化態と成分栄養剤がある）を併用する。食塩は腹水・浮腫がある場合には3～7g/日に制限する。亜鉛不足をきたしやすく，肝性脳症とも関連するので補充を行う。さらに，早朝空腹時の飢餓状態を低減するため分割食（1日4回）としての就眠前補食（late evening snack；LES，200 kcal相当）が推奨される。

急性肝炎では従来から高たんぱく質，高エネルギー食がいわれているが，少なくとも極端なものは必要ない。むしろ，過剰の場合，脂肪肝を合併し病態を複雑にしてしまう。

慢性肝炎では鉄が肝炎を助長するため，摂取量を制限する。

5. 栄養・食事療法の評価

栄養アセスメントが必要である。主観的包括的アセスメント（subjective global assessment；SGA）と客観的データアセスメント（objective data assessment；ODA）が用いられる。前者は身体的変化（率），自覚症状などで判断され，後者は身体組成パラメータと血中アルブミンなどの血液・尿検査などからなる。これらを基礎として，病態の変化，原疾患の改善度を評価したうえで栄養・食事療法を修正していく。究極的には各患者に合わせたテーラーメイド医療が理想である。

C 手術療法

1. 消化器の手術とは

主な消化器疾患を表3-7に示す。消化器の手術は，種々の検査を行った後に定期手術となる場合と，腹膜炎や出血などで緊急手術となる場合とがある。

定期手術の場合は，原疾患の診断のみならず患者の全身状態や合併症，過去の既往歴などを十分に掌握することが極めて重要である。特に，近年では高齢者が多くなり高齢者の手術も増加している。このような場合，単に原疾患から手術を決定するだけではなく，全身状態（呼吸，循環機能など）から手術適応や術式を決定する。症例によっては手術を断念せざるを得ないケースもある。

表3-7 消化器の主な疾患

食道	食道がん，アカラシア，逆流性食道炎
胃	胃がん，胃潰瘍，粘膜下腫瘍
小腸	小腸がん，十二指腸乳頭部がん，腸閉塞
大腸	大腸がん，潰瘍性大腸炎，クローン病，憩室症
胆道	胆管がん，胆囊がん，胆石，胆管結石
膵臓	膵臓がん，急性膵炎，慢性膵炎，仮性囊胞
肝臓	肝がん，血管腫，肝囊胞，肝炎
脾臓	脾機能亢進症，脾腫瘍

近年は鏡視下手術が普及し，消化器の手術においても腹腔鏡手術が急速に進歩し増加している。鏡視下手術は，患者への侵襲の軽減など利点が大きく，創も小さいため早期退院が多いが，同時に手術時間の延長をきたすこともあり術者の技量による差がある。しかし，今後ますます普及していくものと考えられる。

緊急手術は，消化管穿孔などによる腹膜炎，腸閉塞，腸管壊死，急性胆嚢炎などの場合が多い。

これらの消化器手術は，短時間で終わる手術から長時間に及ぶものまで非常に多岐にわたる。このため，術前の患者の全身状態の掌握はもちろんであるが，術後の患者管理や観察は極めて重要なポイントである。後述のように，術直後に起き得る合併症のみならず，術後ある程度経過してから発生する合併症も少なからず存在し，退院まで注意深い観察が必要となってくる。

消化器手術はおおむね腹部臓器の手術であるが，食道は大部分が胸部に存在するため，胸腹部手術となることもある。短時間で侵襲が低い手術から，長時間に及ぶ大手術まで幅広いが，腹部の手術は全身麻酔で行われることが多いため，術前からの患者の掌握や管理，術後の患者の観察などが非常に重要である。

2. 術前準備

全身麻酔を行う場合は，麻酔科医による患者の掌握は重要である。入院後に麻酔科医が診察することも多いが，必要であれば入院前に患者を麻酔科医に診察してもらい，全身状態を掌握してもらうこともある。特に，高齢で心臓，肺などに余病をもっている患者は，早めに麻酔科医の診察を受けることが重要である。

定期手術の場合は，手術の決定は外来にて行われることが多いが，入院前あるいは入院時に手術前のオリエンテーション（手術前後の進行案内）を行い，どのようなスケジュールで手術が進行していくのかを，患者のみならず家族にも掌握してもらう必要がある。手術前日には，手術によっては食事の制限，下剤の内服など多くの準備が行われる。これらは手術が安全に行われるために極めて重要な事項であり，医師の指示などを見落とさず施行されなければならない。

全身麻酔での手術において，術前に一般的に行われている検査の一覧を表3-8に示す。これらの検査は，どの手術においても行われるものであるが，特に呼吸，循環機能は全身麻酔手術においては重要であり，同時に過去の手術既往や既往歴も術前に必ず掌握しておく。

表3-8 全身麻酔の手術において術前に行う検査

1. 心電図	6. 血液生化学検査，血算・凝固系検査
2. 心エコー	7. 尿検査
3. 胸部X線	8. 耐糖能検査
4. スパイロメーター	9. 血液型検査
5. 動脈血ガス分析	10. 感染症検査　　　　　　　　　　　　など

3. 代表的な開腹方法

　腹壁は皮膚，筋膜，腹膜からなるが，皮膚から腹膜までを切開し腹腔内に至ることを開腹という。目的とする臓器に最も容易に到達し，開腹後の視野が十分に保たれる皮膚切開および開腹方法が選択される。また，術中に必要に応じて切開が追加されることもある。

▶ **正中切開**　消化器手術の代表的な開腹方法である。文字どおり，左右腹直筋の真ん中にある白線を切開する。

▶ **上腹部正中切開**　胃，十二指腸，肝臓，胆囊など上腹部に位置する臓器の手術で行われる。

▶ **下腹部正中切開**　小腸，大腸など下腹部の臓器の手術で行われる。

▶ **右季肋部切開**　胆囊，胆管，肝臓などの手術の際に行われる。右肋骨の下に斜めに切開する方法であり，左右にまたがる横切開は膵臓などの大きな手術の際に行われることがある。

▶ **腹腔鏡手術**　最近は多くの手術が腹腔鏡手術で行われており，この場合は臍下部や上部，下部側腹部に小切開を行うことが多い。

- **気腹法**：臍下部の切開を行い開腹し，ポートを挿入した後にCO_2を腹腔内に挿入し（気腹という），その後，側腹部などに複数のポートを挿入し手術を開始する。最近では，1か所のポートのみで手術を行う単孔式手術や，ポート数を少なくした手術も行われている。
- **吊り上げ法**：CO_2を用いない吊り上げ法がある。皮下鋼線や腹壁全層を吊り上げる方法などがあるが，気腹法と違い高度に心肺機能の低下した患者においても有利な反面，気腹法と比較し視野がやや悪いという難点もある。実際の手術では気腹法と吊り上げ法を併用して行うこともある。

4. 代表的な術式

　消化器領域の主な手術を表3-9に示す。

　消化器手術で代表的な術式は，食道がんにおける食道切除術，胃がんにおける胃切除術，大腸がんなどの大腸切除術，膵臓がんにおける膵切除術などがある。胃切除術のなかにも，病変の部位は進行度に応じて，胃全摘術や幽門側胃切除術などの術式がある。また，大腸切除も同様に大腸全摘術や，右半結腸切除術，左半結腸切除術，S状結腸切除術などがある。消化器手術のポイントは，ほとんどの手術で切除後の消化管の再建術（切除した腸管どうしをつなぐこと）を必要とすることである。一方，肝臓，胆囊，虫垂などは切除したあとの再建を要しない。

> ▶ **食道手術**　代表的なものに食道がんにおける胸部食道切除がある。通常，開胸開腹手術で行われるが，最近では鏡視下手術で行うこともある。切除後は胃を胃管として吊り上げ，頸部食道と吻合する。ほかの食道手術では，食道裂孔ヘルニアやアカラシアに対する手術がある。

表3-9 主な術式

食道	食道切除術：右開胸開腹食道亜全摘術，腹腔鏡下食道亜全摘術 噴門形成術
胃	胃切除術：幽門側胃切除術，胃全摘術，噴門側胃切除術
小腸・大腸・直腸	小腸切除術 結腸切除術 虫垂切除術 ハルトマン手術 前方切除術：高位前方切除術，低位前方切除術 腹会陰式直腸切除術 骨盤内臓全摘術 経肛門的内視鏡下手術
肝・胆・膵・脾	肝切除術 胆嚢摘出術 膵切除術：膵頭十二指腸切除術，膵体尾部切除術 脾臓摘出術
ヘルニア	ヘルニア修復術 ヘルニア根治術

▶ **胃手術** 胃がんにおける全摘術，幽門側胃切除術，噴門側胃切除術など，がんの存在部位により術式を選択するが，進行の程度によって周囲のリンパ節郭清も同時に行う。郭清後は，胃と十二指腸あるいは空腸を吻合する。良性疾患としては，胃十二指腸潰瘍穿孔の手術がある。以前は胃切除を行っていたが現在はなく，穿孔部を縫合閉鎖することがほとんどである。

▶ **大腸切除術**
- 結腸がんにおける結腸切除術は切除する範囲により，右半結腸切除術，左半結腸切除術，S状結腸切除術，横行結腸切除術などとよぶ。炎症性腸疾患における大腸全摘術も行われることがある。
- 直腸がんの場合は，結腸と同様に切除し吻合される場合と，肛門よりの下部直腸がんでは腹会陰式直腸切断術といい，直腸を切除し人工肛門を造設する場合がある。

▶ **肝・胆・膵手術**
- 肝臓がんは，肝細胞から発生する原発性肝がんと続発性肝がんがあるが，切除する範囲によって葉切除，区域切除，亜区域切除，部分切除などがある。
- 胆道系腫瘍や膵頭部がんの代表的な術式に膵頭十二指腸切除術がある。これは膵頭部，十二指腸，胆管，胆嚢を一塊として切除し，計3か所吻合するものである。
- 良性疾患では，胆石や胆嚢ポリープにおける胆嚢摘出術が数多く行われている。標準手術は腹腔鏡下で行われており，急性胆嚢炎でも多くは鏡視下手術で行われることが多いが，炎症が高度の場合などは開腹へ移行したり，最初から開腹手術で行われたりすることもある。
- 胆管結石症の治療は経口的な内視鏡的治療が行われることが多いが，手術で胆管切開術が行われたりすることもある。

▶ 消化器の緊急手術　何らかの原因で消化管通過障害をきたしたイレウス手術や，消化管穿孔に伴う腹膜炎手術がある。このほか，鼠径ヘルニアが脱出し消化管などが嵌頓した状態（もとに戻らない状態）となったヘルニア嵌頓手術もしばしば行われている。

5. 開腹術

　開腹術は，開腹して直視した状態で直接臓器を触れて手術操作を行う。腹腔内臓器は靱帯，間膜などで密接に連結しており，これらを剝離したり，がんの手術ではリンパ節郭清を行うため血管を露出したりする必要もある。このため，患者の侵襲は高く生体の反応も高くなる。

　現在は，腹腔鏡手術が普及しており，がんの手術でも多く行われている。腹腔鏡手術は単に皮膚切開の創が小さいだけではなく，術者や助手の手が腹腔内に直接入らず，臓器などを触ることも少ない。これが低侵襲手術とされるゆえんである。

6. 術後管理

　術前のアセスメントの視点は術後の視点として継続されることになる。消化器手術，なかでも全身麻酔での手術をした患者では，まず心臓，肺との合併症に注意する。循環動態の掌握（血圧，脈拍など）や呼吸状態（自発呼吸の状況，呼吸数など）の観察と同時に，麻酔からの覚醒の程度にも注意を向ける。ほかにも胸部X線画像や酸素飽和度，呼吸音の聴診結果などが必要となる。

- **術後ドレナージ**：術後早期には腹腔内の出血の可能性があり，腹腔内にドレーンを留置した場合にはドレーンの観察（排液量，性状）を行い，出血の有無も観察する。循環血液量の不足は血圧，脈拍，尿量によって推測することができ，輸液量，速度が適切かを検討しなければならない。

　前述のように，消化器手術ではしばしば腹腔内にドレーンが留置される。ドレーンの目的は，滲出液を体外に誘導する治療的ドレナージ，治癒過程を観察するための情報ドレナージ，腹腔内に滲出液をためないための予防的ドレナージがある。

- **胆道・胆ドレナージ**
- **疼痛対策**：術後管理で大事なポイントの一つに疼痛対策がある。腹部手術では創の大きさにかかわらず術後疼痛を生じることがほとんどであり，術直後から積極的に除痛を図る。硬膜外麻酔で行われた手術では，硬膜外に留置したチューブから鎮痛薬が持続的に投与される場合も多いが，これ以外の場合にはほかの鎮痛薬を投与する。術後疼痛は，体位変換や自己排痰の制限，消化管の働きの回復の遅れなどを引き起こし，肺炎や腸閉塞などの合併症に結び付くことがある。このため術後の疼痛管理は非常に重要である。

Ⅲ　消化器疾患にかかわる治療

7. 術後合併症と対策

❶ 肺合併症

　消化器手術，開腹手術において最も多く遭遇する合併症である．肺合併症のなかには肺炎，肺動脈血栓塞栓症，急性呼吸促迫症候群などがある．頻度が多いのは術後肺炎である．肺は通常，常に空気中のウイルスや細菌を吸い込んでいるが，咳や痰をすることで排出しているため，体力や免疫能が低下している場合を除いて，肺炎になることはほとんどない．しかし，手術後は肺への負担を減らすため，さらには手術した場所の傷の痛みを防ぐため，咳を我慢することがあり，肺炎になりやすい状態となる．術後肺炎は，深呼吸や咳をしっかりすることや自分で痰を出すことでかなりの場合は予防できる．しかし，高齢者や大手術後の患者においてはこれらが不十分となることも多く，介助が必要なことも少なくない．

　術後に人工呼吸器を装着している場合は，気道に挿入されている気管チューブから定期的に痰を吸引することも重要である．手術後の経過によるが，歩くことで呼吸機能が改善し腸内活動活性化につながるため，可能であれば手術の翌日から歩行を促すことも肺炎予防に必要である．

　また，術前から呼吸機能が弱い患者においては，あらかじめ呼吸訓練を行い，機能をできるだけ強化しておくことも術後肺炎の予防につながる．

　ほかに重篤な合併症の一つに肺動脈血栓塞栓症がある．肺動脈血栓塞栓症は入院中のベッド上での安静による血液の停滞で起こる．通常は各臓器，組織に流れた血液は，下肢の筋肉を動かすことで静脈が刺激され心臓へ戻る．各静脈には血管内に逆流防止弁があるが，血液が停滞し静脈の壁に血栓があると，血栓が剥がれて肺に移動し，肺動脈血栓塞栓症の原因になる．安静期間が長かった患者が歩行訓練を開始した際やトイレへ行った後，急に息苦しさやめまい，失神したときはこの病気を疑う．

　治療としては，血液を固まりにくくする抗凝固療法や，血栓を溶かす療法など，薬を用いた治療が行われる．早期治療が鍵となるので，異常を感じたら，すぐに医師の診察を受けることが重要である．

❷ 縫合不全

　縫合不全とは，消化管の吻合部の癒合がうまく起こらずに破綻し，消化液が腹腔内に漏れることをいう．術後1週間頃までに起こりやすいとされている．絶食，点滴管理などの保存的治療で改善するものから，腹膜炎や腹腔内膿瘍をきたして再度開腹手術を必要とするものまで，その程度や治療方法は患者によって異なる．また，仮に縫合不全を起こしても腹腔内に留置したドレーンから消化液や膿が体外にうまく誘導されていれば，腹膜炎や膿瘍の発症を予防できることもある．

　一般的に，上部消化管の手術における縫合不全は保存的治療で軽快することも多いが，下部消化管手術での縫合不全は腸管内の便による汚染度が高いため，治療が遅れると敗血症になることもしばしばみられる．

縫合不全での手術は，縫合不全の部位を同定し修復すると同時に，腹腔内に貯留した汚染滲出液や消化液，膿を除去し，十分に洗浄した後，新たにドレーンを留置する。
　しかし，下部消化管手術においては縫合不全部の縫合による修復は周囲の汚染度によっては，再度同様な漏れを生じる可能性があることから，人工肛門が造設されることが多い。以前は，消化管の吻合は縫合糸を用いて，手縫いで行っていたが，近年では消化管を吻合する器具が発達し，機械吻合が行われることが多い。これにより，以前と比較し縫合不全の発生頻度はかなり少なくなった。また，吻合に使用する糸も改良が加えられ，組織の反応をできるだけ最小限にする吸収糸が使用されることで，縫合不全が減少した。しかし，胆管，膵管などは機械吻合が困難な臓器であり，これらは以前からの手縫い縫合がなされる。胆管や膵臓の手術で縫合不全が生じた場合は，胆汁や膵液が腹腔内に排出され（胆汁漏，膵液漏），感染を伴い膿となることや，腹腔内出血の原因となることがある。縫合不全と同時に，通常は発熱，腹痛などの症状を訴えることが多いが，ほとんど症状を呈さないこともあるので注意が必要である。
　肝臓の手術では通常，吻合は行わないが，切除した肝臓の離断面から血液，胆汁が漏れることがある。これらは時間の経過とともに軽減する場合と，長期間にわたり治療に抵抗する場合がある。

❸ 術後イレウス

　手術や麻酔の影響で，術後の腸管は運動が低下し，麻痺しているが，通常は術後数日で機能が回復してくる。これらは生理的な腸管麻痺といえるが，回復までにかかる時間は手術の大きさ，手術時間，年齢，術前の全身状態など様々な要因が影響している。
　術後数日を経過しても排ガスがなく腸管の張りがとれず，腹部膨満や悪心・嘔吐などの症状が出現する場合は，イレウスが強く示唆される。この場合は，離床ができれば歩行を積極的に行うと同時に，腸管運動の促進を促す腸管蠕動亢進薬の投与が行われることもある。また，患者は腸管拡張から腹部膨満感や悪心を訴えることが多いので，減圧を目的とした経鼻胃管チューブを挿入することもある。
　イレウスの改善には数日～数週間かかることもあるが，手術操作による癒着のために，イレウスが改善しないこともある。これは，術後の生理的な麻痺性イレウスと異なり，手術に伴う合併症としてのイレウスであり，治療を行う。
　癒着性イレウスの場合は，前述のような絶食，点滴などの保存的加療で改善することもあるが，経鼻胃管やイレウス管を留置しなければ改善しないこともある。術後食事が開始になってから発症することも少なくない。このような治療でもイレウスが治らない場合は，開腹手術によりイレウス解除術を行う。
　また，癒着に伴い腸管内腔が狭くなるイレウスと異なり，腸管が捻転したり索状物で締め付けられ腸管への血流が途絶され生じる絞扼性イレウスもある。これは，放置すると腸管壊死や穿孔を起こす重篤な合併症であり，高度の腹痛を訴えることが多い。絞扼性イレウスと診断された場合は腸管蠕動促進薬は禁忌であり，緊急開腹手術を行う。

D 放射線療法

1. 放射線療法とは

放射線には，写真作用，蛍光作用，生物学的作用の3つの作用がある．写真作用および蛍光作用は，X線撮影やCT撮影などの画像診断に利用されている．一方，生物学的作用とは，放射線により細胞が損傷される現象である．この機序は，放射線のもつ電離作用による細胞の中の核にあるDNAの鎖の切断であり，この作用を利用した治療が，放射線療法である．外科療法，薬物療法と並ぶ，がんの3大治療方法のうちの一つである．

2. 放射線療法の目的

がん治療は，目的により根治的治療と緩和的治療に分けることができる．

根治的治療は，がん細胞を完全に殺傷あるいは除去し，がんを治癒させることを目的とする．早期がんに対する外科療法や放射線療法，白血病に対する化学療法などがある．

放射線療法における根治的治療の適応条件の一つに，腫瘍組織の放射線感受性が高いことがある．喉頭がんや子宮頸部がんはほとんどが扁平上皮がんであり，放射線感受性が高い．これらは早期であれば根治的放射線療法により，高い治癒率を得ることができる．食道がんも扁平上皮がんであるが，進行がんとして発見されることが多いため，根治的治療を目指しても，治療成績は一般的に不良である．

一方，胃がん，大腸がんなどは，早期がんであっても根治的放射線療法の適応はない．これらは組織型が腺がんであり，放射線感受性が低い．このため根治的治療としては，外科療法が選択される．

緩和的治療は，根治が望めない場合に，腫瘍による症状の緩和やQOLの改善を目的とする．放射線療法は，比較的侵襲性が低く，照射範囲や照射線量のさじ加減が容易なため，緩和的治療としてよく用いられている．適応には転移性脳腫瘍，転移性骨腫瘍の疼痛緩和，腫瘍による気道閉塞や血管閉塞の緩和，腫瘍出血の改善などがある．

3. 放射線療法の種類と目的

放射線療法には，外部照射，密封小線源治療，RI内用療法がある．

❶外部照射

放射線をからだの外から病変に向けて照射する方法であり，最も用いられている．1回の治療時間は，通常数分である．治療回数は，腫瘍の組織型や治療目的により異なる．照射中に熱さや痛みを感じることはない．外部照射における汎用装置はリニアック（Linear Accelerator：LINAC）である（図3-19）．リニアックの名称は，電子を直線的に加速することに由来する．加速した電子をそのまま照射すれば，電子線照射となる．表在腫瘍に用い

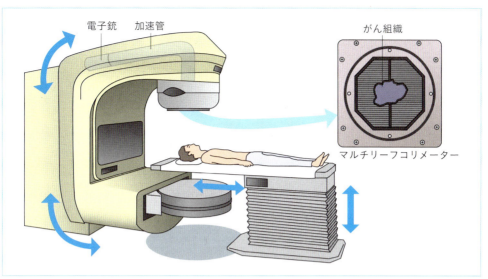

図3-19 リニアックの概要

る。一方,深部腫瘍に対しては,X線を用いる。X線は,加速した電子を金属ターゲットに当てて発生させる。

　リニアックにはマルチリーフコリメーターが装着されている。金属板（リーフ）を多列に配置した構造であり,リーフを1枚ずつスライドさせることにより,照射対象の形に合わせた照射野を形成することができる。照射装置は360°回転でき,適切な照射角度から照射可能である。外部照射では,ピンポイントに照射する定位照射や,腫瘍の凹凸に合わせ理想的な線量分布で照射する強度変調放射線治療（IMRT）といった高精度な放射線治療技術もある。機種によってはリニアックで対応可能であるが,定位照射専用装置としては,ガンマナイフやサイバーナイフがある。さらに粒子線治療として陽子線治療装置や重粒子線（炭素イオン線）治療装置もある。サイクロトロンで加速した粒子を病変に照射するが,粒子のエネルギーは病変部で放出されるため,病変より先の正常組織が放射線障害をきたすことはない。また,炭素イオン線では,生物学的効果がより高い。ただし,装置は高額であり,実施できる施設数はまだ少ない。

❷密封小線源治療

　放射性同位元素を針状や粒状に加工した密封小線源を腫瘍近傍あるいは腫瘍内に装填し,線源から放出されるガンマ線（電磁放射線）で治療する方法である。線源近くの腫瘍には大量の放射線を照射できる一方,線源から離れた正常組織の被曝線量は十分に減らすことができる。単位時間当たりの放射線放出量の高い線源（高線量率線源）を利用する際には,医療スタッフの被曝を防ぐため,あらかじめ装填しておいたアプリケーターの中に遠隔操作により線源を装填する。このシステムを remote after loading system とよぶ。小線源治療には,腔内照射と組織内照射がある。腔内照射は,体表から線源装填用アプリケーターを挿入可能な管腔臓器に対する治療である。代表的適応疾患には,子宮頸部がんがあり,通

常外部照射と腔内照射を組み合わせて治療する。また，食道がんや胆管がんにも利用されている。

組織内照射は，管腔臓器ではない体表に近い腫瘍に対し，密封線源を体表から刺入して治療する方法である。口腔底がん，舌がん，前立腺がんなどに対し用いられる。

❸ RI 内用療法

臓器や腫瘍に親和性のある放射性医薬品（非密封線源）を内服あるいは静脈注射することによる治療である。密封小線源治療とは異なり，α（アルファ）線あるいはβ（ベータ）線を利用している。共に飛程距離が短く，β線で数 mm，α線では 1 mm 以下である。

甲状腺機能亢進症・甲状腺がん甲状腺全摘後多発性転移に対する I（ヨード）-131，抗腫瘍薬治療抵抗性悪性リンパ腫に対する Y（イットリウム）-90 標識抗 CD20 抗体，固形がん骨転移の疼痛緩和目的の Sr（ストロンチウム）-89，内分泌療法抵抗性前立腺がんの骨転移に対する Ra（ラジウム）-223 などがある。このなかでは，Ra-223 だけがα線放出核種である。電子であるβ線に対し，ヘリウムイオンであるα線は質量が約 7200 倍重く，細胞殺傷能力が高い。このため，本治療により疼痛緩和効果のほか，生存期間の延長が期待できる。また，前述のごとく飛程距離は極めて短いため，β線放出核種による治療に比べ，骨髄抑制が比較的少ない。

国家試験問題

1 大腸内視鏡検査について正しいのはどれか。2 つ選べ。 （102回 PM84）

1. 検査前日の朝から絶食とする。
2. 腸管洗浄液は 6 時間かけて内服する。
3. 迷走神経反射によって血圧が低下する可能性がある。
4. 検査後に嚥下障害を生じる可能性がある。
5. 検査後に下血の有無を観察する。

2 超音波ガイド下で肝生検を受ける患者への説明で適切なのはどれか。 （100回 AM55）

1. 「検査当日は朝から食事ができません」
2. 「肝生検は腰椎麻酔をしてから行います」
3. 「針を刺す瞬間に大きく呼吸をしてください」
4. 「検査後すぐにベッドの脇のポータブルトイレが使えます」

3 ICG 検査 (indocyanine green test) の方法で正しいのはどれか。 （97回 AM116）

1. 投与量は体表面積によって算出される。
2. ICG 静脈内注射前と 2 時間後の 2 回採血する。
3. 採血と採血の間に 500 mL 飲水する。

4. ICGを静脈内注射した反対側の静脈から採血する。

▶答えは巻末

文献
1) 公益社団法人日本超音波医学会ホームページ：超音波診断装置の安全性に関する資料，https://www.jsum.or.jp/committee/uesc/pdf/safty.pdf（最終アクセス日：2018/11/13）
2) 日本肝臓学会肝炎診療ガイドライン作成委員会編：C型肝炎治療ガイドライン 第6.1版，2018，日本肝臓学会ホームページ，http://www.jsh.or.jp/medical/guidelines/jsh_guidlines/hepatitis_c（最終アクセス日：2018/11/13）
3) 日本肝臓学会肝炎診療ガイドライン作成委員会編：B型肝炎治療ガイドライン 第3版，2017，日本肝臓学会ホームページ，http://www.jsh.or.jp/files/uploads/HBV_GL_ver3__Sep13.pdf（最終アクセス日：2018/11/13）
4) 日本食道学会編：食道癌診療ガイドライン 2017年版，金原出版，2017.
5) 日本胃癌学会編：胃癌治療ガイドライン 医師用 2018年1月改訂 第5版，金原出版，2018.
6) 大腸癌研究会編：大腸癌治療ガイドライン 医師用 2016年版，金原出版，2016.
7) 日本膵臓学会膵癌診療ガイドライン改訂委員会編：膵癌診療ガイドライン 2016年版，金原出版，2016.
8) 日本肝臓学会編：肝癌診療ガイドライン 2017年版，金原出版，2017.

消化器

第4章 消化器の疾患と診療

この章では
● 消化器疾患の原因・症状・治療について理解する。

国家試験出題基準掲載疾患

胃食道逆流症, 逆流性食道炎 | 食道がん | ヘリコバクター・ピロリ感染症 | 胃炎 | 胃・十二指腸潰瘍 | 胃がん | クローン病 | 潰瘍性大腸炎 | 虫垂炎 | 大腸ポリープ, ポリポーシス | 結腸がん, 直腸がん | 鼠径ヘルニア | 横隔膜ヘルニア | イレウス(腸閉塞症) | 腹膜炎 | 痔瘻 | 肝炎 | 脂肪肝・非アルコール性脂肪性肝疾患(NAFLD) | 肝硬変 | 肝がん | 胆管炎 | 胆嚢がん, 胆管がん | 胆石症 | 膵炎 | 膵がん

I 食道疾患

A 食道アカラシア

❶概念

アカラシアとは無弛緩という意味である。食道アカラシア（esophageal achalasia）は，食道の神経叢の変性，消失に基づく運動異常によって，**下部食道括約部**（lower esophageal sphincter：LES）が弛緩せず，また，食道の**蠕動運動**が欠如し，食物の通過障害が起こる疾患である。発生頻度は20万人に1人程度と比較的まれである。

❷病態生理

食道の運動異常が本態であって，食道，噴門にはがんや潰瘍などによる器質的な狭窄はない。いまだに原因は不明であるが，食道の**アウエルバッハ**（Auerbach）**神経叢**の変性，消失によって，嚥下時のLESの弛緩不全と食道蠕動の消失が起こり，食物の**嚥下障害**をきたす。その結果，食物が食道に残留し，食道の拡張が起こる。

❸症状

嚥下障害が主である。つかえ感は液体でも固形食でも同程度に起こる。また症状は，精神的ストレスで増悪し，日によって変動することがある。食道内貯留物の逆流により嘔吐を起こすことがあるが，その際，悪心を伴わない，吐物に胃液，胆汁を含まない（苦味がなく，胆汁による色もない），さらには，夜間就寝時など仰臥位で起こりやすいことが本症の特徴である。食道の拡張や異常収縮による胸痛，背部痛を認める。嚥下障害から食事量が減るため，体重減少が生じる。

❹検査

食道造影検査が診断に有用である。食道の拡張，造影剤の胃への排出遅延，食道蠕動の消失と食道下端の鳥のくちばし状のスムーズな**狭窄像**（bird beak sign）を認める（図4-1）。食道の形態から直線型とシグモイド型に分類され，また，食道の最大横径から，グレードⅠ（3.5 cm未満），グレードⅡ（3.5 cm以上6 cm未満），グレードⅢ（6 cm以上）に分類される。

内視鏡検査では，嚥下した内容が貯留し，拡張した食道を認めるが，器質的な病変はなく，内視鏡スコープは噴門を通過できる。したがって，内視鏡検査で「異常なし」と診断される場合もある。

確定診断は**食道内圧検査**でなされる。①食道蠕動波の消失，②LES静止圧（嚥下しないときの内圧）の上昇，③嚥下時のLESの不完全弛緩が認められる。

❺合併症

貯留した食物の刺激やカンジダの感染による食道炎が起こる。就寝中に口腔内逆流物の誤嚥による咳がみられ，特に高齢者では**誤嚥性肺炎**を起こしやすいため，注意が必要であ

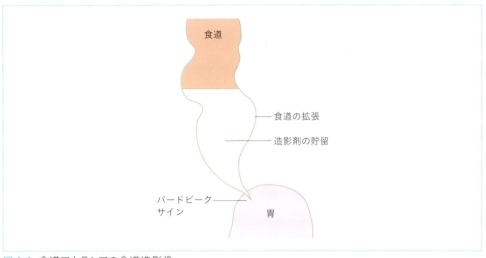

図 4-1 食道アカラシアの食道造影像

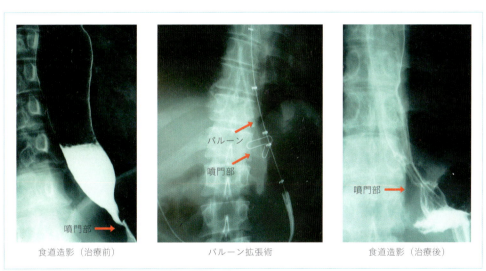

図 4-2 食道アカラシアに対するバルーン拡張術

る。また，食道がん（扁平上皮がん）の合併が約 3% にみられ，年 1 回の内視鏡検査によるスクリーニングが必要である。

⑥ 治療

- **薬物治療** LES の平滑筋を弛緩させるために，カルシウム拮抗薬や亜硝酸塩を食前に投与するが，効果は限定的であり，最初から以下の治療を行う場合も多い。
- **バルーン拡張術** 噴門部をバルーンで強制的に拡張し，LES の平滑筋を部分的に断裂させる方法（図 4-2）。約 80% に有効であるが，若年者では治療効果に乏しい。
- **手術** バルーン拡張術での効果に乏しい場合に行うが，若年者では最初から選択される。腹腔鏡下手術で，下部食道筋層切開と切開部に胃底部を逢着するヘラー・ドール（Heller-Dor）法を行う。新たな内視鏡的手術法として経口内視鏡的筋層切開術（POEM）も開発されている。

B 胃食道逆流症，逆流性食道炎

Digest

胃食道逆流症，逆流性食道炎	
概念・定義	・胃食道逆流症は，胃酸などの胃内容物が食道に逆流（胃食道逆流）し，食道に炎症や胸やけなどの症状が出るもの。食道にびらん，潰瘍などの粘膜傷害がみられる場合を逆流性食道炎という。
病態生理	・胃食道逆流：食道裂孔ヘルニアの合併，高脂質食摂取，肥満による腹圧上昇，酸性の胃内容物の食道への逆流，胃切除術後の胆汁や膵液の食道への逆流。 ・胃酸分泌の亢進：高脂質食の摂取や過食，ヘリコバクター・ピロリの除菌後や未感染。
症状	・主症状は胸やけ。ほかにげっぷ，呑酸，胸痛，心窩部痛，つかえ感など。
検査	・問診，上部消化管内視鏡検査。非典型例や薬物治療無効例では，24時間食道内pHモニタリングによる精密検査。
診断	・内視鏡検査により，逆流性食道炎，その重症度，合併症の有無，ほかの消化器疾患（特に食道がん，胃がん）を鑑別。 ・GERD内視鏡分類：日本では，ロサンゼルス分類にグレードMとNを追加した分類が用いられる。
合併症	・3大合併症：狭窄，出血，バレット食道
治療	・生活指導：高脂質食，アルコール，炭酸飲料，チョコレート，酸度の高い柑橘類，刺激物の摂取，喫煙を控える。食後2時間程度は臥位を避ける，腹圧上昇を避ける，肥満症例では減量指導。 ・薬物療法：プロトンポンプ阻害薬投与。 ・外科的治療：薬物治療無効，副作用出現，若年者，高度の食道裂孔ヘルニア合併例などで考慮。腹腔鏡下噴門形成術，内視鏡的噴門形成。

❶概念・定義

　胃食道逆流症（gastroesophageal reflux disease：GERD）とは，胃酸などの胃内容物が食道に逆流すること（胃食道逆流）によって，食道に炎症や**胸やけ**をはじめとした様々な症状が出るものをいう。このうち，内視鏡検査で食道に**びらん**，潰瘍などの粘膜傷害所見がみられた場合を逆流性食道炎という（図4-3）。逆流性食道炎はびらん性GERDともよばれ，胃食道逆流による症状があるが内視鏡で粘膜傷害所見がみられない場合を，非びらん性GERD（non-erosive GERD：NERD）とよぶ（図4-4）。

❷病態生理

　GERD，逆流性食道炎を引き起こす原因（攻撃因子）の主なものは，胃食道逆流と胃酸分泌の亢進である。酸性の胃内容物の食道への逆流のほか，胃切除術後症例では胆汁や膵液の食道への逆流が起こる。一方，発症を抑制する防御因子の主なものは，LESの働きによる胃食道逆流の防止である。そのほかに，重力の作用（臥床時はこれがなくなる），唾液や食道蠕動による食道内酸のクリアランスや，胃内容の排出による**酸分泌刺激**の終了などが胃食道逆流の防止に働く。

　食道裂孔ヘルニアの合併は，LES機能の低下から胃食道逆流を起こしやすくする。**高脂**

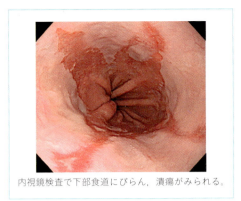

内視鏡検査で下部食道にびらん，潰瘍がみられる。

図4-3 逆流性食道炎の内視鏡像

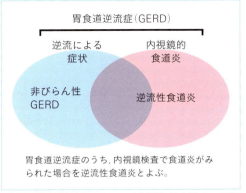

胃食道逆流症のうち，内視鏡検査で食道炎がみられた場合を逆流性食道炎とよぶ。

図4-4 胃食道逆流症（GERD）と逆流性食道炎の関係

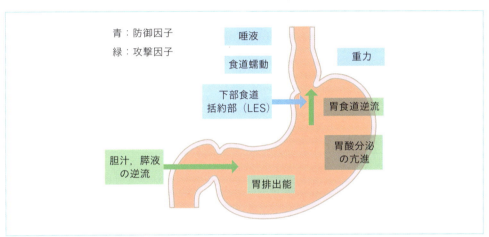

図4-5 胃食道逆流症（GERD）・逆流性食道炎の病態

質食の摂取や**過食**は，胃内容の排出を遅延させ，ガストリン分泌の持続から攻撃因子である胃酸分泌の亢進を引き起こす。さらに，高脂質食の摂取後は，**コレシストキニン**というホルモンの過剰分泌からLESの弛緩を引き起こし，胃食道逆流を増悪させる。また，これらの食事習慣は肥満をもたらし，腹圧が上昇することによっても胃食道逆流が起こりやすくなる（図4-5）。

胃に生息する**ヘリコバクター・ピロリ**は，慢性胃炎から胃粘膜の萎縮を引き起こすため，ヘリコバクター・ピロリ感染者は胃酸分泌能が低下している。したがって，ヘリコバクター・ピロリ感染は逆流性食道炎の発症を抑制している。一方，ヘリコバクター・ピロリの除菌後や未感染者は，酸分泌の亢進から逆流性食道炎を発症しやすい。

日本では近年，高齢化による食道裂孔ヘルニア合併例の増加，ライフスタイルの変化による高脂質食の摂取や肥満の増加，衛生環境の改善や除菌治療の普及によるヘリコバクター・ピロリ感染者の減少などにより，逆流性食道炎患者は増加している（図4-6）。

❸症状

胸やけが主な症状である。そのほか，げっぷ，呑酸（すっぱいもの上がってくる感じ），**胸痛**，

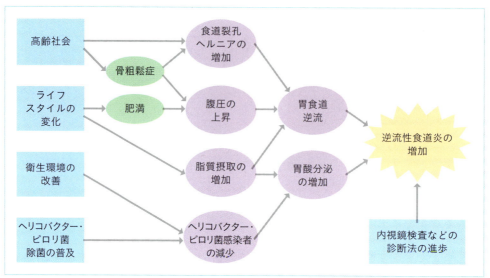

図4-6 日本での逆流性食道炎増加の要因

心窩部痛，つかえ感などがみられる。食道の潰瘍から出血すると，吐血，下血や慢性の貧血を生じる。さらには咽頭痛，咳や喘息症状など食道外の症状の原因となることがある。

❹ 診断

典型例では，問診と上部消化管内視鏡検査で診断される。内視鏡検査は逆流性食道炎の有無，その重症度や合併症の有無の判定，およびほかの消化管疾患（特に食道がん，胃がん）との鑑別に有用である。

GERD の内視鏡分類は，**ロサンゼルス分類**（LA 分類）が広く用いられ，逆流性食道炎はグレード A〜D で，A と B が軽症，C と D が重症に分類される。日本ではこれらにグレード M と N を追加した分類がよく用いられ，NERD 例の内視鏡所見はグレード M または N となる（図4-7）。

GERD の治療薬である**プロトンポンプ阻害薬**（proton pump inhibitor：PPI）を試験的に内服し，その症状改善効果から診断する PPI テストもよく行われる。これは特に，NERD や食道外の症状のみを有する例の診断に有用である。これらで診断困難な非典型例や薬物治療無効例では，専門施設において 24 時間食道内 pH モニタリングによる精密検査が施行される。

❺ 合併症

GERD の 3 大合併症は狭窄，出血，バレット食道（コラム参照）である。

いずれも逆流性食道炎の重症例で起こりやすい。高度の食道狭窄をきたすと食事摂取が困難となる。この際は内視鏡的バルーン拡張術にて狭窄部を拡張する。

❻ 治療

▶ 生活指導　高脂質食，アルコール，炭酸飲料，チョコレート，酸度の高い柑橘類やそのほかの刺激物の摂取と喫煙を控える。特に高脂質食の制限は重要である。これは脂質摂

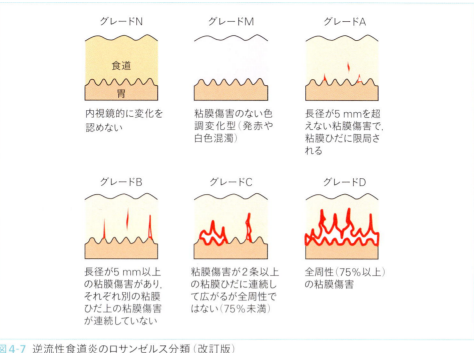

図4-7 逆流性食道炎のロサンゼルス分類（改訂版）

取後に分泌されるコレシストキニンがLESを弛緩させ，胃食道逆流を起こすとともに，高脂質食は胃からの排出が遅れるために，胃酸分泌の刺激の持続から過剰の酸分泌をもたらすからである。

　胃酸逆流は食後と臥床時に起こりやすい。食後2時間程度は臥位を避けることと，就寝時はベッドの頭側を挙上することを指導する。腹圧の上昇は胃酸逆流を起こすため，前かがみの姿勢（庭仕事など）や腹部をきつく締める服装を避けるようにし，肥満症例では体重の減量を指導する。

▶ 薬物治療　胃酸関連疾患のなかで，酸分泌の抑制が最も有効であるため，治療の第1選択はPPIの投与である。初期治療ではPPIの8週間投与を行い，その後中止ないし減量しての継続投与を行う。

　重症例では中止後に高頻度で再発するため，合併症の予防という点からも，PPIの継続投与を行う場合が多い。

　軽症例では，中止後に症状再発時だけ服用するという方法（オンデマンド治療）も用いられている。また，軽症例ではH_2受容体拮抗薬も有効である。

▶ 外科的治療　多くの例は薬物治療でコントロール可能であるが，これが無効の場合，PPIで副作用出現例，若年者や高度の食道裂孔ヘルニアを合併する例などでは，外科的治療を考慮する。方法としては，腹腔鏡下噴門形成術（Nissen法，Toupet法）を選択するが，内視鏡的に噴門形成を行う施設もある。

Column: バレット（Barrett）食道

　食道内への酸逆流を繰り返した結果，食道の粘膜上皮が本来の重層扁平上皮から円柱上皮に置き換わった状態（バレット上皮）で，これが全周性に 3 cm 以上の範囲で起こるとバレット食道とよぶ。食道がん（腺がん）の発生母地となる点が問題である。現時点では，欧米と比較するとがん化の頻度は低いが，今後日本でも逆流性食道炎の重症例が増えると，バレット食道からのがん化が増える可能性がある。

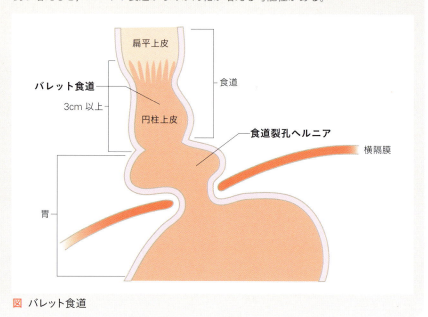

図　バレット食道

C 食道がん

Digest

食道がん

概念・定義	● 食道に発生した上皮性悪性腫瘍。
危険因子	● 代表的な危険因子は飲酒と喫煙。ほかに，野菜・果物の摂取不足，低 BMI（body mass index），熱いもの・辛いものの食事嗜好，少量飲酒で顔が赤くなる体質など。
病態生理	● 比較的早期からリンパ行性，血行性に転移をきたすことがあり，悪性度が高い。 ● 胃がん，咽頭がんをはじめ，他臓器のがんを合併する頻度が高い。
分類	● 占居部位：頸部食道がん，胸部食道がん（胸部上部，胸部中部，胸部下部），腹部食道がん。 ● 壁深達度：粘膜内；早期食道がん，粘膜下層；食道表在がん。 ● 病期分類（ステージ分類）：①腫瘍の壁深達度と隣接臓器への浸潤の有無（T因子），②リンパ節転移の有無（N因子），③遠隔転移の有無（M因子）。
症状	● 食道表在がん：多くは無症状。一部に，沁みるような感覚，食事がつかえる感覚などの違和感で発見。 ● 筋層以深の病変：狭窄感，嚥下困難，嘔吐が徐々に顕在化。 ● 非常に高度に進行：反回神経麻痺に伴う嗄声・肺炎，頸部リンパ節転移による頸部腫瘤，胸水貯留。 ● 肺・気管支などの気道系への浸潤：食道肺瘻・食道気管瘻形成。

検査・診断	・確定診断：上部消化管内視鏡検査での生検（病理診断）。 ・病変診断：内視鏡検査でのヨード染色，NBI観察，BLI観察。 ・壁深達度診断：内視鏡検査，食道造影検査，超音波内視鏡検査，CT。 ・隣接臓器浸潤の診断：CT，MRI。 ・リンパ節転移，遠隔転移の診断：CT，FDG-PET。
治療	・内視鏡治療：表在がんで，リンパ節転移の割合が低い場合。 ・手術：内視鏡治療適応とならない表在がんの一部，切除可能な進行がん。食道切除，リンパ節郭清，消化管再建。 ・化学放射線療法：内視鏡治療適応とならない表在がんの一部，切除可能な進行がんで手術に次ぐ治療（代替治療）。 ・姑息治療：切除不能な進行がん，遠隔転移を認める場合，姑息治療として化学療法単独や放射線療法単独治療が選択される。

❶ 概念・定義

食道は，頸部〜胸部および腹部に至る消化管であり，食道がん（esophageal cancer）とは，食道に発生した上皮性悪性腫瘍のことである。原発性と続発性に大別される。

現在，わが国における原発性食道がんの90％以上は**扁平上皮がん**である。腺がんの頻度は，わが国では数％であるが欧米では増加傾向にあり，50％以上を占めている。生活様式の欧米化に伴って腺がんの増加が危惧されるが，わが国での症例数が少ないため腺がんの増加は明らかでない。好発年齢は60〜70歳代で，男性が女性の約6倍と圧倒的に男性に多い。2013（平成25）年の食道がん罹患数は約1万3000人で，2016（平成28）年の死亡数は約1万1000人であり，食道がんは10番目に多いがん死亡の原因である。また，男女別のがん死亡数でみると男性では9番目，女性では20番目である（最新がん統計：国立がん研究センター がん登録・統計．URL：ganjoho.jp/reg_stat/statistics/stat/summary.html）。

❷ 病態生理

食道がんは比較的早期（深達度T1a-MMからT1b-SM1）からリンパ行性，血行性に転移をきたすことがあり，胃がんや大腸がんなどほかの消化管がんに比べて予後不良である。また，胃がんや咽頭がんをはじめとした，他臓器のがんを合併する頻度が高く，同時性・異時性重複がんを含めて約20％である。

❸ 危険因子

食道がんの代表的な危険因子は**飲酒**と**喫煙**である。野菜・果物の摂取不足，低BMI（body mass index），熱いものや辛いものの食事嗜好，少量の飲酒で顔が赤くなる体質（former flusher）なども危険因子である。

❹ 分類

▶ **占居部位による分類** がんの占居部位により頸部食道がん，胸部食道がん，腹部食道がんに大別される。胸部食道はさらに胸部上部食道，胸部中部食道，胸部下部食道に区分される（図4-8）。胸部中部食道がんが50％と最も多く，胸部下部食道がんが25％，胸部上部食道がんが12％，腹部食道がんが6％，頸部食道がんが5％の頻度である[1]。

▶ **腫瘍の壁深達度による分類** 食道がんは壁深達度により早期食道がん，食道表在がん（superficial carcinoma），進行食道がんに分類される。早期食道がんは，腫瘍の壁深達度

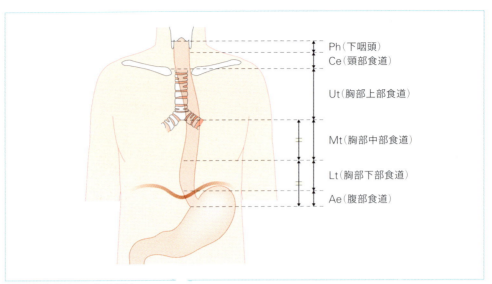

図4-8 食道がんの占居部位

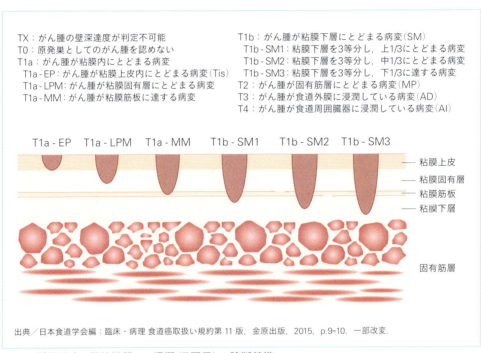

出典／日本食道学会編：臨床・病理 食道癌取扱い規約第11版，金原出版，2015，p.9-10．一部改変．

図4-9 壁深達度と隣接臓器への浸潤（T因子）の診断基準

が粘膜内にとどまるものでリンパ節転移の有無を問わない。食道表在がんは腫瘍の**壁深達度**が粘膜下層までにとどまるもので、リンパ節転移の有無を問わない。一般に、早期食道がんに含まれず、それより深達度の深い腫瘍を進行がんとよぶ（図4-9）。

▶ 病期分類（ステージ分類：表4-1）

次に示す①〜③によって進行度が分類される。

表4-1 食道がんの進行度（ステージ分類）

0期	極めて初期で，がんは粘膜上皮の中にとどまり，リンパ節転移やほかの臓器への転移（遠隔転移）はない（T0N0M0，T1aN0M0）。
I期	がんは粘膜下層までの浅い層にとどまっており，しかもリンパ節転移や遠隔転移はない（T1bN0M0）。
II期	がんは固有筋層までにとどまり，周囲臓器には浸潤がなく，リンパ節転移も遠隔転移もない（T2N0M0，T3N0M0），または，がんの深さが粘膜固有層から固有筋層の間で深達度は浅いものの，近くのリンパ節に転移がある（T1N1M0，T1N2M0，T2N1M0）。
III期	がんは食道外膜までの浸潤にとどまり，周囲臓器への浸潤がなく，かつ比較的近くへのリンパ節に転移している（T1N3M0，T2N2-3M0，T3N1-3M0）。あるいは，周囲臓器のうち胸膜，心膜，横隔膜，肺，胸管，奇静脈，神経に浸潤がある場合。ただし非常に離れたリンパ節や遠隔臓器に転移がない（T4aN0-3M0）。
IVa期	がんが周囲臓器のうち大動脈，気管，気管支，肺静脈，肺動脈，椎体に浸潤している，あるいは，非常に離れたリンパ節に転移している。ただし遠隔転移はない（T4bN*M0，T*N4M0）。
IVb期	離れた臓器に転移がある。がんの深さ（T）やリンパ節転移（N）の有無は問わない（T*N*M1）。

注）＊は，何であってもかまわないことを表す。
出典／日本食道学会編：臨床・病理 食道癌取扱い規約第 11 版，金原出版，2015．p.21．表 1-7 より作成．

①腫瘍の壁深達度（図 4-10）と隣接臓器への浸潤の有無（T 因子）。食道がんが浸潤する隣接臓器として縦隔胸膜，肺，大動脈，気管，気管支などがあげられる。

②リンパ節転移の有無（N 因子）。食道がんの占居部位によりリンパ節転移部位は異なり，転移は胸部，腹部，頸部の 3 領域に及ぶ。反回神経周囲リンパ節，傍食道リンパ節，胃周囲リンパ節，頸部リンパ節転移などがあげられる。

③遠隔転移の有無（M 因子）。血行性転移として肺，肝臓，骨転移などがあげられる。

❺症状

腫瘍が粘膜下層までにとどまる食道表在がんの多くは無症状であるが，一部に「沁みるような感じ」や「食事がつかえる感じ」といった違和感を契機に発見されることがある。

無症状の症例では，検診や他疾患のための上部消化管内視鏡検査などにより，偶発的に発見されることが多い。一方，筋層以深に及ぶ病変では狭窄感，嚥下困難，嘔吐といった食道狭窄に伴った食事摂取障害にかかわる症状が徐々に顕在化してくる。

非常に高度に進行した症例では反回神経麻痺＊に伴った嗄声＊や肺炎，頸部リンパ節転移による頸部腫瘤，また，胸水貯留を認める場合がある。隣接臓器のうち肺・気管支などの気道系へ浸潤して食道肺瘻や食道気管瘻を形成すると，呼吸困難や重篤な肺炎を呈し，生命予後が不良である。特に大動脈浸潤例での大動脈との瘻孔形成例は，致死的な大量出血をきたす。

❻検査・診断

確定診断は**上部消化管内視鏡検査**を行い，生検材料を用いて病理組織診断で決定する。

＊ **反回神経麻痺**：胸腔内で迷走神経から分枝した神経で，右は鎖骨下動脈，左は大動脈弓を前方から後方へ回り，気管と食道の間の溝を通って喉頭へ到達する。反回神経は声帯を動かす筋肉を支配しており，腫瘍の浸潤や手術操作での損傷により神経麻痺を生じると嗄声の原因となる。

＊ **嗄声**：かすれ声のこと。反回神経麻痺による声帯閉鎖不全が原因の一つである。

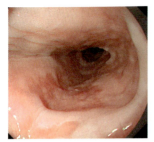
通常での観察：7時方向に2cm程度の発赤した陥凹病変として観察される

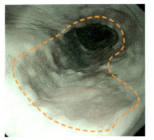
NBIでの観察：病変部位が茶色域（brownish area，破線内）として描出される

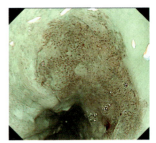
NBIでの近接観察：腫瘍血管が認識される。

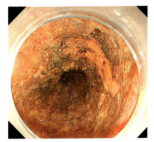
ヨード染色での観察：病変部位が不染帯として描出される。

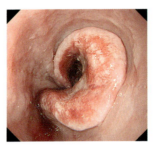
胸部中部の進行がんの内視鏡像：周堤を形成し内腔が狭窄している。

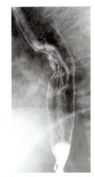
胸部中部の進行がんの食道造影検査：病変部で半周強の陰影欠損を呈している。

図4-10 食道がんの画像：食道表在がんの内視鏡像

　食道がんは扁平上皮がんが90％以上を占め，腺がんはまれである。食道表在がんは平坦で凹凸が少なく周囲との色調変化も不明瞭なものが多いため，注意深い観察が必要である。内視鏡検査での**ヨード染色***や**NBI**（narrow band imaging）**観察***，**BLI**（blue laser imaging）**観察***は病変の存在診断において非常に有用である（図4-10）。

　腫瘍の**壁深達度診断**は内視鏡検査，食道造影検査，超音波内視鏡検査，CTなどで行う。隣接臓器への浸潤の有無はCT，MRI検査で診断する。気管，気管支への浸潤が疑われる場合には気管支内視鏡検査も有用である。リンパ節転移や遠隔転移の診断にはCT，FDG-PET検査を行うが，頸部リンパ節転移には頸部超音波検査，肝臓への転移には腹部超音波検査，骨転移が疑われる場合には骨シンチグラフィなどの検査も有用であり，総合的に診断する。

---

* **ヨード染色**：正常の食道粘膜の扁平上皮にはグリコーゲンが多く含まれており，ヨードをかけると褐色に染まる。がん細胞にはグリコーゲンが含まれていないため，がんの部分は染色されず，ピンク色の不染領域として認識される。

* **NBI観察**：観察光の波長を赤血球や血管の観察がしやすい帯域に制限することで，食道がんの粘膜内の毛細血管の変化を描出する。食道表在がんの病変の認識に有用である。

* **BLI観察**：NBI同様に赤血球や血管を観察しやすい波長のレーザー光を照射し，白色光で得られた画像と併せて画像処理することで毛細血管の認識をしやすくする。

❼ 治療

食道がんに対する治療方針はがんの進行度を示す病期分類（ステージ分類）および全身状態に応じて検討する（図4-11）。食道がんの治療はからだへの負担が大きく，特に手術治療は消化器がんのなかで最も侵襲の大きな手術である。そのため治療前の全身状態の評価は極めて重要であり，活動状態（Performance Status：PS）に加えて，心臓，肺，肝臓，腎臓などの臓器機能の評価を行う。食道がん患者には高齢者や喫煙者が多く，慢性閉塞性肺疾患の罹患率も高い。食道がん手術では胸腔操作を行うため肺機能の評価は特に重要であり，呼吸機能検査（スパイロメトリー）において肺活量（%VC）や1秒量（FEV1.0%）が低下している患者では手術に耐えられるかどうか耐術能の評価を慎重に行う必要がある。喫煙者には術前の禁煙指導が必須である。術後早期離床などの周術期リハビリテーションを積極的に行うことは合併症の予防や全身状態の改善に有効である。また，術後の摂食機能などの身体状況の変化や生活習慣の変化も大きいため，十分な認知機能を有していることが望ましい。

▶ **内視鏡治療**　食道表在がんで，リンパ節転移の可能性が低いと判断される場合には内視鏡治療の適応である。従来は**内視鏡的粘膜切除術**（endoscopic mucosal resection：EMR）が一般的であったが，近年では**内視鏡的粘膜下層剝離術**（endoscopic submucosal dissection：ESD）が普及し，より広い範囲の病変の一括切除が可能となった。

壁深達度T1a-EP，T1a-LPM病変（図4-9）ではリンパ節転移は極めてまれであるため，内視鏡治療の適応となる。壁深達度がT1a-MMおよび粘膜下層にわずかな浸潤（200 μmまで）にとどまるT1b-SM1では内視鏡的切除は可能であるが，リンパ節転移率が10〜

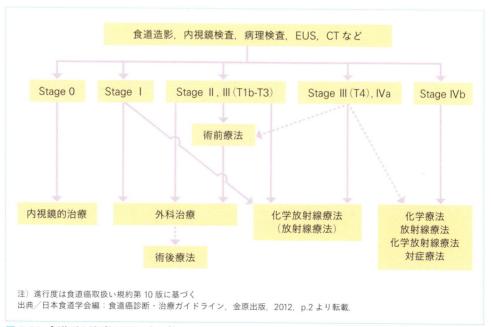

注）進行度は食道癌取扱い規約第10版に基づく
出典／日本食道学会編：食道癌診断・治療ガイドライン．金原出版，2012．p.2より転載．

図4-11 食道がん治療のアルゴリズム

20%のため相対的な適応である。これより壁深達度が深いT1b-SM2以深ではリンパ節転移率が40%以上に認められるため、表在がんであっても進行がんに準じた治療が必要である。病変の範囲が3/4周を超える場合には切除後の内腔狭窄をきたす割合が高く、内視鏡治療の適応には慎重な判断が必要である。

▶手術　内視鏡治療の適応とならない表在がんの一部や切除可能な進行がんが外科手術の適応となる。手術では、**食道切除**と**リンパ節郭清**および**消化管再建**（食べ物の通り道を作り直す操作）を行う。食道は胸部を中心に頸部、腹部にわたって存在するため手術では胸部操作、腹部操作、頸部操作が必要である。また、腫瘍の占居部位によりリンパ節転移形式が異なるため、リンパ節郭清範囲も異なってくる。従来は開胸手術が一般に行われてきたが、近年、胸腔鏡を用いた手術が増加傾向にある。開胸しないため、術後の呼吸機能の回復が早く低侵襲手術として普及しつつある。切除可能なStageⅡ・Ⅲ胸部食道がんを対象としてシスプラチン＋5-FUによる術前化学療法と術後化学療法を比較した臨床試験が行われ、術前化学療法群で全生存期間が有意に改善された[2]。この結果から切除可能なStageⅡ・Ⅲ胸部食道がんに対する術前化学療法＋根治手術は、わが国における標準的治療として位置づけられている[3]。

　胸部食道がん切除後の消化管再建には胃が最も多く用いられるが、胃切除後の患者や再建経路によっては結腸や小腸も用いられる。再建経路は、①食道のもともと存在していた胸腔内（後縦隔）を通す経路（後縦隔経路）、②胸骨の後ろ（心臓の前面）を通す経路（胸骨後経路）、③胸骨の前の皮下を通す経路（胸壁前経路）がある（図4-12）。いずれにも長所・短所があるため、施設ごとに優先順位が異なるが、**後縦隔経路**や**胸骨後経路**が選択されることが多い。

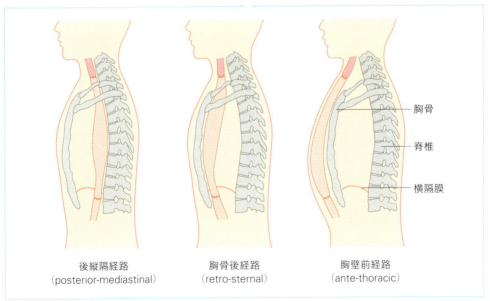

図4-12　食道の再建経路

食道がん手術，特に胸部食道がんでは手術操作が頸部，胸部，腹部の広範囲にわたることから，手術には長時間を要する．特に，開胸して胸部操作を行うことから，消化器がん手術のなかでも高度侵襲手術とされている．そのため，合併症も多岐にわたり，周術期管理においては肺炎・無気肺といった呼吸器合併症や不整脈などの循環器合併症，消化管再建部の縫合不全，反回神経麻痺に伴う嗄声，胸管損傷による乳び胸*など食道がん術後特有の合併症を早期に発見し，適切な対処が重要である．特に，気道周囲および反回神経周囲の手術操作による神経麻痺は，喀痰排出困難による無気肺や誤嚥性肺炎などを引き起こす．これらの呼吸器合併症は重篤化しやすく，術後早期の呼吸・嚥下リハビリテーションが合併症予防の観点からも大切である．また，術後早期に経腸栄養を開始することも術後の全身状態の回復に有用とされている．

▶ **化学放射線療法** 食道がんは放射線感受性が高く，化学療法（5-FU＋シスプラチンの点滴）を併用した化学放射線療法が広く行われている．内視鏡治療の適応とならない表在がんの一部や切除可能な進行がんでは，手術に次ぐ治療（代替治療）として位置づけられている．また，耐術能が低下している患者や，切除が困難な他臓器浸潤を伴う高度進行がんに対して選択される．

▶ **姑息治療** 症状緩和のための治療に**化学療法，放射線療法，ステント挿入，バイパス手術**などがある．化学療法単独あるいは放射線療法単独での治療効果は不十分であるが，切除不能な進行がんや遠隔転移を有する症例，術後の遠隔再発例に姑息治療として選択される．食事摂取を目的とした食道ステント挿入やバイパス術，在宅治療への移行を目的とした栄養瘻（胃瘻，腸瘻）造設など，担がん患者のQOL改善目的の治療が選択肢としてあげられる．

❽ 経過・予後

食道表在がんのうち，内視鏡的切除が絶対適応となる症例の5年生存率は，他病死を除いて100％に近い成績が得られている．進行度別の5年相対生存率は，全国がんセンター協議会の生存率共同調査（2018［平成30］年4月集計．http://www.zengankyo.ncc.go.jp/etc/index.html）では，2005（平成17）年〜2009（平成21）年に食道がんと診断され外科的治療だけでなく放射線療法，化学療法，そのほかを受けた患者では，病期Ⅰが85.4％，病期Ⅱが53.4％，病期Ⅲが28.6％，病期Ⅳが12.4％，全病期が43.2％であった．

D 食道静脈瘤

❶ 概念

食道静脈瘤（esophageal varices；EV）は，**門脈圧亢進症**（本章-Ⅵ-F「門脈圧亢進症」参照）によって門脈と大循環の間に側副血行路が発達し，食道粘膜下層の静脈が拡張したものであ

＊**乳び胸**：乳びは腸管から吸収された脂肪球を多く含んで白濁したリンパ液のことで，開胸操作時に胸管が損傷されて乳びが胸腔内に漏出して起こる．

り，時に胃静脈瘤（gastric varices；GV）を伴う。

❷原因

多くは**肝硬変**に起因し，そのほかに**特発性門脈圧亢進症，肝外門脈閉塞症やバッド・キアリ症候群**（Badd-Chiari syndrome）などが原因となる。

❸症状

未破裂時は症状がない。破裂すると食道内に出血し，吐血，下血やショック症状を呈する。重篤な場合は出血性ショックで死亡することがある。

❹検査・診断

上部内視鏡検査が必須である。静脈瘤の存在とその重症度の判定に極めて有用であり，出血例では破裂部位を診断する唯一の方法である。所見は内視鏡所見記載基準（表 4-2）に基づいて記載される。このうち最も重要な因子は発赤所見（RC サイン）であり，RC 1 以上で出血のリスクが高い。

❺治療

破裂時の緊急止血には**内視鏡的治療**を行う。その方法は簡便・迅速に止血が得られる内視鏡的静脈瘤結紮術（endoscopic variceal ligation；EVL）を第 1 選択とする（図 4-13）。その後内視鏡的硬化療法（endoscopic injection sclerotherapy；EIS）を追加する場合が多い（図

表 4-2 食道・胃静脈瘤内視鏡所見記載基準

	食道静脈瘤（EV）	胃静脈瘤（GV）
占居部位 location（L）	Ls：上部食道まで認められる Lm：中部食道にまで及ぶ Ls：下部食道のみに限局	Lg-c：噴門部に限局 Lg-cf：噴門部から穹窿部に連なる Lg-f：穹窿部に限局
形態 Form（F）	F0：治療後に静脈瘤が認められないもの F1：直線的な比較的細い静脈瘤 F2：連珠状の中等度の静脈瘤 F1：結節状または腫瘤状の静脈瘤	
色調 Color（C）	Cw：白色静脈瘤 Cb：青色静脈瘤	
発赤所見 red color sign（RC）	RC0：発赤所見をまったく認めない RC1：限局性に少数認めるもの RC2：RC1 と RC3 の間 RC3：全周性に多数認めるもの	RC0：発赤所見をまったく認めない RC1：RWN，CRS，HCS のいずれかを認める
	RC にはミミズ腫れ（red wale marking；RWM），チェリーレッドスポット（cherry red spot；CRS），血マメ（hematocystic spot；HCS）の 3 つがある。	
出血所見 bleeding sign（BS）	出血中所見 　湧出性出血　gushing bleeding 　噴出性出血　spurting bleeding 　滲出性出血　oozing bleeding 止血後間もない時期の所見 　赤色栓　red plug，白色栓　white plug	
粘膜所見 mucosal finding（MF）	びらん　erosion（E）：認めれば E を付記する 潰瘍　ulcer（Ul）：認めれば Ul を付記する 瘢痕　scar（S）：認めれば S を付記する	

出典／日本門脈圧亢進症学会編：門脈圧亢進症取扱い規約，改訂第 3 版，金原出版，2013，一部改変．

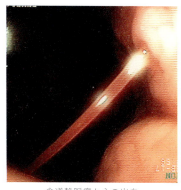
食道静脈瘤からの出血

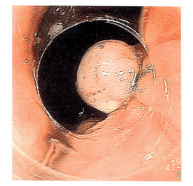
EVLにて止血後

図4-13 食道静脈瘤出血の内視鏡的治療（内視鏡的静脈瘤結紮術）

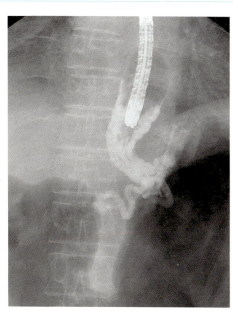

内視鏡で観察しながら静脈瘤を穿刺し，X線透視下に硬化剤のモノエタノールアミンオレイン酸を注入する。

図4-14 食道静脈瘤に対する内視鏡的静脈瘤硬化療法

4-14）。バイタルサインが不安定で内視鏡的治療のリスクが大きいときや，専門医が不在のときは，ゼングスターケン-ブレークモアチューブ（Sengstaken-Blakemore：S-Bチューブ）で止血を行う。

　未破裂であっても，RC1以上ないしF2, F3の静脈瘤であれば予防的治療の適応となる。EVLよりも再発が少ないEISを選択する。高度肝障害例（チャイルド-ピュー［Child-Pugh］グレードC，総ビリルビン［T-bil］4 mg/dL以上）や腎機能低下例ではEVLを選択する。

I　食道疾患

II 胃・十二指腸疾患

A 機能性ディスペプシア

❶概念・定義

　機能性ディスペプシア（functional dyspepsia：FD）[4]は，症状の原因となる明らかな異常がないのに，慢性的にみぞおちの痛み（心窩部痛）や胃もたれなどのディスペプシア症状を呈する疾患である。主に，胃膨満感，早期飽満感，胸やけ，心窩部の痛み，食欲不振，消化不良などを症状とする。健診受診者のうち 11～17％，病院受診者のうち 44～53％にみられる[5]。

　このような原因がはっきりしない頃には下垂胃，慢性胃炎，機能性胃腸症（non-ulcer dyspepsia：NUD）などとよばれていた。このうち，下垂胃はバリウムを用いた胃X線診断において，立位充盈像で骨盤まで胃が膨張していたものを指す。下垂胃の患者に上記の症状が起こりやすかったためであるが，現在は下垂胃とFDは別ものであることがわかっている。慢性胃炎は内視鏡所見で慢性胃炎が多かったために，原因として疑われたものだが，現在では慢性胃炎は主に**ヘリコバクター・ピロリ**（*Helicobacter pylori*）の感染によるもので，その症状とFDは別であることがわかっている。NUDはFDの概念に近いが，改めてFDを定義したため，今日では使われない用語となっている。

　機能性ディスペプシアと**過敏性腸症候群**を合わせて，**機能性消化管疾患**とよばれる。

❷診断・治療

　機能性ディスペプシアは，食後のもたれ感あるいは**膨満感**，**早期満腹感**，みぞおちの痛み，みぞおちが焼けるような感じの4つのうちの1つ以上が3か月以上続いているものをFDとしている。症状としては前記により生じる胃のむかつき，食欲不振，悪心・嘔吐も追加される。診断のチャートを図 4-15 に示す。

　診断には上部消化管内視鏡検査を行い，異常がないことが必要である。ヘリコバクター・ピロリ感染の慢性胃炎があった場合，ヘリコバクター・ピロリ除菌などを行って，症状が改善しない場合にFDと診断する。

　FDはその病態によって，**食後愁訴症候群**（postprandial distress syndrome：PDS）（または早期飽満症候群）と，**心窩部痛症候群**（epigastric pain syndrome：EPS）に分類される。

▶ **PDS**　胃の運動機能低下により，食物が十二指腸に排出されるのに時間がかかっていることが原因とされている。そのため，治療薬は胃の**運動機能改善薬**（イトプリド塩酸塩，モサプリドクエン酸塩，六君子湯）が用いられる。

▶ **EPS**　心窩部痛症候群は胃酸過多により症状が発症するもので，PPI（オメプラゾール，ランソプラゾール，ラベプラゾールナトリウム，エソメプラゾールマグネシウム水和物）が有用である。

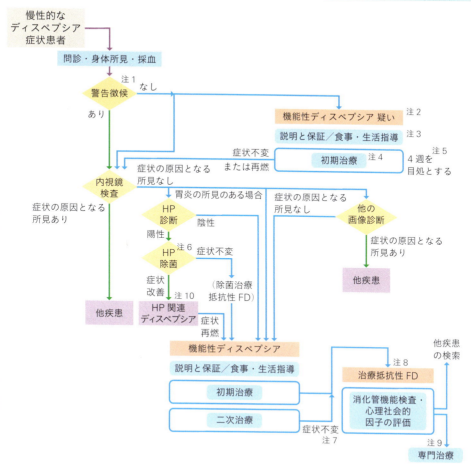

注1）警告徴候とは以下の症状をいう．
- 原因が特定できない体重減少
- 再発性の嘔吐
- 出血徴候
- 嚥下困難
- 高齢者

また NSAIDs, 低用量アスピリンの使用者は機能性ディスペプシア患者には含めない．

注2）内視鏡検査を行わない場合には機能性ディスペプシアの診断がつけられないため，「機能性ディスペプシア疑い」患者として治療を開始してもよいが，4週を目途に治療し効果のないときには内視鏡検査を行う．

注3）説明と保証
患者に機能性ディスペプシアが，上部消化管の機能的変調によって起こっている病態であり，生命予後に影響する病態の可能性が低いことを説明する．主治医が患者の愁訴を医学的対応が必要な病態として受け止めたこと，愁訴に対して治療方針が立てられることを説明することで，患者との適切な治療的関係を構築する．内視鏡検査前の状態にあっては，器質的疾患の確実な除外には内視鏡検査が必要であることを説明する．

注4）二次治療の薬剤も状況に応じて使用してもよい．ここでは推奨の強さ1（使用することを推奨する）のものを初期治療に，それ以外を二次治療とし，使用してもよい薬剤とした．

注5）これまでの機能性ディスペプシアの治療効果を調べた研究では効果判定を4週としている研究が多く，また治療効果が不十分で治療法を再考する時期として多くの専門家が4週間程度を目安としていることから4週を目途とした．

注6）H. pylori 除菌効果の判定時期については十分なコンセンサスは得られていない．

注7）H. pylori 未検のとき
H. pylori 診断へ戻る

注8）H. pylori 除菌治療，初期・二次治療で効果がなかった患者をいう．

注9）心療内科的治療（自律訓練法，認知行動療法，催眠療法など）などが含まれる．

注10）H. pylori 除菌治療を施行したあと，6〜12ヵ月経過しても症状が消失または改善している場合は HP 関連ディスペプシア（H. pylori associated dyspepsia）という．

出典／「日本消化器病学会 編：機能性消化管疾患診療ガイドライン2014—機能性ディスペプシア（FD），南江堂，2014, p.xviii．」より許諾を得て転載．

図4-15 機能性ディスペプシア（FD）の診断と治療のフローチャート

FD では上記 PDS と EPS が合併していることもあり，その場合は胃運動機能改善薬と PPI の両者を用いる．

B ヘリコバクター・ピロリ感染症

Digest

ヘリコバクター・ピロリ感染症

概念・定義	・感染者の口から未感染者の口に，唾液などを介して感染する経口ルートが主である． ・5 歳までの感染では，免疫寛容のため胃粘膜内にとどまり続ける．成人の感染では，慢性化は少ない．
原因	・乳児への食べ物の口移しによる感染，保育園や幼稚園での子どもどうしの感染． ・感染ルートは糞口感染と経口感染があるが，上下水道の整備により，糞口感染は減少．
病態生理	・ヘリコバクター・ピロリは尿素をウレアーゼで分解し，アンモニアと二酸化炭素を作る．アンモニアが菌のまわりに存在することにより胃酸を中和し，胃酸の中で生き続け，炎症，疾患を引き起こす．
症状	・慢性胃炎，胃潰瘍，十二指腸潰瘍，過形成性ポリープ（腺窩上皮型），胃がん．
検査	・血中ヘリコバクター・ピロリ抗体価，尿中ヘリコバクター・ピロリ抗体価，尿素呼気試験，便中ヘリコバクター・ピロリ抗原検査． ・上部消化管内視鏡による生検サンプル：培養法，病理標本の検査，迅速ウレアーゼ試験．
診断	・感染スクリーニング，クラリスロマイシンの耐性検査，現感染，過去感染，除菌判定．
治療	・除菌治療：1 次除菌：プロトンポンプ阻害薬，アモキシシリン水和物，クラリスロマイシンを 7 日間服用．2 次除菌：1 次除菌のクラリスロマイシンをメトロニダゾールに変え，7 日間服用．1 次・2 次除菌を通算すると，95% 以上の患者は除菌に成功．
除菌薬副作用	・下痢，悪心，味覚異常，アレルギー，下血．アレルギーではアナフィラキシーショック，下血では感染性腸炎を起こす可能性があるため，アレルギー，下血が出現した際は休薬する．

❶ 概念・定義

ヘリコバクター・ピロリ[6] は，1983 年にオーストラリアのウォレン（Warren, R.）とマーシャル（Marshall, B.）によって発見された．それまでは，胃は酸が多いため細菌は生息できないとされていたのが，この発見でひっくり返された．それどころか，胃・十二指腸の多くの疾患の原因となっていることが判明した．

❷ 原因

ヘリコバクター・ピロリの感染ルートは，感染者の便が井戸水などの生活用水を汚染して，経口的に感染する糞口感染のルートと，感染者の口から未感染者の口に唾液などを伝って感染する経口感染のルートがある．5 歳までの幼児期に感染すると，免疫寛容のためその後も胃の粘液内にとどまり続けて，慢性胃炎を起こす．成人が感染しても慢性化することは少ない．

わが国では昭和 40 年代の高度成長期に上下水道が全国的に広がり，ヘリコバクター・ピロリに感染する機会が劇的に減少した．そのため，昭和 20 年代生まれ，あるいはそれより上の世代では感染率は 80% に及ぶが，昭和 50 年代生まれでは 30%，平成生まれで

は10％以下で，現在の幼児の感染率は3％程度と考えられている。現在では口から口への感染のルートが主であり，特に乳児に両親や祖父母が口移しに食べ物を与えることによる感染や，保育園・幼稚園などでの子どもどうしの感染が問題となっている。

❸ 病態生理

ヘリコバクター・ピロリは尿素をウレアーゼで分解し，アンモニアと二酸化炭素を作る。このアンモニアが菌のまわりに存在することで胃酸を中和し，過酷な胃酸の中で唯一生き残れる細菌となっている。

❹ 症状・診断

ヘリコバクター・ピロリに感染していると，すべての患者で慢性胃炎が起こる。また，胃潰瘍，十二指腸潰瘍，過形成性ポリープ（腺窩上皮型），胃がんなどの多くの疾患を引き起こす。一方で，感染がない患者に起こりやすいのは逆流性食道炎，過形成性ポリープ（胃底腺ポリープ），胃粘膜下腫瘍などがあげられる。胃・十二指腸潰瘍の患者に限れば，患者の90％以上が感染者である。胃がんの患者の99％は現感染または過去の既往感染であることも知られている。

ヘリコバクター・ピロリの感染診断は，内視鏡を用いない①血中ヘリコバクター・ピロリ抗体価，②尿中ヘリコバクター・ピロリ抗体価，③尿素呼気試験，④便中ヘリコバクター・ピロリ抗原検査のほか，上部消化管内視鏡により胃内から生検したサンプルを使用した⑤培養法，⑥病理標本の検査，⑦迅速ウレアーゼ試験がある。これらの検査は偽陽性・偽陰性があり，検査の精度はまちまちである。胃がん検診に付随して行われるヘリコバクター・ピロリの感染診断では①②を用いることが多い。感染スクリーニングは①または②が用いられる。しかし，抗体は除菌後にもしばらく陽性が続くため，除菌判定に用いられない。内視鏡検査時に診断をしたい場合は，30分～3時間程度で検査結果が出る⑦が用いやすい。⑤はクラリスロマイシンの耐性を調べる場合に必要になる。現在の感染を示すものは③④⑦である。⑤⑥は偽陰性が多い。①②は現在または過去の感染を示す。後に述べるヘリコバクター・ピロリの除菌後の判定には③④が用いられる。

❺ 治療

ヘリコバクター・ピロリの**除菌治療**は，PPI＋アモキシシリン水和物＋クラリスロマイシンを7日間服用する1次除菌と，PPI＋アモキシシリン水和物＋メトロニダゾールを7日間服用する2次除菌がある（表4-3）。1次除菌の成功率は2000（平成12）年頃は80％近かったが，クラリスロマイシンの耐性株が増加するにつれて除菌率は低下しており，60％程度になっている。1次除菌のPPIをカリウムイオン競合型アシッドブロッカー（PCAB）であるボノプラザンフマル酸塩に変更すると，除菌率は90％になる。2次除菌ではPPI，PCABいずれの方法でも90％の除菌成功率がある。1次・2次除菌を通算すると95％以上の患者は除菌に成功する。一度除菌された患者は，その後，再感染が起こらなければ除菌後状態を保つことができ，特に胃・十二指腸潰瘍の患者では再発率の著明な減少を得ることができる。2013（平成25）年からは萎縮性胃炎に除菌適用され，感染者は全員除菌可

表4-3 ヘリコバクター・ピロリ感染症の治療法

1. 1次除菌法
- プロトンポンプ阻害薬（PPI）＋アモキシシリン（AMPC）＋クラリスロマイシン（CAM）を1週間経口投与する3剤併用療法（朝、夕食後に服用）
  補足：
  ❶ PPI：ランソプラゾール（30mg）1カプセル（錠）を1日2回、またはオメプラゾール（20mg）1錠を1日2回、またはラベプラゾール（10mg）1錠またはエソメプラゾール（20mg）1カプセルを1日2回、またはボノプラザン（20mg）1錠を1日2回
  注：エソメプラゾールの使用は2011年より、ボノプラザンの使用は2015年より追加承認された。
  ❷ AMPC（250mg）3カプセル（錠）を1日2回
  ❸ CAM（200mg）1錠または2錠を1日2回

2. 2次除菌法
- 1次除菌に失敗した症例に対して、CAMの代わりにメトロニダゾール（MNZ）を使用するPPI＋AMPC＋MNZを1週間経口投与する3剤併用療法（朝、夕食後に服用）
  補足：
  ❶ PPI：ランソプラゾール（30mg）1カプセル（錠）を1日2回、またはオメプラゾール（20mg）1錠を1日2回、またはラベプラゾール（10mg）1錠またはエソメプラゾール（20mg）1カプセルを1日2回、またはボノプラザン（20mg）1錠を1日2回
  注：エソメプラゾールの使用は2011年より、ボノプラザンの使用は2015年より追加承認された。
  ❷ AMPC（250mg）3カプセル（錠）を1日2回
  ❸ MNZ（250mg）1錠を1日2回

出典／日本ヘリコバクター学会ガイドライン作成委員会編：*H. pylori* 感染の診断と治療のガイドライン2016改訂版、2016．日本ヘリコバクター学会より許諾を得て転載．

能となった。特に若い年齢で除菌することで、将来の胃がんの発症の減少が期待されている。

❻ 除菌薬の副作用

　除菌薬の副作用として、下痢、悪心、味覚異常、アレルギー、下血があるが、アレルギーはアナフィラキシーショックを起こす可能性があり、下血は感染性腸炎を起こす可能性があるため、この二者については、副作用が出てきた時点で休薬する必要がある。

　除菌後の判定はすでに述べた尿素呼気試験が最も精度がよい。次いで、便中ヘリコバクター・ピロリ抗原検査がよい。ほかの検査法は除菌に成功しても必ずしも陰性にならず、除菌をしなくても陰性になることがある。

　ヘリコバクター・ピロリの発見は上部消化管の病態生理、診断、治療に大きな福音をもたらした。発見者の二人にはノーベル医学生理学賞が授与されている。

C 胃炎

Digest

胃炎

概念・定義	・急性胃炎は胃痛，悪心を主訴とし，一過性のことが多い。 ・慢性胃炎はヘリコバクター・ピロリの長期感染による。
原因	・急性胃炎：ストレス，非ステロイド性抗炎症薬（NSAIDs），アスピリン，抗血栓薬，ヘリコバクター・ピロリ感染，飲酒，刺激物摂取。 ・慢性胃炎：ヘリコバクター・ピロリ感染。
分類・病態生理	①急性胃炎 ②慢性胃炎 　②-1 B型胃炎：ヘリコバクター・ピロリが関与する慢性胃炎。ヘリコバクター・ピロリの抗体価と血清ペプシノゲン法を組み合わせ，それぞれの陽性・陰性で4群に分割［ABC（D）分類。胃がんのハイリスク分類］。 　　・A群：萎縮なし，ペプシノゲン法は陰性。 　　・B群：萎縮軽度。 　　・C群：萎縮進行，ペプシノゲン法は陽性。 　　・D群：萎縮性胃炎進行，腸上皮化生が起こる。杯細胞，IgA分泌があり，胃酸分泌減少，pHが上昇し，胃内にほかの細菌が入り込む。最終的にヘリコバクター・ピロリは胃内から排除されるが未感染とは異なり，最も胃がんが発生しやすい。 　　・E群：除菌により胃がん発生頻度は1/3に減少しているが，ゼロではなく，胃がんリスクは高い。 　②-2 A型胃炎：自己免疫性胃炎。

1 急性胃炎

❶ 概念・定義

急性胃炎（acute gastritis）は胃痛，悪心などを主訴とする疾患である。胃潰瘍と異なり，内視鏡所見でも浅いびらん程度のことが多く，一過性のことが多い。

❷ 原因

急性胃炎の原因は**ストレス，非ステロイド性抗炎症薬**（NSAIDs）や**アスピリン，抗血栓薬**などの投与，**ヘリコバクター・ピロリ**の急性感染である。そのほか，飲酒や刺激物の摂取も原因となる。

❸ 検査所見

内視鏡所見は特に異常を認めないことも多い。特に若年女性はまったく胃に病変がなくても非常に強い心窩部痛を訴えることがある。ストレスによる胃痙攣が関与していると思われる。逆に，胃びらんのほか，出血によるコアグラ（血餅）など多数の所見を認めることがあり，**急性胃粘膜病変**（AGML）とよばれる。AGMLでは胃痛，悪心に加えて，コーヒー残渣様の吐物を伴うことが多い。血液は胃内に出血したときは鮮紅色であるが，時間がたつとヘモグロビン内の鉄の酸化により黒色に変化する。しかし出血は大量でなく，胃液と

混じってコーヒー残渣様の吐物となる。

　急性胃炎の治療は，酸分泌抑制薬（PPI，PCAB，H_2受容体拮抗薬など），粘膜保護薬，胃の痙攣（けいれん）を抑える抗コリン薬などが用いられる。これらは一般には予後はよい。

　腐食性の薬物による急性胃炎は予後が不良であり，直ちに胃洗浄が必要である。

2 慢性胃炎

　慢性胃炎（chronic gastritis）のほとんどはヘリコバクター・ピロリの長期感染によるものである。乳幼児期に感染したヘリコバクター・ピロリは免疫寛容により，免疫系により排除されることもなく，長く胃内にとどまる。大多数のヘリコバクター・ピロリは胃粘液内に存在するが，胃の腺管に侵入して，胃の細胞を攻撃する。長く炎症を起こした胃粘膜は，破壊と再生を繰り返す。しだいに再生力を落として粘膜組織は丈が短い萎縮性胃炎（いしゅく）に至る。萎縮性胃炎は胃がんが好発する。

　ヘリコバクター・ピロリの抗体価と血清ペプシノゲン法*を組み合わせてそれぞれの陽性・陰性で4群に分割する（ABC［D］分類，胃がんのハイリスク分類ともいう）[7]。未感染胃は萎縮がなく，ペプシノゲン法は陰性になる。これをA群という。萎縮性胃炎は前庭部に始まり，萎縮領域は胃角小彎を超えて，噴門部の小彎に到達する。萎縮領域が噴門を越えないものをクローズド・タイプ（closed type）という。萎縮性胃炎を内視鏡的に評価した木村・竹本分類ではC-ⅠからC-Ⅲに相当する。萎縮が軽度の場合をB群とし，萎縮が進行して血清ペプシノゲン法が陽性のものをC群という。萎縮性胃炎はさらに噴門部から大彎側に進展し，胃体上部大彎から大彎側を先進部として進行し，最後はすべての胃粘膜が萎縮する。木村・竹本分類ではオープン・タイプ（open type）のO-ⅠからO-Ⅲである。

　萎縮性胃炎の進行に伴い，胃の細胞は小腸の上皮に化生を起こす。これが腸上皮化生である。病理学的には杯細胞が認められ，IgA分泌を起こす。腸上皮化生の粘膜にはヘリコバクター・ピロリは棲みにくく，また胃内の酸分泌は減少し，pHが上昇する。これまでヘリコバクター・ピロリしか存在できなかった胃内にほかの細菌が入り込むことになる。ヘリコバクター・ピロリは最終的には胃内から排除される。しかし，この状態は未感染とは異なり，最も胃がんが発生しやすい状態である。ABC（D）分類ではD群である。D群とA群はヘリコバクター・ピロリ抗体価が陰性でヘリコバクター・ピロリがいないという意味では同じだが，胃がんのリスクはまったく異なる。

　除菌により，胃がんの発生頻度は2/3から1/3に減少するという報告もあるが，少なくともゼロになることはなく，一度でも感染のあった人は胃がんの高リスク群である。これをABC（D）分類ではE群という。

　慢性胃炎の99％は以上に述べた，感染によって起こるものである。これとは別に自己免疫性胃炎とよばれるものがあり，A型胃炎という。上記のA群とはまったく関係ない。

＊**血清ペプシノゲン法**：血液中のペプシノゲンのアイソザイムにより長いものと短いものでPGⅠ，PGⅡに分けて血中濃度を測定するものである。萎縮性胃炎ではペプシノゲン法は陽性となる。

ヘリコバクター・ピロリの関与する慢性胃炎をB型胃炎という。これも上記のB群とはまったく関係ない。A型胃炎もまた胃がんの高リスクである。

D 胃・十二指腸潰瘍

Digest

胃・十二指腸潰瘍

概念・定義	・胃・十二指腸の上皮から粘膜下層以下まで欠損するものをいう。
原因	・ヘリコバクター・ピロリ感染，ステロイド，非ステロイド性抗炎症薬（NSAIDs），抗血栓薬が組織の攻撃因子となる。
病態生理	・良性潰瘍：攻撃因子が増加すると，胃・十二指腸から分泌する粘液の防御因子とのバランスが崩れ，消化性潰瘍を生じる。 ・悪性潰瘍：胃がんは粘液分泌ができないため胃酸やペプシンの攻撃に弱く，潰瘍を形成しやすい。進行がんの中央部分は血流分泌が少なく壊死しやすいため，潰瘍を形成しやすい。 ・ゾリンジャー・エリソン症候群（Zollinger-Ellison syndrome）：ガストリン産生腫瘍が膵臓や十二指腸に発症して胃酸が増加し，十二指腸潰瘍を起こす。
分類	・潰瘍（ulser：UL）の深さによる分類：UL-Ⅰ；びらん（上皮粘膜の欠損），UL-Ⅱ；粘膜下層までの欠損，UL-Ⅲ；筋層までの欠損，UL-Ⅳ；筋層を超えた欠損。 ・治癒度による分類（崎田・三輪分類）：A_1，A_2；活動性潰瘍期，H_1，H_2；治癒期，S_1，S_2；瘢痕期。
症状	・心窩部痛が多く，胃潰瘍では食後，十二指腸潰瘍では空腹時に多い。出血を伴う際は，吐血や下血，貧血を生じる。出血が大量の場合は出血性ショックを生じることがある。
検査	・上部消化管内視鏡検査が最も有用であり，潰瘍辺縁の生検により悪性・良性の鑑別が可能。
治療	・第1選択は，プロトンポンプ阻害薬（PPI）。現在ではボノプラザンフマル酸も投与可能。 ・NSAIDsによる潰瘍：休薬できない場合は，プロスタグランジン製剤（ミノキシジルなど）投与。NSAIDsをCox-2選択的拮抗薬に変更。
合併症	・潰瘍が深い場合は穿孔，十二指腸球部後壁の隣接臓器への穿通。 ・出血性胃・十二指腸潰瘍：内視鏡的止血術が第1選択。 ・十二指腸潰瘍，前庭部の胃潰瘍：瘢痕化した際に，管腔の狭窄を伴うことがある。

❶ 概念・定義

潰瘍（ulcer：UL）とは，上皮から粘膜下層以下まで欠損するものを指す。上皮粘膜のみの欠損はびらんという。びらんをUL-Ⅰ（びらんは本来は潰瘍ではないが，便宜的にUL分類でも取り扱う）とし，粘膜下層までの欠損はUL-Ⅱ，筋層までの欠損はUL-Ⅲ，それ以下までの欠損はUL-Ⅳという。

❷ 原因

胃酸や**ペプシン**は強力なたんぱく質消化作用があり，正常組織やがん組織も攻撃されると壊死を起こす。または**ヘリコバクター・ピロリ**の感染や，**ステロイド，非ステロイド性抗炎症薬（NSAIDs），抗血栓薬**も攻撃因子である。

❸ 病態生理

正常の胃や十二指腸の細胞は粘液を出しており，胃酸やペプシンによる消化から身を

守っている。これを防御因子という。しかしヘリコバクター・ピロリの感染や，ステロイド，NSAID，抗血栓薬の服用などといった攻撃因子が増加すると，攻撃因子と防御因子のバランスが崩れ，消化性潰瘍を起こす。また，ストレスなどで粘液の分泌が悪くなって防御因子が減少しても，攻撃因子と防御因子のバランスが崩れ，消化性潰瘍を生じる。これが良性潰瘍の発症機序である。

十二指腸潰瘍（duodenal ulcer：DU）では萎縮性胃炎が軽度で胃酸が多量に分泌される（高酸）。胃潰瘍（gastric ulcer：GU）は胃酸よりも胃粘膜の萎縮により再生力が落ちている状態で起きやすい（低酸）。

良性の胃潰瘍は胃角付近の小彎や胃体上部後壁に起きやすい。十二指腸潰瘍はほとんどが球部に存在する。

一方，胃内に胃がんができた場合，胃がんは通常は粘液分泌ができないため，胃酸やペプシンの攻撃に弱く，潰瘍を形成しやすい。また進行がんではがんの中央部分は血流分泌が少なく，壊死しやすい。このため中央部分に潰瘍を形成しやすい。これらを悪性の潰瘍という。悪性潰瘍はがんがあって初めてできる病変で，良性潰瘍が悪性潰瘍に変化することはないと考えられている。

消化管ホルモンの一つである**ガストリン**は胃幽門腺部のG細胞から分泌され，胃壁細胞に作用し胃酸を増加させる。ガストリン産生腫瘍が膵臓などの遠隔臓器に発症して，胃酸が増加して十二指腸潰瘍を起こす病態を**ゾリンジャー・エリソン症候群**（Zollinger-Ellison syndrome）という。

❹ 分類

❶で示したUL-ⅠからUL-Ⅳまでの分類と共に，潰瘍の治癒度に応じて，活動性潰瘍期（A_1，A_2），治癒期（H_1，H_2），瘢痕期（S_1，S_2）と分類するものがある（崎田・三輪分類）。A_1は再生粘膜がほとんどない初期の状態で，以下，A_2，H_1，H_2と再生粘膜が増加するにつれて治癒に近づく。瘢痕化したS_1，S_2で潰瘍は治癒状態となる。S_1とS_2の違いは，S_1は赤色瘢痕で比較的再発しやすいのに対して，S_2の白色瘢痕はほとんど再発しない。潰瘍は再発しやすく，S_1，S_2の状態からA_1に戻ることが多く，これを潰瘍サイクルという。しかし胃潰瘍はS_2期になれば瘢痕部は硬く，その同じ場所で潰瘍が再発することはほとんどない。一方で，十二指腸潰瘍はS_2であっても同じ場所に何度でも再発する。

❺ 症状

胃・十二指腸潰瘍の症状は**心窩部痛**であり，十二指腸が体の右側に位置していても心窩部に痛みを生じることが多い。心窩部痛は胃潰瘍では食後に起きやすく，十二指腸潰瘍では空腹時に多いとされているが，必ずしもそうではない症例が存在する。

潰瘍による出血を伴うときには**吐血**（鮮紅色の吐血またはコーヒー残渣様の吐血）や**下血**（黒色便，タール便），**貧血**を生じる。出血が大量である場合は出血性ショックになることがある。

❻ 検査

上部消化管内視鏡検査が最も有用であり，潰瘍を発見することができる。特に潰瘍の辺

縁の生検によって，悪性潰瘍か良性潰瘍かの鑑別が可能である．ただし，悪性潰瘍のがんは潰瘍の辺縁のわずかな部分にしかないので，生検は複数回行うのが望ましい．バリウムによる上部消化管造影検査ではバリウムのたまった部分（ニッシェ）を認める．

❼治療

胃潰瘍・十二指腸潰瘍の治療の第 1 選択は PPI である．現在ではそれより効果が高いカリウムイオン競合型アシッドブロッカー（PCAB）であるボノプラザンも投与可能である．胃潰瘍では 8 週間，十二指腸潰瘍では 6 週間でほとんどの潰瘍が治癒する．

NSAIDs やステロイド，抗血栓薬（特にアスピリン）による潰瘍ではその薬物を休止するのが最もよいが，症例によっては休薬できないことがある．そのような場合 NSAIDs 潰瘍ではプロスタグランジン製剤（ミノキシジルなど）を投与したり，NSAIDs を Cox-2 選択的拮抗薬に変更したりする．NSAIDs はプロスタグランジンの抑制が作用機序であり，プロスタグランジンの作用は Cox-1 と Cox-2 に分けられる．炎症を起こす Cox-2 のみに効果がある Cox-2 選択的拮抗薬は炎症を抑えることが可能であり，一方で胃や十二指腸の再生上皮に作用する Cox-1 をブロックしないため潰瘍の発症が少ない．

ヘリコバクター・ピロリ陽性の場合，潰瘍が治癒した後に除菌を行うことで胃・十二指腸潰瘍の再発を抑えることができる．除菌は潰瘍そのものの治療には使用せず，潰瘍の再発の予防として除菌を行うべきである．

「胃潰瘍治療のフローチャート」（図 4-16）が「消化性潰瘍診療ガイドライン 2015」（日本消化器病学会）に示されている．

❽合併症

潰瘍が深い場合，**穿孔**して胃内容物が腹膜腔に漏れていくことがある．特に十二指腸は壁が薄いため穿孔しやすい．また，十二指腸球部後壁は背側に腹膜腔がなく穿孔することは少ないが，隣接臓器に穿通することがある．

出血性胃・十二指腸潰瘍は非常に危険で，生命予後に影響することがある．内視鏡的止血術が第 1 選択で，出血している動脈（一時的に止まっている場合は露出血管という）に対して，①クリップによる物理的止血，②エタノール局注，③止血鉗子などによる焼灼術などが行われる．出血がひどく，アプローチが困難な場合には高張食塩水にエピネフリンを加えた HSE（hypertonic saline epinephrine）の局注を先に行うことがある．内視鏡で止血できない場合は大腿動脈から穿刺して動脈カテーテルを出血部位までもってきて，コイルによる塞栓を行う．それでも止血できない場合は，外科的に止血もしくは幽門側胃切除を行うこともある．

十二指腸潰瘍や前庭部の胃潰瘍は瘢痕化した際に管腔の**狭窄**を伴うことがある．特に幽門や十二指腸潰瘍を何度も再発した患者では食物が通過できなくなることがある．**内視鏡的バルーン拡張術**で狭窄を解除する．

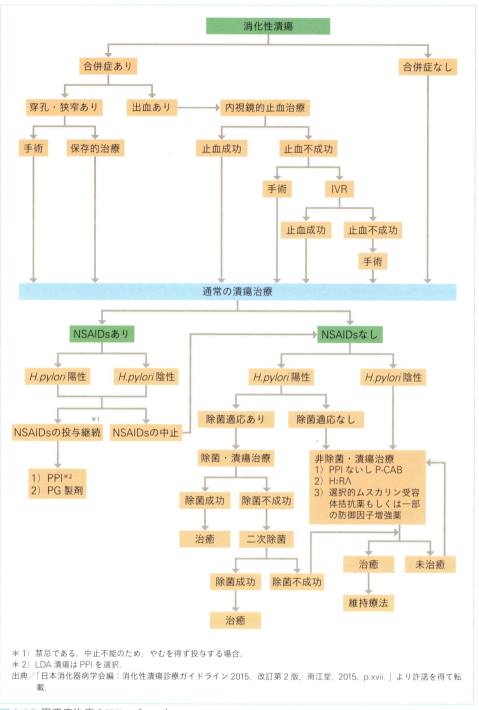

*1) 禁忌である。中止不能のため，やむを得ず投与する場合。
*2) LDA潰瘍はPPIを選択。
出典／「日本消化器病学会編：消化性潰瘍診療ガイドライン2015, 改訂第2版, 南江堂, 2015, p.xvii.」より許諾を得て転載.

図4-16 胃潰瘍治療のフローチャート

E 胃がん

Digest

胃がん

概念・定義	・胃壁の最も内側にある胃粘膜から悪性腫瘍が発生（腺がん）。
原因	・ヘリコバクター・ピロリ感染，食塩過剰摂取，喫煙，野菜・果物の摂取不足が報告されている。
病態生理	・血流やリンパ流によりがん細胞が他臓器やリンパ節に転移。リンパ節転移の頻度が最も高く，胃がん末期には腹膜転移もよく認められる。
分類	・病期（ステージ）分類：がんの進行の程度により，Ⅰ期（ⅠA，ⅠB），Ⅱ期（ⅡA，ⅡB），Ⅲ期（ⅢA，ⅢB，ⅢC），Ⅳ期に分類。 ・内視鏡的分類：早期胃がんはⅠ～Ⅲ型，進行胃がんは1～4型に分類。
症状	・早期は症状がないことが多く，進行しても無症状のこともある。 ・代表的症状は，体重減少，上腹部痛，上腹部不快感，悪心，食欲不振，つかえ感など。典型的な症状はなく症例により様々である。
検査	・内視鏡，X線検査：早期の発見には内視鏡検査が有用。 ・生検：腫瘍や潰瘍がみられた場合は，生検による病理検査が重要。 ・CT，MRI検査：診断後の浸潤，転移検索。 ・血液検査：貧血の有無，腎機能，肝機能，腫瘍マーカーのチェック。
治療	・「胃癌治療ガイドライン」（医師用2018年1月改訂 第5版，日本胃癌学会編）に則る。 ・方法：腫瘍進行度により決定。遠隔転移のない，根治切除可能な症例は，胃壁内深達度，リンパ節転移の有無により決定。内視鏡治療，リンパ節郭清を伴う胃切除術，腹腔鏡手術などが選択される。 ・胃切除術：基本的に幽門側胃切除術，噴門側胃切除術，胃全摘術の3種類。
胃切除後合併症	・体重減少と貧血が必発。 ・逆流性食道炎：噴門側胃切除術，胃全摘術で発生頻度が高い。 ・ダンピング症候群：早期ダンピング症候群；高浸透圧の食物が急激に小腸に流入し，食後30分程度で動悸・めまいが生じる。後期ダンピング症候群；インスリンの過剰分泌により食後2～3時間で低血糖による冷汗やめまい，意識消失発作が起こる。 ・ダンピング症候群の予防：高たんぱく質，低脂質，低炭水化物の食事を少量ずつ，回数を多くして摂取。

❶概念・定義

　胃がん（gastric cancer）とは胃にできた悪性腫瘍であり，胃壁の最も内側にある胃粘膜から発生する（腺がん）。がん細胞は無秩序に増殖を繰り返すため，進行すると胃壁内に入り込み外側の漿膜に露出し，さらに進行すると近接臓器（膵臓，横行結腸）に浸潤する。また血流やリンパ流によってがん細胞が他臓器やリンパ節に転移する。

　胃がんは過去においてはわが国で最も死亡率の高いがん腫であったが2017（平成29）年の統計では男性で2位，女性で4位であり徐々に減少してきている。罹患率は女性では減少傾向だが，男性では横ばいである。

❷原因

　胃がん発生の主な原因は**ヘリコバクター・ピロリ**感染，**食塩の過剰摂取，喫煙**，野菜・果

物の摂取不足が報告されている。特にヘリコバクターピロリ感染は，世界保健機関（WHO）が煙草と同じレベルの発がん因子に指定している。ヘリコバクター・ピロリ菌の外毒素であるCagAたんぱくが胃粘膜の正常細胞に注入されると，がん化のプロセスが進むと考えられている。

❸分類

▶ **早期胃がん**　胃の粘膜または粘膜下層に浸潤がとどまるがんを早期胃がんと定義している。早期胃がんでも転移は起こるが，定義上は転移の有無は関係なく，粘膜下層までの浸潤であれば早期胃がんと定義される。

早期胃がんは内視鏡による形態（表在型，0型）でⅠ～Ⅲ型に分類されている。Ⅰ型は隆起型（図4-17a），Ⅱ型は亜分類があり，Ⅱaは表面隆起型（図4-17b），Ⅱbは平坦型，Ⅱcは表面陥凹型（図4-17c, d）である。Ⅲ型も陥凹型であるが，明らかに深い陥凹がある型とされている。頻度としてはⅡcの陥凹型が最も多い。

▶ **進行胃がん**　胃の筋層以深に浸潤したがんが進行胃がんと定義されている。内視鏡による分類では1～4型に分類されている。1型は腫瘤型（図4-18a），2型は潰瘍限局型（図4-18b），3型は潰瘍浸潤型（図4-18c），そして4型はびまん浸潤型（図4-18d）と定義されている。4型は内視鏡上，明らかな腫瘤や潰瘍は形成せず，壁の肥厚と発赤が特徴であるが，腹膜播種を起こしやすく，治療困難例が多い（図4-19）。

❹病態生理・転移

胃がん治療のうえで最も問題になるのは**転移**である。頻度として最も高いのは**リンパ節転移**であり，早期胃がんでも15％にリンパ節転移が認められる。初期の段階では胃周囲のリンパ節（所属リンパ節）に転移するが，進行すると大動脈周囲や頸部のリンパ節（ウィルヒョウ[Virchow]転移）に転移する（表4-4）。腹膜転移も胃がんの末期にはよく認められ，腹膜や腸間膜に白色結節をつくり腹水も貯留する。腹腔内で最も低い部位である**ダグラス窩**に腹膜転移は生じやすい（表4-4）。

肝臓や肺にも転移するが，多くの場合が多発転移であり，手術治療の対象とならないことが多い。また，女性では**卵巣転移**も認められ，**クルッケンベルク**（Krukenberg）**腫瘍**とよばれている（表4-4）。所属リンパ節転移以外の転移は遠隔転移であり，根治手術の対象とならない。

❺症状

胃がんは早期の段階では症状がないことが多く，進行しても無症状のこともある。代表的な症状としては，体重減少，上腹部痛，上腹部不快感，悪心，食欲不振，つかえ感などがあるが典型的な症状はなく，症例によって様々である。また，検診で貧血や便潜血陽性を指摘されて，胃がんが見つかる場合もある。

❻検査

胃がんを見つける検査は**内視鏡**と**胃X線検査**であるが，早期胃がんを見つけるためには内視鏡検査が有用であり，近年は検診でも内視鏡検査を選択できるようになっている。内

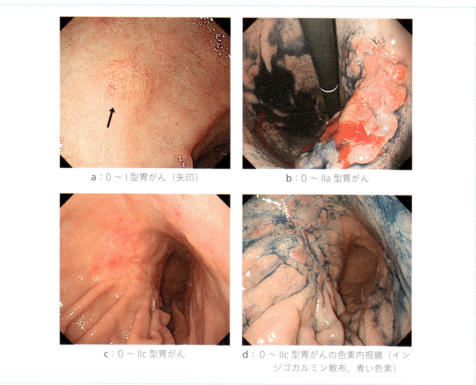

図4-17 早期胃がんの内視鏡分類

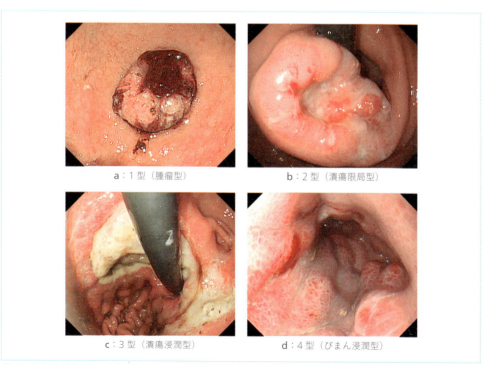

図4-18 進行胃がんの内視鏡分類

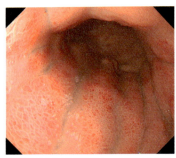
内視鏡では内腔が狭窄し、粘膜は発赤している。

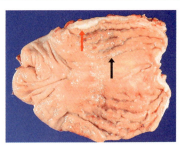
切除標本、胃壁が肥厚し（赤色矢印）、粘膜ひだが太くなっている（黒矢印）。

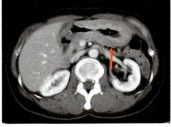
CT画像でも胃壁の肥厚が認められる（矢印）。

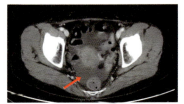
骨盤底に腹水が認められる（矢印）。

図4-19 4型胃がん

表4-4 覚えるべき胃がん転移

左鎖骨上窩リンパ節転移	ウィルヒョウ（Virchow）転移
ダグラス窩転移、腹膜転移	シュニッツラー（Schnitzler）転移
卵巣転移	クルッケンベルク（Krukenberg）腫瘍

視鏡検査で腫瘍や潰瘍がみつかった場合に重要な検査は、病理検査である。胃潰瘍に見えてもがんであることもあり、生検による病理検査が重要である。多くの場合胃がんは腺がんである。

内視鏡検査は質的診断以外に病変の部位、広がり、深達度を判断するのに用いられる。胃がんと診断された後に行う検査は浸潤、転移検索であり、CTやMRIを用いて行う。また、血液検査によって貧血の有無や腎機能、肝機能、そして腫瘍マーカーのチェックを行う。腫瘍マーカーは胃がんで必ず上昇するわけではないが、再発のチェックなどに用いられる。

❼ 治療

治療は「胃癌治療ガイドライン第5版」（日本胃癌学会）に則り行うことになる。治療方法は、腫瘍の進行度によって決定される。遠隔転移のない、根治切除可能な症例は胃壁内深達度、リンパ節転移の有無によって治療法が決められる。

粘膜内がんで分化型腺がん（組織は分化型と未分化型に分けられる）は、内視鏡治療（ESD）が適応となる。内視鏡を用いてがんを含む粘膜を切除する（図4-20）。

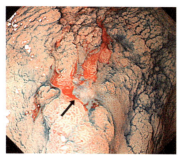 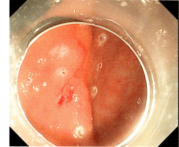
陥凹型早期胃がん，色素散布後（矢印）。　腫瘍周囲に切除の目印をつける。

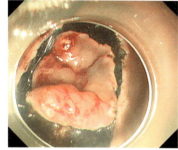 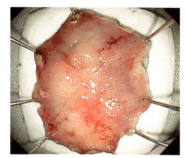
全周にわたって剝離し腫瘍を切除する。　切除標本。

図4-20 内視鏡治療（内視鏡下粘膜下層剝離術）

　内視鏡治療適応外の早期胃がんに対しては，**リンパ節郭清**（胃周囲リンパ節＋総肝動脈，腹腔動脈周囲リンパ節）を伴った**胃切除術**を行う。遠隔転移のない進行がんに対しては広範囲リンパ節郭清（上記リンパ節郭清に固有肝動脈周囲，脾動脈周囲リンパ節郭清を追加）を伴う胃切除術を行う。腹部を大きく開けない腹腔鏡手術（低侵襲手術）は，腹部に空けた5〜12 mmの穴からポート（器具の出し入れに用いる）を挿入し（図4-21），二酸化炭素で気腹することによって，専用の鉗子を用いて手術操作を行う。腹腔鏡下胃切除術の適応は早期胃がんとされている。

　胃切除の方法は基本的には，**幽門側胃切除術，噴門側胃切除術，胃全摘術**の3種類である（図4-22）。幽門側胃切除術は，中下部胃がんが対象となり，残胃と十二指腸を吻合する**ビルロート**（Billroth）**Ⅰ法**が標準的な再建法である（図4-22a）。胃全摘術は上中部胃がんが対象となり，空腸を用いた**ルーエンワイ**（Roux-en-Y）**再建**が標準的な再建法である（図4-22b）。**噴門側胃切除術**は上部の早期胃がんが対象であり，食道と残胃を吻合して再建するが（図4-22c），逆流性食道炎が高頻度に生じ，小腸を間置するなどの食道逆流防止策が必要になる。

　遠隔転移のある根治切除不能胃がんは，抗がん剤を用いた化学療法や対症療法が適応となる。胃がん治療において中心となる抗がん剤はS-1であり，S-1に白金製剤であるシスプラチンやオキサリプラチンを併用して投与する併用療法が標準的になっている。また近年は，免疫チェックポイント阻害剤であるニボルマブが注目されている。

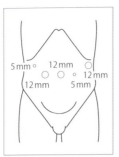
ポート挿入部位。

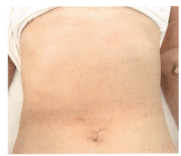
腹腔鏡下胃切除術後の腹部創。

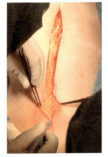
通常の上腹部縦切開による開腹。

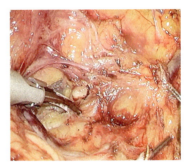
腹腔鏡手術ではビデオカメラを用いて内部を見るため拡大して観察できる。リンパ管や神経が詳細に認識できる。

図4-21 低侵襲手術（腹腔鏡手術）

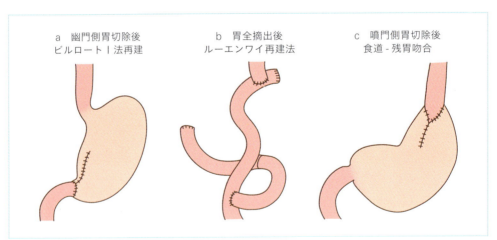

図4-22 胃切除術後再建法

❽ 胃切除後合併症

　胃切除術後には様々な合併症が生じる。胃切除後に必発する合併症は，**体重減少**と**貧血**である。体重減少は，胃の切除による食事の摂取量の減少，さらに胃酸の分泌低下による栄養の消化・吸収機能不全が原因となる。貧血は，胃切除後の内因子欠乏によってビタミンB_{12}の吸収障害が起こり巨赤芽球性貧血を引き起こす。治療は，ビタミンB_{12}の非経口投

与である。逆流性食道炎も頻度の高い合併症であるが，逆流防止弁である下部食道括約筋を切除する噴門側胃切除術や胃全摘術で発生頻度が高い。幽門側胃切除術や噴門側胃切除術では胃酸が逆流するが，胃全摘術では膵液や十二指腸液が逆流し，アルカリ逆流となる。

上記の術後合併症に比べると頻度は下がるが，ダンピング症候群も重要な合併症である。

▶ **ダンピング症候群**　ダンピング症候群は早期ダンピング症候群と後期ダンピング症候群に分類される。早期ダンピング症候群は小腸内に急激に高浸透圧の食物が流入することによって，血管から腸管内に水分が移動し，動悸やめまいが生じる。摂食後 30 分程度で症状が出現する。後期ダンピング症候群は食後 2 ～ 3 時間で起こる合併症で，インスリンの過剰分泌によって引き起こされ，低血糖による冷汗やめまい，意識消失発作が起こる。後期ダンピング症候群の対処法としてはジュースやアメで糖質を摂取することである。予防法としては高たんぱく質，低脂質，低炭水化物の食事を少量ずつ摂取することである。

III　腸・腹膜疾患

A　過敏性腸症候群

❶ 概念・定義

脳と腸の機能的関連を**脳腸相関**（brain-gut interactions）とよぶ。過敏性腸症候群（irritable bowel syndrome：IBS）は，ストレスなどの心理的要因により，腹痛あるいは便通異常の発症，もしくは増悪で特徴づけられる機能性消化管疾患の一つである。

機能性消化管疾患とは，消化器症状が慢性あるいは再発性に持続する一方で，その症状が通常の臨床検査で見つかる器質的疾患によるものでは説明がつかないという概念の疾患である。消化器診療のなかで最も多く，有病率はおおむね一般人口の 10 ～ 15% と試算されている。

Rome IV 診断基準では，IBS の定義は以下のとおりである。

腹痛が，最近 3 か月の中の 1 か月につき少なくとも 1 日以上を占め，下記の 2 項目以上の特徴を示す。
（1）排便によって変化する。
（2）排便頻度の変化と関係する。
（3）便形状（外観）の変化と関係する。
少なくとも診断の 6 か月以上前に症状が出現。
最近 3 か月間は診断基準を満たす。

上記の診断基準には器質的疾患の除外をすることとは明確に記載されていないが，体重減少や血便などの警告徴候を伴う場合には，診断基準を満たしていても器質的疾患除外のための諸検査を実施すべきである。実地臨床では仮に器質的疾患が併存していても，それ自体でIBSが説明できない場合にはIBSと診断できる。

❷ 原因

- **ストレスの関与**　IBSの病態にはストレスが関与する。健常者でもストレスは大腸運動などに影響を与えるが，IBS患者ではストレスに対する感受性が亢進している。

- **粘膜炎症の関与**　IBS患者の大腸粘膜では，肥満細胞浸潤数が増加している。リンパ球浸潤数も増加しており，免疫賦活状態にある。激しい急性胃腸炎に罹患した後にIBSを発症する症例があり，感染性腸炎後IBSとよばれている。

- **腸内細菌の関与**　IBS患者の腸内細菌は健常者とは異なる。また，**プロバイオティクス**により腸内細菌を是正することが効果的である。

- **神経伝達物質の関与**　IBS患者の病態に最も深く関与する神経伝達物質は**セロトニン**である。IBS患者にセロトニンの前駆物質である**トリプトファン**を欠乏させると内臓知覚過敏が増強され，不安が惹起される。**5-HT$_3$受容体拮抗薬**は下痢型IBSに有効で，5-HT$_4$作動薬は便秘型IBSに有効である。セロトニン再取り込み阻害による抗うつ薬はすべての型のIBSに有効である。

- **内分泌ホルモンの関与**　IBS患者の病態に最も深く関与する内分泌ホルモンは**副腎皮質刺激ホルモン放出ホルモン**（corticotropin releasing hormone：CRH）である。CRHは視床下部-下垂体-副腎相関においてストレス刺激により視床下部の室傍核から産生されるホルモンであるが，腸においても産生され，その産生源は免疫担当細胞と筋層間神経叢である。CRHをIBS患者に負荷すると大腸運動が亢進し，消化管知覚過敏閾値が低下する。CRHと逆の作用を有するのが**オキシトシン**であり，消化管知覚過敏を緩和する。また，セロトニンから合成される**メラトニン**は，IBS患者の腹痛を緩和する。

❸ 分類

便の形状により4つのサブタイプに分類する。便の形状は，硬い木の実のような1型から水様の7型まで段階的に分類するブリストル便形状スケールを用いる。

- **便秘型IBS**：硬便または兎糞状便が25％以上で，軟便または水様便が25％未満。
- **下痢型IBS**：軟便または水様便が25％以上で，硬便または兎糞状便が25％未満。
- **混合型IBS**：硬便または兎糞状便が25％以上で，軟便または水様便が25％以上。
- **分類不能型IBS**：上記のいずれでもないもの。

❹ 症状

再発性の腹痛があり，それに関連した便秘，下痢などの便通異常が特徴である。便意切迫，残便感，排便時の粘液排出，腹部膨満なども認める。

❺ 治療

生活習慣指導を行い，無効時には第1段階として消化管をターゲットにした治療を行う。

さらに無効時には第2段階として中枢神経をターゲットにした治療を行う。さらに無効な場合には第3段階として精神科による心理療法を行う。

▶ **生活習慣指導** 食事指導としては低FODMAP*ダイエット，油脂や香辛料の摂食回避を指導する。便秘型には食物繊維摂取を指導する。

▶ **プロバイオティクス** 高いエビデンスレベルで有効性が確かめられている。

▶ **高分子重合体薬** 下痢型にも便秘型にも有効性が期待できる。

▶ **消化管機能調節薬**

- **マレイン酸トリメピチン**：型によらず消化管の異常運動を改善する。腹痛を改善する効果もある。
- **$5-HT_3$ 受容体拮抗薬**：下痢型IBSに有効である。
- **リナクロチド**：便秘型IBSに有効である。腹痛にも効果がある。

B 炎症性腸疾患（腸炎）

1. 感染性腸炎

❶ **概念・定義**

感染性腸炎（infectious enteritis）は，**細菌，ウイルス，寄生虫**などの病原体によって引き起こされる疾患である。

❷ **原因**

原因病原体の腸管への感染による。

❸ **分類**

- **細菌性**：サルモネラ，腸炎ビブリオ，腸管出血性大腸菌，カンピロバクター，コレラ菌，チフス菌，赤痢菌，結核菌，ブドウ球菌，セレウス菌など。
- **ウイルス性**：ノロウイルス，ロタウイルス，アデノウイルス，サイトメガロウイルス，HIVウイルスなど。
- **寄生虫・原虫**：赤痢アメーバ，ランブル鞭毛虫など。

❹ **症状**

ウイルス性は冬場に多く，嘔吐の頻度が高く，水様性下痢が多い。細菌性は夏季に増加し，血便や発熱を伴うことが多い。

❺ **検査**

- **便培養**：細菌性の病原体同定の標準であるが感度の問題と日数の問題がある。
- **便抗原検出キット**：ロタウイルス，アデノウイルス，ノロウイルスで実施できる。

＊ **FODMAP**：F（Fermentable：発酵性），O（Oligosaccharides：オリゴ糖），D（Disaccharides：二糖類），M（Monosaccharudes：単糖類），And（&）P（Polyols：ポリオール）のことで，これらの摂取を控える食事療法を「低FODMAPダイエット」とよぶ。ポリオールは，分子内にヒドロキシル基を2個以上もつ多価アルコール。

- 便虫卵検査
- **下部内視鏡**：慢性の感染性腸炎で行う。腸アメーバでは粘膜生検で約50%の検出率がある。

❻ 治療

(1) 治療概論

ウイルス性腸炎は対症療法のみとなるが，細菌性腸炎でも多くの場合，自然軽快するので特別な治療を要さない。電解質と糖質配合補水液の飲用を促し，脱水の重篤な例では点滴を行う。脱水の評価は重要である。高齢者，小児については抗菌薬の投与について議論が分かれる。いずれにおいても止痢薬は用いない。重い腹痛をきたす場合はペンタゾシンを用いる。

(2) 特別な治療が必要な感染性腸炎

▶ **腸管出血性大腸菌感染症** 発症患者の10%に溶血性尿毒症症候群を発症し，その20%が脳症を併発し，その約10%は死亡する。溶血性尿毒症症候群や脳症の治療は対症的に行う。抗菌薬の投与について議論が分かれる。

▶ **細菌性赤痢** 感染力が強く，少数の菌量でも感染拡散の危険性があるため，有症状の患者のみならず保菌者に対しても治療が行われる。治療の第1選択薬はニューキノロン系の抗菌薬である。

▶ **コレラ** ニューキノロン系の抗菌薬が第1選択であり，抗菌薬の投与により排菌期間の短縮化が期待できる。

▶ **腸チフス／パラチフス** セフトリアキソン（ceftriaxione：CTRX）の点滴静注を行う。除菌困難例が少なくない。発症後1か月以上経過し，抗菌薬終了後48時間以降に，24時間以上の間隔を空けて3回連続の便培養で原因菌の陰性を確認し報告することが必要となる。特に胆石を伴う長期保菌者においては，除菌困難例も多く，胆嚢切除が必要な場合がある。

▶ **腸アメーバ，ジアルジア** メトロニダゾールを内服する。

▶ **回虫症，鉤虫症，鞭虫症，蟯虫症** ピランテルを内服する。

▶ **糞線虫症** イベルメクチンを内服する。

▶ **横川吸虫症，アジア条虫症** プラジカンテルを内服する。

(3) 予防

食中毒として起こるものは原因食材の同定と拡散防止が重要である。特に，腸管出血性大腸菌感染症については少数の菌でも感染が成立するため，**集団食中毒**が発生しやすい。感染症法では3類に分類されている。ウイルス性については日々の手洗いに加え，吐物や糞便にウイルスが含まれるため2次感染予防が重要である。特にノロウイルスは症状改善後も1週間程度糞便にウイルスが排泄されるといわれ，清掃においても注意する必要がある。性感染症では拡散防止が極めて意義があり，感染者および介護者の指導が重要である。届け出感染症は拡散防止のために保健所に届けることが重要である。

(4) 届け出が必要な感染性腸炎

▶ 3類（全数届け出）　診断後直ちに届ける義務がある。コレラ，細菌性赤痢，腸管出血性大腸菌感染症，腸チフス，パラチフス。

▶ 5類（全数届け出）　7日以内に届ける義務がある。アメーバ赤痢，ジアルジア，クリプトスポリジウム。

(5) 届け出が必要な食中毒

食品衛生法で以下が検出された場合は24時間以内の届け出が義務づけられている。

サルモネラ，腸管出血性大腸菌，エルシニア，カンピロバクター，コレラ菌，チフス菌，パラチフス菌A。

2. 薬物性腸炎

薬物服用が原因と考えられる腸炎は，**抗菌薬起因性出血性大腸炎，クロストリジウムディフィシル**（Clostridium difficile：CD）**関連下痢症，静脈硬化性大腸炎，膠原線維性大腸炎**（collagenous colitis）などがある。

1　抗菌薬起因性出血性大腸炎

❶ 概念・定義

抗菌薬関連腸炎の一つであり，広域スペクトラムの抗菌薬，特に合成ペニシリン投与開始数日後から急激に発症する。

❷ 原因

クレブシエラオキシトカ（Klebsiella Oxytoca）の産生する毒素が原因と考えられている。

❸ 症状

抗菌薬投与後，多くは4～5日以内に突然の激しい腹痛と血便で発症する。発熱は伴わず，症状の割には腹部所見は軽度のことが多い。比較的若年層にみられる。

❹ 検査

- 便培養：クレブシエラオキシトカが検出されることが多い。
- 大腸内視鏡：横行結腸，右側結腸を主体とした粘膜の発赤と浮腫がみられる。

❺ 治療

抗菌薬の中止と対症療法で良好な経過をたどる。

2　クロストリジウムディフィシル（CD）関連下痢症

❶ 概念・定義

抗菌薬関連腸炎の一つである。原因薬剤は多岐にわたるが，特に第2，第3世代セフェム系，ペニシリン系，クリンダマイシンなどが知られる。散発例は上記であるが，CDは院内伝播のリスクが大きい細菌であり，病棟での集団発生は菌の水平伝播による外因性感染症である。

❷原因

抗菌薬投与により腸内細菌叢が乱れ，ヒトの腸内の常在菌であるクロストリジウムディフィシルが異常増殖し，その毒素によって下痢・腹痛，発熱をきたす。

❸分類

重症度別に軽症から以下に分ける。

- 腸炎を伴わないもの
- 腸炎を伴うが偽膜を伴わないもの
- 偽膜性腸炎：大腸内視鏡で偽膜を呈するもの
- たんぱく漏出を伴う偽膜性腸炎
- 劇症型

❹症状

抗菌薬投与5〜10日後から始まる下痢がみられる。

❺検査

CDの培養は困難であり，代替法が用いられる。

(1) 便検査

- 便中の**CDトキシン**を検出する。
- CDの抗原測定キットにより，便中**グルタミン酸デヒドロゲナーゼ**（glutamate dehydrogenase：GDH）を検出する。

(2) 下部内視鏡検査

典型的には直腸，S状結腸に偽膜を形成する。しかし，形成しないことも多く，感度の低い検査である。

❻治療

使用中の抗菌薬を中止する。

経口バンコマイシン，あるいは経口メトロニダゾール内服を行う。海外では内服加療に抵抗性の症例が増加しているが，再発性難治性のクロストリジウムディフィシル関連下痢症に対し糞便移植の有効性が報告され話題になっている。

3　膠原線維性大腸炎（collagenous colitis）

❶概念・定義

内視鏡では病変を指摘できず，大腸の病理組織標本診断される疾患である。長期にわたり**水様下痢**の再燃と寛解を繰り返して患者の生活の質を低下させる。詳細な原因は不明であるが，発症に薬物との関与が想定されている。

❷原因

原因不明であるが，PPIやNSAIDsの投与が関与していることがあるとされる。

❸症状

長期にわたり繰り返す水様下痢である。基本的には血性の下痢を認めることはない。腹

痛を伴うこともある。

❹検査
▶下部内視鏡検査　基本的に内視鏡観察では異常所見を認めないことも多いが，線状の裂創を認めることがある。
▶病理検査　病理学的には上皮直下に10μm以上の膠原線維帯を認める。

❺治療
原因となり得る薬物がある場合は休薬をまず行う。奏効しない場合は対症療法や5-アミノサリチル酸製剤（5-ASA製剤）も試される。

4　静脈硬化性腸炎

❶概念・定義
大腸壁内から腸間膜の静脈に石灰化が生じ，静脈還流の障害によって，腸管の慢性虚血性変化をきたす疾患である。

❷原因
漢方薬中の成分である山梔子が原因の一つとする多くの報告がなされている（約83％）。山梔子中のゲニポシドが大腸の腸内細菌によって加水分解され，生成されたゲニピンが腸から吸収され腸間膜静脈を通る際，アミノ酸やたんぱく質と反応し，青色色素を有する物質を形成し静脈に沈着する。これにより，腸間膜静脈壁の線維性肥厚・石灰化を引き起こし，血流をうっ滞させ，腸管壁の浮腫，線維化，石灰化，腸管狭窄を起こすと考えられている。サンシシ含有漢方薬としては加味逍遥散，黄連解毒湯，辛夷清肺湯，茵蔯蒿湯，防風通聖散などがある。

❸症状
腹痛，下痢，悪心・嘔吐がみられる。

❹検査
▶下部内視鏡検査　主として右側結腸の粘膜の青銅色調変化が認められる。
▶単純X線/CT検査　右側結腸を中心とした大腸壁あるいは腸間膜静脈に沿った線状・点状の石灰化がみられる。

❺治療
原因薬剤を中止する。

3. クローン病

Digest

クローン病	
概念・定義	・消化管の慢性の肉芽腫炎症病変を主体とする原因不明の疾患。主に若年者に発症し，小腸・大腸を中心に浮腫や潰瘍を認め，狭窄や瘻孔など特徴的な病態が生じる。

原因	●明確な原因が証明されていない。 ●遺伝的素因を背景に，食事や腸内細菌に対して腸に潜んでいるリンパ球など免疫を担当する細胞が過剰に反応して発症，増悪に至ると考えられている。 ●免疫学的には，自然免疫系の破綻により獲得免疫系の発動をきたし炎症を惹起していると考えられている。
病態生理	●慢性の炎症が持続した場合に，消化管狭窄・癒着・内瘻形成・外瘻形成などの器質的障害をきたす。
分類	●疾患パターン：炎症型，瘻孔形成型，狭窄型。 ●病変部位：小腸型，小腸・大腸型，大腸型。 ●重症度分類：CDAI，IOIBD，Harvey-Bradshaw index（simple CDAI）など。
症状	●症状は個人，病変部位により異なる。一般に大腸より小腸で軽微。 ●特徴的な症状は腹痛と下痢で，半数以上でみられる。さらに発熱，下血，腹部腫瘤，体重減少，全身倦怠感，貧血なども現れる。 ●腸管外の合併症（関節炎，虹彩炎，結節性紅斑，肛門部病変など）による様々な症状を呈する。
検査	●血液学的検査：CRP（C反応性たんぱく質）は活動性を鋭敏に示す。 ●内視鏡的検査：上部内視鏡，下部内視鏡に加え，必要に応じてバルーン内視鏡やカプセル内視鏡による小腸の検索。 ●病理学的検査：大腸の様々な部位からの生検で直腸からの連続性の炎症があれば，潰瘍性大腸炎を示唆。 ●画像検査（MRI，CT，超音波）：壁の肥厚，造影効果に加えて，縦走潰瘍に相当する弧状変形を確認。
治療	●主に内科的治療で炎症を抑える。 　①栄養療法・食事療法：栄養状態の改善，腸管の安静，食事からの刺激除去により，腹痛・下痢や消化管病変を改善。経腸栄養，完全中心静脈栄養。 　②薬物療法：目的に応じて，5-ASA製剤，ステロイド剤，アザチオプリン，抗TNFα抗体，抗IL12/23抗体，顆粒球除去療法，抗菌薬などを使用。 ●外科治療：根治療法にならないが，腸閉塞や穿孔，膿瘍などの合併症には外科治療が必要となる。 ●内視鏡的治療：合併症の狭窄に対して，内視鏡的に狭窄部を拡張する治療が行われることがある。狭窄は主に小腸に起こるため，バルーン内視鏡の使用が多い。
予防	●再燃の予防に脂質摂取量の抑制。 ●禁煙。

❶概念・定義

　クローン病（Crohn's disease）は，消化管の慢性の肉芽腫性炎症性病変を主体とする原因不明の疾患である。主として若年者に発症し，小腸・大腸を中心に浮腫や潰瘍を認め，腸管狭窄や瘻孔など特徴的な病態が生じる。炎症性腸疾患の一つであり，1932年にアメリカの内科医クローンらによって限局性回腸炎として初めて報告されたためこの名前がある。

　口腔にはじまり肛門に至るまでの消化管のどの部位にも炎症や潰瘍が起こり得るが，特に小腸末端部が好発部位である。非連続性の病変を特徴とし，それらの病変により腹痛や下痢，血便，体重減少などが生じる。病状・病変は再発・再燃を繰り返しながら進行し，治療に抵抗して社会生活が損なわれることも少なくない。

❷原因

　クローン病の原因として，遺伝的な要因が関与するという説，結核菌類似の細菌や麻疹ウイルスによる感染症説，食事の中の何らかの成分が腸管粘膜に異常な反応を引き起こし

ているという説，腸管の微小な血管の血流障害説などが報告されてきたが，いずれもはっきりと証明されたものはない。

　最近の研究では，何らかの遺伝的な素因を背景として，食事や腸内細菌に対して腸に潜んでいるリンパ球などの免疫を担当する細胞が過剰に反応して病気の発症，増悪に至ると考えられている。

　免疫学的には，マクロファージから産生される**腫瘍壊死因子**（tumor necrosis factor：TNF）αを中和する抗体やリンパ球から産生される**インターロイキン**（interleukin；IL)-12/23に対する中和抗体が効果的である事実を合わせ，病初期の異常は自然免疫系にあり，この破綻がきっかけになり獲得免疫系の発動をきたし炎症を惹起していると考えられている。健康な状態では自然免疫系細胞は腸管腔内で腸内細菌叢との調和をはかり，制御されたレベルの免疫系を働かせることによって特定の病原体の異常増殖＝感染症を未然に防いでいるが，それが破綻したという考え方である。

❸ 病態生理

　クローン病は，慢性の炎症が持続したことにより様々な器質的障害をきたし，その結果，外科的治療などの侵襲的治療が必要になる。具体的には，消化管が狭くなる（狭窄）・癒着・消化管に孔が開いて腸管と腸管（内瘻形成）あるいは腸管と皮膚がつながる（外瘻形成）などである（図4-23）。繰り返し手術が必要な場合，残存する小腸が短くなり腸管不全を呈し，消化管からの栄養補充が不可能となる可能性がある。手術の頻度は診断後10年で約半数の患者が手術を必要とする報告や，一生の間に一度は手術を必要とする患者が8割に及ぶとの報告がされている。

❹ 分類

（1）疾患パターンによる分類

① **炎症型**：炎症をもって病変は形成されるが，器質的変化を伴わない。
② **瘻孔形成型**：経時的に瘻孔形成を有する。

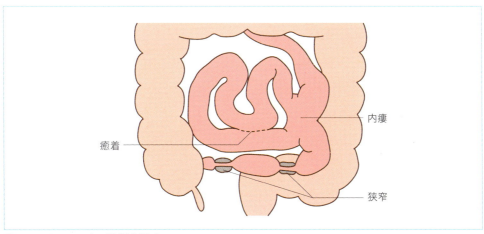

図4-23 クローン病の器質的障害

③**狭窄型**：狭窄性病変を有する。

(2) 病変部位による分類

クローン病の病変（潰瘍，狭窄，瘻孔など）は，消化管のどの部位にも生じるが，主として大腸と小腸に好発する。

①**小腸型**：小腸だけに病変がみられる。
②**小腸・大腸型**：小腸だけでなく大腸にも病変がみられる。
③**大腸型**：大腸だけに病変が限られる。

また，肛門に難治性の痔瘻や膿瘍（のうよう）などの病変をきたすことも特徴の一つで，特殊な治療を必要とすることもしばしばである。

(3) 重症度分類

患者の病勢の把握は，通常，臨床症状や血液炎症反応（CRP）を中心に行われるが，臨床的活動性を定量的に評価する指標として crohn's disease activity index（CDAI），international organization for the study of inflammatory Bowel Disease（IOIBD），Harvey-Bradshaw index（simple CDAI）などがある。

CDAI は，臨床試験の評価にも多用され広く受けられているものの，8 項目の変数と 7 日間の評価を前向きに確実に行うなどの煩雑さが問題であり，日常臨床に適しているとは言い難い。また小腸病変では CDAI が上昇しづらいとの指摘もある。

IOIBD スコア（表 4-5）は，臨床調査個人票で採用しているもので簡便であり，国内の臨床試験でも用いられた。

Harvey-Bradshaw index は，CDAI との相関が高いうえに簡便であるが，5 項目からなるため，1 項目の比重が高い。腸切除などで基準となる便回数が増加した場合，炎症がなくてもより重症に評価されるなどの特性に注意する必要がある。

❺ 症状

クローン病の症状は患者によって様々で，侵される病変部位（小腸型，小腸・大腸型，大腸型）によっても異なる。一般に大腸よりも小腸は症状が軽微である。そのため狭窄（きょうさく）や瘻孔（ろう）

表 4-5 クローン病の IOIBD スコア

1 項目 1 点とし，2 点以上を医療費助成の対象とする。
❶腹痛
❷1 日 6 回以上の下痢あるいは粘血便
❸肛門部病変
❹瘻孔
❺そのほかの合併症［ぶどう膜炎，虹彩炎，口内炎，関節炎，皮膚症状（結節性紅斑，壊疽性膿皮症），深部静脈血栓症など］
❻腹部腫瘤
❼体重減少
❽38℃以上の発熱
❾腹部圧痛
❿ヘモグロビン 10 g/dL 以下

がかなり進んで初めて自覚症状が出現することもまれではない。そのなかでも特徴的な症状は腹痛と下痢で，半数以上の患者でみられる。

さらに，発熱，下血，腹部腫瘤，体重減少，全身倦怠感，貧血などの症状もしばしば現れる。腸管外の合併症としては関節炎，虹彩炎，結節性紅斑，肛門部病変などにより様々な症状を呈することがある。

❻ 検査

(1) 血液学的検査

CRP は活動性を鋭敏に示す。しかし，診断的な価値のある血液検査はない。

(2) 内視鏡検査

全消化管に病変を有する可能性があるため，上部内視鏡，下部内視鏡に加え，必要に応じてバルーン内視鏡やカプセル内視鏡による小腸の検索を必要とする。4〜5 cm 以上の長さを有する腸管の長軸に沿った潰瘍を縦走潰瘍とよび，診断学的価値が大きい。また，病変が非連続性または区域性病変（skip lesion）であることも特徴的である。

(3) 病理学的検査

非乾酪性類上皮細胞肉芽腫が特徴的であるが，検出率は低い。形質細胞浸潤が粘膜筋板に及ぶことは，潰瘍性大腸炎およびクローン病いずれかの炎症性腸疾患を示唆する。大腸の様々な部位からの生検で，直腸からの連続性の炎症があれば潰瘍性大腸炎を，区域性で特に直腸に炎症がなければクローン病を示唆する。

(4) MRI/CT/超音波

壁の肥厚，造影効果に加えて，縦走潰瘍に相当する弧状変形は診断的価値が高い。小腸の検索が非侵襲的に可能であるため，診断後一度は実施すべき検査である。MRI は被曝もなく，定期的な検査により器質障害の進行をモニターするのに優れている。

❼ 治療

クローン病は全消化管に病変をきたし得ることが潰瘍性大腸炎との大きな違いであり，外科的治療は根治療法にはならない。残存した腸管に再発をきたす確率は 40〜70% との報告がある。内視鏡観察での再発は術後 5 年で 9 割に及ぶとの報告もある。これらの器質的障害は慢性の炎症の結果，徐々に進むので，内科的治療で炎症を抑え込むことが長期的な予後を改善すると期待され，治療の主役である。

内科的治療は，栄養療法や薬物療法などがある。腸閉塞や穿孔，膿瘍などの合併症には外科治療が必要となる。

また，生活指導も重要であり，特に喫煙は強い増悪因子であり，禁煙外来を含めた積極的な指導が重要である。厚生労働省の治療指針を表 4-6 に示す。この指針は web で公開され，定期的に更新されている。

(1) 栄養療法・食事療法

栄養状態の改善だけでなく，腸管の安静と食事からの刺激を取り除くことで腹痛や下痢などの症状の改善と消化管病変の改善が認められる。

表4-6 平成29年度クローン病治療指針（内科）

活動期の治療（病状や受容性により，栄養療法・薬物療法，あるいは両者の組み合わせを行う）			
軽症～中等症	**中等症～重症**		**重症**（病勢が重篤，高度な合併症を有する場合）
薬物療法 ● ブデソニド ● 5-ASA製剤 　ペンタサ®顆粒/錠, 　サラゾピリン®錠（大腸病変） **栄養療法**（経腸栄養療法） 許容性があれば栄養療法 経腸栄養剤としては， ● 成分栄養剤（エレンタール®） ● 消化態栄養剤（ツインライン®など）を第一選択として用いる ※受容性が低い場合は半消化態栄養剤を用いてもよい ※効果不十分の場合は中等症～重症に準じる	**薬物療法** ● 経口ステロイド（プレドニゾロン） ● 抗菌薬（メトロニダゾール*，シプロフロキサシン*など） ※ステロイド減量・離脱が困難な場合：アザチオプリン，6-MP* ※ステロイド・栄養療法などの通常治療が無効/不耐な場合：インフリキシマブ・アダリムマブ・ウステキヌマブ **栄養療法**（経腸栄養療法） ● 成分栄養剤（エレンタール®） ● 消化態栄養剤（ツインライン®など）を第一選択として用いる ※受容性が低い場合は半消化態栄養剤を用いてもよい **血球成分除去療法の併用** ● 顆粒球吸着療法（アダカラム®） ※通常治療で効果不十分・不耐で大腸病変に起因する症状が残る症例に適応		外科治療の適応を検討した上で以下の内科治療を行う **薬物療法** ● ステロイド経口または静注 ● インフリキシマブ・アダリムマブ・ウステキヌマブ（通常治療抵抗例） **栄養療法** ● 経腸栄養療法 ● 絶食の上，完全静脈栄養療法（合併症や重症度が特に高い場合） ※合併症が改善すれば経腸栄養療法へ ※通過障害や膿瘍がない場合はインフリキシマブ・アダリムマブ・ウステキヌマブを併用してもよい

寛解維持療法	肛門病変の治療	狭窄／瘻孔の治療	術後の再発予防
薬物療法 ● 5-ASA製剤 　ペンタサ®顆粒/錠, 　サラゾピリン®錠（大腸病変） ● アザチオプリン ● 6-MP* ● インフリキシマブ・アダリムマブ・ウステキヌマブ（インフリキシマブ・アダリムマブ・ウステキヌマブにより寛解導入例では選択可） **在宅経腸栄養療法** ● エレンタール®，ツインライン®等を第一選択として用いる ※受容性が低い場合は半消化態栄養剤を用いてもよい ※短腸症候群など，栄養管理困難例では在宅中心静脈栄養法を考慮する	まず外科治療の適応を検討する ドレナージやシートン法など **内科的治療を行う場合** ● 痔瘻・肛門周囲膿瘍：メトロニダゾール*，抗菌剤・抗生物質　インフリキシマブ・アダリムマブ ● 裂肛，肛門潰瘍：腸管病変に準じた内科的治療 ● 肛門狭窄：経肛門的拡張術	【狭窄】 ● まず外科治療の適応を検討する ● 内科的治療により炎症を沈静化し，潰瘍が消失・縮小した時点で，内視鏡的バルーン拡張術 【瘻孔】 ● まず外科治療の適応を検討する ● 内科的治療（外瘻）としては　インフリキシマブ　アダリムマブ　アザチオプリン	寛解維持療法に準ずる **薬物治療** ● 5-ASA製剤 　ペンタサ®顆粒/錠 　サラゾピリン®錠（大腸病変） ● アザチオプリン ● 6-MP* **栄養療法** ● 経腸栄養療法 ※薬物療法との併用も可

＊：現在保険適応には含まれていない
※（治療原則）内科治療への反応性や薬物による副作用あるいは合併症などに注意し，必要に応じて専門家の意見を聞き，外科治療のタイミングなどを誤らないようにする。薬用量や治療の使い分け，小児や外科治療など詳細は本文を参照のこと。
出典／厚生労働科学研究費補助金 難治性疾患等政策研究事業「難治性炎症性腸管障害に関する調査研究」鈴木班：潰瘍性大腸炎・クローン病 診断基準・治療方針．平成29年度改訂版（平成30年3月31日），2018．p.23．

▶ **経腸栄養** 特殊な栄養剤を用いて加療する。成分栄養剤とはたんぱく質が抗原性を示さないアミノ酸のレベルまで分解されており，脂質をほとんど含まない製剤である。しかし，独特の臭みがあり経口摂取のコンプライアンスが不良なため，細い管を経鼻的に挿入し，先端を腸に置き，腸に負担のかからないように時間をかけて投与するのが経腸栄養療法である。夜間に実施すれば就寝中に栄養が摂取できる。寛解導入率はステロイドと同等に強力である。また，小児のクローン病は成長についても重視する必要があることと，ステロイドより経腸栄養療法の寛解導入効果が強力であることから，第1選択である。消化態栄養剤は成分栄養剤ほど抗原性が乏しくないが，成分栄養で許容性が低い患者に試してみてもよい。

▶ **完全中心静脈栄養** 完全中心静脈栄養は高度な狭窄がある場合，広範囲な小腸病変が存在する場合，経腸栄養療法を行えない場合などに用いられる。小腸は完全中心静脈栄養を実施すると短期間の間に絨毛の萎縮をきたし，粘膜のバリアが弱体化し，感染症や毒物からの免疫への防御が弱体化する。したがって，経腸栄養を優先して実施する。

▶ **食事療法** 病気の活動性や症状が落ち着いていれば，通常の食事が可能だが，活動期には食事量を減らすことが勧められる。足りない分を成分栄養剤で補充する。残念ながら活動性を低下させる食事は見つかっていない。脂質摂取はどの種類であっても容量依存的に疾患活動性を増加させることが知られている。魚油であっても摂取して改善されることはないので安易に勧めない。

(2) 薬物療法

▶ **5-ASA製剤** 罹患範囲で選択し，小腸を含む場合はメサラジン（ペンタサ®/顆粒/錠），大腸型ではサラゾスルファピリジン（サラゾピリン®錠）でもよい。

▶ **ステロイド薬**

・**ブデゾニド**：病変局所で効果を発現し，吸収後速やかに不活化され全身性の副作用が軽減されるステロイドである。病変の主座が回腸末端～上行結腸の場合に選択する。開始8週間を目安に継続の可否を検討する。

・**プレドニゾロン**：寛解導入時に40 mg/日程度で開始し，漸減中止する。長期投与で副作用が問題となるので漫然と投与しない。

▶ **アザチオプリン** 効果発現に時間がかかること，適切な投与量に個人差が大きいことに注意する。また，100～200人に1人程度，無顆粒球症や全脱毛をきたすため，導入初期は慎重に開始する。

▶ **抗TNFα抗体製剤** 非常に強力な治療法であり，難治例に使用される。抗体製剤は免疫原性を有するため，奏効した患者であっても投与を重ねるうちに徐々に効果が減弱することが多い。活動性が高いときだけに投与すると効果減弱が起こりやすいことが判明し，定期的に投与することが推奨されている。効果減弱した場合，2倍への増量が認められている。また，インフリキシマブは効果減弱を予防する目的でアザチオプリンを併用することがある。必ず活動性および陳旧性の結核スクリーニングを投与開始前に実施する。

- **インフリキシマブ**：点滴製剤である。奏効率は極めて高い。初回投与後2週，6週に投与し，寛解維持療法として以後8週間の間隔で投与を行う。効果発現は迅速である。5 mg/kg を2時間以上かけて点滴静注する。
- **アダリムマブ**：皮下注射製剤である。初回 160 mg，2週間後に 80 mg の皮下注射を行う。その後は 40 mg の皮下注射を2週間後に寛解維持療法として行う。患者自身による自己注射も可能である。

▶ 抗 IL-12/23 抗体製剤
- **ウステキヌマブ**：導入時は初回のみ点滴注射を行い，8週間後には皮下注射を行う。以後 12 週間間隔で維持投与を行う。効果減弱の場合，投与間隔を8週間に短縮できる。

▶ 顆粒球除去療法　大腸の病変を有する症例に対して，寛解導入を目的としてアダカラム®による顆粒球吸着療法を，10回を限度に施行できる。

▶ 抗菌薬　痔瘻・肛門周囲膿瘍に対して必要に応じドレナージなどを行い，さらに，シプロキサンやメトロニダゾールなどで治療する。

(3) 外科治療

高度の狭窄や穿孔，膿瘍などの合併症に対しては外科治療が行われる。その際には腸管をできるだけ温存するために，小範囲の切除や狭窄形成術などが行われる。

(4) 内視鏡的治療

クローン病の合併症のうち，狭窄に対しては，内視鏡的に狭窄部を拡張する治療が行われることがある。狭窄は主として小腸に起こるのでバルーン内視鏡を使用することが多い。

❽ 予防

再燃の予防に対して脂質摂取量の抑制は効果がある。禁煙は積極的に勧められる。

4. 潰瘍性大腸炎

Digest

潰瘍性大腸炎	
概念・定義	・主に粘膜，粘膜下層を侵し，しばしばびらんや潰瘍を形成する，特に直腸の原因不明のびまん性非特異性炎症。性差はみられず，発病年齢のピークは30〜39歳。
原因	・原因は不明。免疫病理学的機序や心理学的要因の関与が考えられている。
病態生理	・遺伝的素因に，食事，感染や薬品などの環境因子が加わり，免疫異常をきたし発症すると考えられている。
分類	・病期分類：活動期，寛解期。治療の目標は，寛解導入。 ・重症分類：重症，中等症，軽症。 ・病変の広がりによる分類：全結腸炎型，左側大腸炎型，直腸炎型。疾患の範囲により治療方法を選択する。 ・臨床経過による分類：再燃寛解型，慢性持続型，急性劇症型，初回発作型。 ・難治潰瘍性大腸炎：短期間以上のステロイドを要する症例，ステロイドに奏功しない症例を難治性潰瘍性大腸炎と定義。ステロイド抵抗例，ステロイド依存例，ステロイド以外の厳密な内科的治療にあるが頻回の再燃あるいは慢性持続型を呈するもの。

症状	・消化管症状：主に粘血便，下痢。重症化で発熱，体重減少，腹痛，貧血など。 ・腸管外合併症：壊疽性膿皮症，関節炎，硬化性胆管炎，結節性紅斑など。
検査	・細菌学的・寄生虫学的検査とともに，上部消化管検査，小腸検査を行い，感染性腸炎や他の炎症性疾患などを除外する。血液検査，内視鏡検査，病理学的検査，注腸造影，便カルプロテクチン，便潜血検査，腹部 CT/CTcolonography，腹部単純 X 線検査
治療	・薬物療法が基本。潰瘍性大腸炎治療指針（内科）（厚生労働省難治性炎症性腸管障害に関する調査研究）による。 ・外科的治療：5 種類の主な術式がある。①大腸全摘，回腸嚢肛門吻合術，②大腸全摘，回腸嚢肛門管吻合術，③結腸全摘，回腸直腸吻合術，④大腸全摘，回腸人工肛門造設術，⑤結腸亜全摘，回腸人工肛門造設術，S 状結腸粘液瘻，または Hartmann 手術。
予防	・発症予防手段は確立されていないが，寛解と再燃を繰り返すことから，再燃させないように維持することが重要。

❶概念・定義

潰瘍性大腸炎（ulcerative colitis：UC）は，主として粘膜を侵し，しばしばびらんや潰瘍を形成する大腸の原因不明の**びまん性非特異性炎症**である。大腸特に直腸の特発性，非特異性の炎症性疾患である。30 歳以下の成人に多いが，小児や 50 歳以上の年齢層にもみられる。通常，血性下痢と種々の程度の全身症状を示す。長期にわたり，かつ大腸全体を侵す場合には悪性化の傾向がある。

潰瘍性大腸炎の疫学的特徴として，性差はみられず，発病年齢は 30 ～ 39 歳にピークがみられる。中等症以上は特定疾患に認定されている。

❷原因

原因は不明で，免疫病理学的機序や心理学的要因の関与が考えられている。

❸病態生理

遺伝的な素因に食事や感染，薬品などの環境因子が加わり，免疫異常をきたし発症すると考えられている（図 4-24）。

❹分類

潰瘍性大腸炎は慢性疾患ではあるが，典型例では寛解，再燃を繰り返す特徴がある。弱

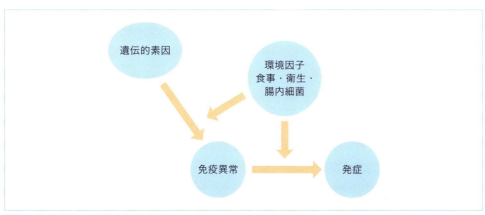

図 4-24 潰瘍性大腸炎の発症機序

い活動性があるよりも寛解に持ち込んだほうが再燃率が低いなどのメリットがあるため，治療目標の基本は寛解導入することにある。

(1) 病期分類
- **活動期**：血便を訴え，内視鏡的に血管透見像の消失，易出血性，びらん，または潰瘍などを認める状態。
- **寛解期**：血便が消失し，内視鏡的には活動性の所見が消失し，血管透見像が出現した状態。

(2) 重症度分類

潰瘍性大腸炎は中等症以上が特定疾患に認定されており，毎年の更新にも必要な情報であるため，重症度分類の把握は日常診療でも重要である。表4-7の重症，中等症，軽症の3つに分類される。

(3) 病変の広がりによる分類

潰瘍性大腸炎は，直腸〜口側結腸に広がる疾患であるが，その範囲によって治療方法が選択されるため以下の3つに分類される（図4-25）。予後もこの3型で大きく異なり，直腸炎型で外科的治療法が必要になる率は明らかに低い。

- **直腸炎型**：内視鏡検査により直腸S状部（RS）の口側に正常粘膜を認めるもの。
- **左側大腸炎型**：病変の範囲が脾彎曲部を越えていないもの。すなわち，下行結腸止まりであるもの。脾彎曲を少しでも越えるものは全大腸炎型になることに注意する。
- **全大腸炎型**：病変の範囲が横行結腸以深に進展するもの。必ずしも大腸全体に炎症が至っている必要はない。

(4) 臨床経過による分類

潰瘍性大腸炎の典型的な臨床経過は再燃寛解型であり，およそ50%の患者が該当する。

表4-7 潰瘍性大腸炎の重症度分類

	重症 severe	中等症 moderate	軽症 mild
1）排便回数	6回以上	重度と軽症との中間	4回以下
2）顕血便	(＋＋＋)		(＋)〜(−)
3）発熱	37.5℃以上		(−)
4）頻脈	90/分以上		(−)
5）貧血	Hb10 g/dL 以下		(−)
6）赤沈	30 mm/h 以上		正常

軽症の3），4），5）の（−）とは37.5℃以上の発熱がない，90/分以上の頻脈がない，Hb10 g/dL以下の貧血がない，ことを示す。
重症とは1）および2）の他に全身症状である3）または4）のいずれかを満たし，かつ6項目のうち4項目以上を満たすものとする。軽症は6項目すべてを満たすものとする。
上記の重症と軽症との中間にあたるものを中等症とする。
重症の中でも特に症状が激しく重篤なものを劇症とし，発症の経過により，急性劇症型と再燃劇症型に分ける。劇症の診断基準は以下の5項目をすべて満たすものとする。
① 重症基準を満たしている。
② 15回/日以上の血性下痢が続いている。
③ 38℃以上の持続する高熱がある。
④ 10,000/mm^3 以上の白血球増多がある。
⑤ 強い腹痛がある。
出典／厚生労働科学研究費補助金 難治性疾患等政策研究事業「難治性炎症性腸管障害に関する調査研究」鈴木班：一目でわかるIBD；炎症性腸疾患を診療されている先生方へ，第2版，2015, p.6.

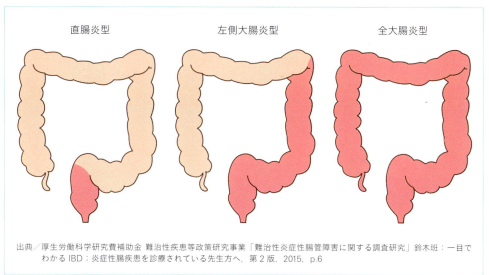

出典／厚生労働科学研究費補助金 難治性疾患等政策研究事業「難治性炎症性腸管障害に関する調査研究」鈴木班：一目でわかるIBD：炎症性腸疾患を診療されている先生方へ，第2版，2015．p.6

図4-25 病変の広がりによる分類

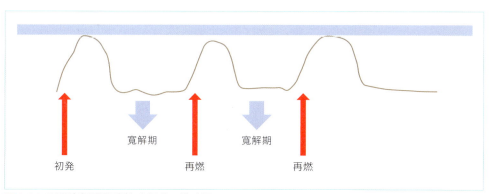

図4-26 再燃寛解型潰瘍性大腸炎の模式図

しかし，寛解に至らず慢性に持続する患者も存在し，慢性持続型と分類する。およそ30％を占める。初発時に活動性を有するが以後再燃しないものを初回発作型とよび，およそ20％の患者が含まれるが，そのなかには感染性腸炎などの非慢性疾患の誤診例が含まれている可能性を指摘する声もある。急性劇症型は極めて高い活動性で発症し，高率に手術に至るが，その頻度は1％程度と少ない。

- **再燃寛解型**：図4-26に模式図を示す。
- **慢性持続型**：初回発作より6か月以上活動期にあるもの。
- **急性劇症型**：極めて激烈な症状で発症し，中毒性巨大結腸症，穿孔などの合併症を伴うことが多い。
- **初回発作型**：発作が1回だけのもの。

(5) 治療反応性による難治性潰瘍性大腸炎の定義

潰瘍性大腸炎は，基準薬である5-ASA製剤で大半の患者が寛解導入できるが，一部の

III 腸・腹膜疾患 173

患者は寛解導入に短期間のステロイド薬投与を要する。短期間以上のステロイドを要する症例やステロイドに奏効しない症例を難治性潰瘍性大腸炎と定義し，より強力な治療を要する。

- **ステロイド抵抗例**：プレドニゾロン 1〜1.5 mg/kg/日の 1〜2 週間投与で効果がないもの。
- **ステロイド依存例**：ステロイドで一時的に効果が得られるが，漸減中に再燃をきたし，離脱できないもの。
- ステロイド以外の厳密な内科的治療にありながら頻回の再燃あるいは慢性持続型を呈するもの。

❺ 症状

（1）消化管症状

主に**粘血便，下痢**を自覚して生じる場合が多い。重症化すると発熱，体重減少，腹痛，貧血などを伴ってくる。直腸は，便意を適切に感じ排便をコントロールするために不可欠な機能を有するので，直腸を病変範囲に含むことがほぼ必発な潰瘍性大腸炎は下痢・腹痛症状をきたしやすい。

（2）腸管外合併症

腸管外合併症の頻度は約 20％である。**壊疽性膿皮症，関節炎，硬化性胆管炎，結節性紅斑**などが特徴的である。

❻ 検査

細菌学的・寄生虫学的検査を行うとともに，上部消化管検査や小腸検査などを行い，感染性腸炎やほかの炎症性腸疾患などを除外することが重要である。放射線照射歴，抗菌薬服用歴，海外渡航歴なども重要である。

（1）血液検査

活動性の指標には，白血球や血沈が主に用いられる。CRPは上昇しにくく，CRP陰性は寛解を必ずしも意味しない。

（2）内視鏡検査

活動性を鋭敏に示し，罹患範囲も判断できる。病理学的検査の実施には必須であり，長期罹患例の大腸がんのスクリーニングにも重要である。ただし侵襲性があり繰り返しの実施が困難である。所見に応じて活動性を分類する。軽度では血管透見消失，粘膜細顆粒状変化，発赤，アフタ，小黄色点，中等度では粘膜粗造，びらん，小潰瘍，易出血性，粘血膿性分泌物付着，強度では広範な潰瘍，著明な自然出血などがみられる。病名にある「潰瘍」は，活動性が強度にならないと出現しない所見である。

（3）病理検査

深部粘膜まで形質細胞が浸潤することは潰瘍性大腸炎やクローン病以外ではまれであり，炎症性腸疾患を強く疑わせる所見である。また，慢性炎症の変化を反映して陰窩の配列異常が認められる。炎症性細胞は単核細胞浸潤であり，病理切片でも浸潤がびまん性にみられる特徴を有する。潰瘍性大腸炎は直腸から広がる疾患であり，直腸生検で病理学的

な所見をまったく欠く場合は，潰瘍性大腸炎を強く否定し得る．したがって，直腸生検は内視鏡的に活動性がなくても診断的な価値がある．

(4) 注腸造影検査

以前は多用されていたが，検査後活動性に影響することが多く，最近はあまり実施されない．罹患範囲を決定するのに有用である．直腸から連続性に所見のあることと，鉛管様といわれるハウストラ（ひだ）の消失所見が特徴的といわれる．

(5) 便カルプロテクチン検査

糞便中のカルプロテクチンは腸管粘膜に浸潤した好中球由来のたんぱく質であり，定量することにより潰瘍性大腸炎の活動性を血液検査より鋭敏にとらえることができる．臨床症状よりも鋭敏と考えられており，内視鏡検査による粘膜の活動性評価の代用として期待されている．

(6) 便潜血検査

定量検査は活動体への評価にも有用である．

(7) 腹部CT/CTコロノグラフィー (CT colonography; CTC) 検査

腹部CTで潰瘍性大腸炎は腸管の肥厚，造影効果として活動性が評価でき，罹患範囲も一目瞭然で判断できる．

(8) 腹部単純X線検査

一般的な情報のほか，急性劇症型においては中毒性巨大結腸症の診断に有用である．

❼ 治療

潰瘍性大腸炎の治療は薬物療法が基本である．潰瘍性大腸炎の治療指針は厚生労働科学研究費補助金難治性疾患等政策研究事業「難治性炎症性腸管障害に関する調査研究」（鈴木班）により発表され，定期的に改定されている（表4-8）．寛解導入療法と寛解維持療法に分けて治療法が記載されている．また寛解導入療法は罹患範囲別と重症度別に治療法が述べられている．

(1) 5-ASA製剤

潰瘍性大腸炎の基準薬である．中等症までの潰瘍性大腸炎患者の寛解導入にまず使用される．血中吸収率は非常に低値であり，直接管腔から腸管局所に吸収されて効果を発揮すると考えられている．したがって，内服薬においては薬剤の溶出特性に応じて若干効果が異なると考えられている．内服薬のほか坐薬や注腸製剤があり，直接経肛門的に効率的に薬剤を分布させ得る．直腸炎型は坐薬を選択し，左側大腸炎型には注腸剤を必要に応じて使用する．内服薬はコンプライアンスがよく，全大腸炎型を含むすべての型で使用される．また，寛解維持療法においても基本となる薬である．

(2) プレドニゾロン

5-ASA製剤で効果が不十分な症例や，重症例に用いる．外来患者では40 mg/日まで，入院患者では80 mg/日までを目安とする．ステロイドは強力な効果がある反面，副作用も多いことから少なくとも1～2週間以内には効果判定を行い，無効の際はほかの治療

表4-8 平成29年度潰瘍性大腸炎治療指針（内科）

寛解導入療法

		軽 症	中等症	重 症	劇 症
左側大腸炎型	全大腸炎型	経口剤：5-ASA製剤 注腸剤：5-ASA注腸，ステロイド注腸 フォーム剤：ブデソニド注腸フォーム剤 ※中等症で炎症反応が強い場合や上記で改善ない場合はプレドニゾロン経口投与 ※さらに改善なければ重症またはステロイド抵抗例への治療を行う ※直腸部に炎症を有する場合はペンタサ坐剤が有用		プレドニゾロン点滴静注 ※状態に応じ以下の薬剤を併用 経口剤：5-ASA製剤 注腸剤：5-ASA注腸，ステロイド注腸 ※改善なければ劇症またはステロイド抵抗例の治療を行う ※状態により手術適応の検討	緊急手術の適応を検討 ※外科医と連携のもと，状況が許せば以下の治療を試みてもよい。 • ステロイド大量静療法 • タクロリムス経口 • シクロスポリン持続静注療法* ※上記で改善なければ手術
直腸炎型		経口剤：5-ASA製剤 坐　剤：5-ASA坐剤，ステロイド坐剤 注腸剤：5-ASA注腸，ステロイド注腸 フォーム剤：ブデソニド注腸フォーム剤		※安易なステロイド全身投与は避ける	

	ステロイド依存例	ステロイド抵抗例
難治例	免疫調節薬：アザチオプリン・6-MP* ※（上記で改善しない場合）： 血球成分除去療法・タクロリムス経口・インフリキシマブ点滴静注・アダリムマブ皮下注射・ゴリムマブ皮下注射を考慮してもよい	中等症：血球成分除去療法・タクロリムス経口・インフリキシマブ点滴静注・アダリムマブ皮下注射・ゴリムマブ皮下注射 重　症：血球成分除去療法・タクロリムス経口・インフリキシマブ点滴静注・アダリムマブ皮下注射・ゴリムマブ皮下注射・シクロスポリン持続静注療法* ※アザチオプリン・6-MP*の併用を考慮する ※改善がなければ手術を考慮

寛解維持療法

非難治例	難治例
5-ASA製剤（経口剤・注腸剤・坐剤）	5-ASA製剤（経口剤・注腸剤・坐剤）免疫調節薬（アザチオプリン，6-MP*），インフリキシマブ点滴静注**，アダリムマブ皮下注射**・ゴリムマブ皮下注射**

＊：現在保険適応には含まれていない，＊＊：インフリキシマブ・アダリムマブ・ゴリムマブで寛解導入した場合
5-ASA経口剤（ペンタサ®顆粒/錠，アサコール®錠，サラゾピリン®錠，リアルダ®錠），5-ASA注腸剤（ペンタサ®注腸），5-ASA坐剤（ペンタサ®坐剤，サラゾピリン®坐剤）
ステロイド注腸剤（プレドネマ®注腸，ステロネマ®注腸），ブデソニド注腸フォーム剤（レクタブル®注腸フォーム），ステロイド坐剤（リンデロン®坐剤）
※（治療原則）内科治療への反応性や薬物による副作用あるいは合併症などに注意し，必要に応じて専門家の意見を聞き，外科治療のタイミングなどを誤らないようにする。薬用量や治療の使い分け，小児や外科治療など詳細は本文を参照のこと。
出典／厚生労働科学研究費補助金 難治性疾患等政策研究事業「難治性炎症性腸管障害に関する調査研究」鈴木班：潰瘍性大腸炎・クローン病 診断基準・方針，平成29年度改訂版（平成30年3月31日），2018，p.9．

へ変更する（ステロイド抵抗例）。減量中に再燃する場合はステロイド依存例の治療へ移行する。

(3) アザチオプリン

　ステロイド依存例の寛解維持療法に行う。100～200人に1人の割合で無顆粒球症や全脱毛が起こるため，導入は慎重に行う。

(4) タクロリムス

　ステロイド抵抗例や劇症型の寛解導入に使用する。血中濃度モニタリングが効果や副作用に重要であるため，血中濃度が迅速に測定可能な施設での実施が望ましい。寛解導入後

はアザチオプリンなどによる寛解維持療法に移行する。

(5) 抗TNF-α抗体製剤

ステロイド抵抗例の寛解導入に使用するが，アザチオプリン抵抗性の難治性症例の寛解維持にも用いられる。抗体製剤は症状に応じ必要時に投与する方法であると再使用時に効果が減少する特性があるため，慢性持続型には定期的投与が推奨される。使用前に活動性結核や結核の既往のスクリーニングが必須である。わが国では高齢者の結核の既往率が高いため，十分に注意する必要がある。

(6) ブデゾニド注腸

体内に吸収されると休職に不活性化するアンテドラッグ・ステロイドであるブデゾニドの注腸フォーム剤が発売され，直腸活動性病変の5-ASA局所製剤で効果が不十分な症例に有用と考えられている。

(7) 血球成分除去療法

中等症のステロイド抵抗例の寛解導入に用いられる。アダカラム®を用いて顆粒球・単球を吸着除去する顆粒球除去療法（GMA）とセルソーバ®を用いて顆粒球・単球・リンパ球を除去する白血球除去療法（LCAP）がある。原則1クール計10回とし，劇症では計11回まで保険適応である。

(8) 外科的治療

絶対適応は，以下のような場合である。
- 大腸穿孔，大量出血，中毒性巨大結腸症。
- 重症型，劇症型で強力な内科治療が無効例。
- 大腸がん。

相対的手術適応は，以下のような場合である。
- **難治例**：内科的治療で十分な効果がなく，日常生活が困難になるなどQOLが低下した例，内科的治療で重症の副作用が発現，または発現する可能性のある例。
- **腸管外合併症**：内科的治療に抵抗する壊疽性膿皮症，小児の成長障害。
- **大腸合併症**：狭窄，瘻孔，軽度異形成（UC-Ⅲ）のうちがん合併の可能性が高いと考えられる例。

また，相対的手術適応では，以下の5種類が主な術式である。現在の標準術式は①，②である。

① **大腸全摘，回腸囊肛門吻合術**（ileoanal anastomosis：IAA）（図4-27a）：直腸粘膜抜去を行い病変をすべて切除し，回腸で貯留囊を作成して肛門（歯状線）と吻合する術式で，根治性が高い。通常は一時的回腸人工肛門を造設する。

② **大腸全摘，回腸囊肛門管吻合術**（ileoanal canal anastomosis：IACA）（図4-27b）：回腸囊を肛門管と吻合して肛門管粘膜を温存する術式である。回腸囊肛門吻合術と比べて漏便が少ないが，肛門管粘膜の炎症再燃，がん化の可能性については今後の研究課題である。

③ **結腸全摘，回腸直腸吻合術**（図4-27c）：直腸の炎症が軽度の症例，高齢者の場合に行うこ

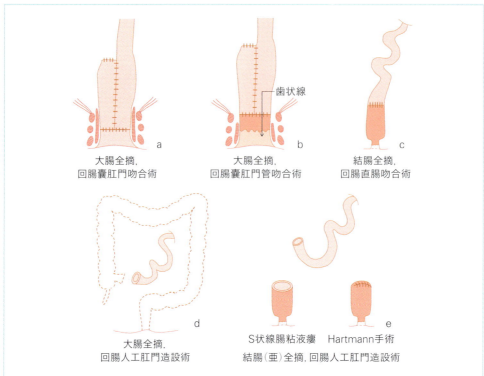

図4-27 潰瘍性大腸炎の主な術式

とがある。排便機能が良好であるが，残存直腸での再燃，がん化の可能性があるので術後管理に留意する。

④**大腸全摘，回腸人工肛門造設術**（図4-27d）：肛門温存が不可能な進行下部直腸がんの例だけでなく，肛門機能不良例，高齢者などに行うことがある。

⑤**結腸亜全摘，回腸人工肛門造設術，S状結腸粘液瘻，またはハートマン（Hartmann）手術**（図4-27e）：侵襲の少ないのが利点であり，全身状態不良例に対して肛門温存術を行う前の分割手術の一期目として行う。

❽ 予防

潰瘍性大腸炎は原因不明の疾患であり，発症を予防する手段は確立されていない。しかし，寛解と再燃を繰り返す疾患であることから，寛解者をいかに再燃させないように維持するかが重要である。寛解の維持は，大腸切除の予防になり，大腸がん発症の予防になり，入院エピソードの予防になることがわかっている。また，臨床的な寛解のなかでもさらに内視鏡検査上での寛解が得られている場合は，さらに再燃や入院エピソードの頻度を低下させ得ることがわかっている。

5. 腸結核症

❶ 概念・定義

腸結核症（intestinal tuberculosis）は，**結核菌**の腸管への感染により発症する。**肺結核**に伴う2次性のものと，伴わない原発性があり，5割強を原発性が占める[8]。原発性は近年増加が指摘されており，30〜40歳に好発し，比較的女性に多い。

❷ 原因

肺結核に伴う2次性のものは，結核菌を含んだ喀痰の嚥下による。原発性も管腔内からの感染が想定されている。結核菌はパイエル板のM細胞を介してリンパ濾胞内に入り，結核結節を形成する。結核結節は粘膜表面に近いリンパ濾胞にはじまり，粘膜下深部のリンパ組織には病変が少ない。これは，菌が血行性ではなく管腔内から感染することを示唆する。結核結節は乾酪壊死になり，破壊された物質が管腔内に放出されて潰瘍を形成する。病変が腸管の短軸方向に走行するリンパ管に沿って進展するため，潰瘍やびらんは輪状に形成される。

❸ 症状

症状に乏しいものも多い。発熱，食欲低下，腹痛，下痢などであるがいずれも特徴的なものはない。下痢はむしろ少ない。好発部位が回盲部であるので症状は右下腹部に多い。

❹ 検査

▶ **ツベルクリン反応**　BCGにより偽陽性があるばかりでなく，腸結核では陽転化しにくいとの指摘もあるため診断的価値がやや低い[9]。

▶ **IGRA（インターフェロン遊離試験）**　保険適用になり広く用いられているが報告までに時間を要する。また，偽陰性例も問題になっている[10]。

▶ **胸部X線/CT検査**　原発性腸結核が半数以上であることを鑑み，陰性であっても否定できるものではない。

▶ **内視鏡検査**　回盲部から右側結腸に好発し，非連続病変を呈する。介在粘膜は正常であることが多い。不整形の潰瘍やびらんを呈するが，輪状，帯状に配列するのが特徴的であり，縦走潰瘍を特徴とするクローン病との鑑別ポイントである。治癒期には，線状瘢痕の多発，瘢痕萎縮帯などの特徴的所見が長期間持続する。しかし，判断困難な症例も少なくない。結核結節が粘膜表層に近いところに多いことを反映して，潰瘍は一般的にそれほど深くない。

▶ **培養検査**　内視鏡検査による生検組織を培養するが，診断までに何週間も要するのでさらにPCR法による検査も併用されている。便の培養検査の陽性率は低い。

▶ **病理検査**　乾酪性肉芽腫性病変の陽性率は10％にとどまる。非乾酪性肉芽腫を呈することもある。病理でのクローン病との鑑別は容易ではない。

❺ 治療

標準治療はピラジナミド，リファンピシン，イソニアジド，エタンブトールまたはスト

レプトマイシンの4剤併用2か月治療後，リファンピシン，イソニアジドを4か月継続する。

すぐに診断がつかない場合もあるが，急速に進行することもあまりなく，じっくり時間をかけて診断できる症例が多い。クローン病との鑑別がどうしても困難な際に診断的治療を選択する場合は，抗結核療法を優先する。特に抗TNF-α製剤を結核患者に使用した場合は重症化するため非常に危険である。内視鏡病変の抗結核療法治療反応性は肺病変より良好であるので，診断的治療を選択した場合は内視鏡検査での経過観察が有効である。

6. 虚血性大腸炎

❶ 概念・定義

虚血性大腸炎（ischemic colitis）は，大腸に血液を送る動脈血が一時的に虚血になることで起こる。上腸間膜動脈血栓症などとは異なり器質的な閉塞を伴わない。血管造影で異常の認められるものは，原則的には異なる疾患に分類される。狭義には可逆性の疾患で経過の良いものを指すが，一部に非可逆性の重症例も含めることがある。

❷ 原因

- 強い便秘でいきんだ後の発症が多く，**腸管内圧亢進**や**蠕動亢進**による**粘膜内血流低下**が誘因の一つと考えられている。
- **高齢者，動脈硬化，糖尿病，腎不全患者**に頻度が高いが，これらの患者では急激な血流需要の増大に対する適応反応が不十分であるためと考えられている。
- **脾彎曲部，下行結腸，S状結腸**を中心とした**左半結腸**に好発する。これは，脾彎曲部が上・下腸間膜動脈の吻合部で，両動脈から最も遠位にあり，虚血に対し最も弱い部位にあたるためと考えられている。

❸ 分類

急激な発症はどの型にも共通であるが，その後の経過により3つに分類する。

- **一過性型**：約65％がこの型といわれる。無治療で速やかに改善する。
- **狭窄型**：約25％がこの型といわれる。1か月ほど腹痛や下痢が続いた後，腹部膨満感や腸閉塞を起こす。
- **壊疽型**：約10％を占める。非可逆性で予後の悪いものをよぶ。非常に激しい腹痛がみられ，穿孔，敗血症，ショックなどの合併症を起こし，死に至ることもある。別疾患として扱うこともある。

❹ 症状

突然起こる強い腹痛とそれに引き続く下痢をきたし，徐々に血性下痢に変化していくことが特徴的である。左側が痛むことが多い。発症前に便秘であることが少なくない。下血は新鮮血であるが，一過性で数日以内に消失することが多い。

発熱は伴わないことが多く，一過性型や狭窄型では38℃以上の高熱はまれである。

❺ 検査

　典型例では臨床症状が特徴的であるので，軽症であれば必ずしも確定診断を急ぐ必要はない．また，特徴的な所見が病初期に認められても，短期間の間に消失する．すなわち，病初期に検査をしないと確定診断は困難になるが，病初期の緊急検査の必要性は限定的である．むしろ臨床症状が改善した後に，ほかの疾患の除外のためにしっかり検査をすることが勧められる．

▶ **下部内視鏡検査**　確定診断に有力である．**縦走潰瘍**，縦走する発赤，粘膜の強い浮腫が特徴である．また，病変が直腸を除く左側結腸に発生する．

▶ **病理検査**　粘膜上皮の変性，脱落，壊死，再生，出血，水腫，たんぱく成分に富む滲出物が認められる．このような変化に対して炎症細胞浸潤が相対的に乏しいのがほかの疾患との大きな差異である．慢性期の粘膜内のヘモジデリン沈着も有用である．

▶ **注腸造影検査**　病変部の強い**腸管浮腫**を反映して，腸管が周囲から親指で押されたように狭窄する像（母指圧痕像［thumb printing］）が特徴的である．また，病変が直腸を除く左側結腸に発生する．

▶ **腹部 CT 検査**　左側結腸の著明な**腸管肥厚**を認める．非侵襲的である．腸管気腫や門脈ガスの存在は壊疽型を疑う所見である．重症例や腹膜刺激症状のある際はまず行う．

❻ 治療

　一過性型や狭窄型では初期治療で特別な治療は不要である．重症度に応じて入院加療が必要な場合，禁食，補液にて腸管の安静を保つ．便秘が誘因になっている場合は，再発の予防に**便秘治療**を行う．薬物治療の際には，刺激性下剤は避け，緩下剤や膨張性下剤，上皮機能調節性の下剤を使用する．

　重症例，壊疽型の場合は急性腹症として取り扱い，外科医と緊密な連携をとり，必要に応じて緊急手術を行う．

憩室

1. メッケル憩室

❶ 概念・定義

　メッケル憩室（Meckel's diverticulum）は**小腸**の先天性の憩室であり，**消化管奇形**のなかで頻度が最も高い．発生頻度は 0.1～2％ とされる．憩室は，回盲弁から口側 90 cm 以内の腸間膜対側に認められ，憩室の長さは 2 cm 程度である．症候性として発見されるのは 2 歳以下が多く，男児に多い．症候性のうち**異所性胃粘膜**を認めるのは 59％ ほどといわれ，次いで**膵臓粘膜**の迷入も 12％ ほどに認められる．ドイツのメッケルが詳細に報告したのでこの名前がある．

❷原因
腸管の発生期における卵黄管の遺残と考えられている。

❸症状
多くは無症状で経過する。有症状例は男性に多い。

- ▶ 下血　憩室内の異所性胃粘膜による潰瘍出血である。症状のなかで最も頻度が高い。憩室の内腔に異所性胃粘膜を認める症例において、そこから分泌される胃酸により憩室の基部に潰瘍ができると考えられている。特徴は、ほとんど腹痛なしに突然に比較的大量に下血する。下血は暗赤色の場合が多い。
- ▶ 腸閉塞　憩室に付随する索状物による腸閉塞で、絞扼性腸閉塞に症状が類似する。
- ▶ 憩室炎　虫垂炎に類似した症状をきたす。30％程度に穿孔のリスクがあるとされる。
- ▶ 腸重積　憩室を先進部として腸重積をきたし得る。症状を繰り返すことや、非観血的整復ができないことも多い。

❹検査
- ▶ 小腸造影　蠕動によって造影剤が速やかに流出してしまうため、診断能は決して高くない。
- ▶ $^{99m}TcO_4$（pertechnetate）シンチグラフィ　憩室内の異所性胃粘膜に対する集積をみる目的であり、憩室内に異所性胃粘膜がなければ描出されない。重複腸管などでは他疾患で異所性胃粘膜を有していても集積する。異所性胃粘膜を有する場合の感度・特異度はそれぞれ 85〜94％，90〜97％ といわれる。
- ▶ 腹腔鏡　診断と治療が同時に行える点で有用であり、他検査で発見できず臨床的に疑う場合に有用であった報告が増加している。
- ▶ バルーン内視鏡検査　有用との報告がある。
- ▶ カプセル内視鏡検査　有用との報告がある。

❺治療
下血症例に対しては抗潰瘍薬，H_2 受容体拮抗薬や PPI を投与する。待機的に憩室切除術を行う。無症状で発見されたときは、腸閉塞、出血、炎症、穿孔の原因となり得ることを説明する。

2. 大腸憩室

❶概念・定義
大腸憩室（diverticulum of the large intestine）は、大腸壁の一部が嚢状に漿膜側に突出したものである。

❷原因
筋層を欠く、すなわち粘膜と漿膜で構成される**仮性憩室**であり、後天的に発生する。腸管内圧の上昇により、抵抗の弱い結腸壁の血管貫通部で粘膜が輪状筋を貫いて脱出するために起こると考えられている。加齢とともに増加する。内圧上昇の原因は食生活の欧米化

が指摘されているがよくわかっていない。

❸ 分類

発生部位によって右側結腸に発生する右側型，左側結腸の左側型，び慢性に発生する両側型に分ける。左側型はS状結腸に多く，欧米人に多い。

❹ 症状

通常，無症状である。

▶ **憩室炎** 憩室症患者の2.5%といわれる。憩室の部位に応じて腹痛の部位が異なり，虫垂炎との鑑別が必要になることがある。一般に虫垂炎より緩徐に発症し，腹痛が軽度である。重篤化した場合，大腸周囲の炎症の波及から大腸狭窄となることがある。穿孔をきたした場合，急性腹膜炎，敗血症，ショックを引き起こすことがある。また，隣接臓器の間に膿瘍や瘻孔をきたすことがある。瘻孔ではS状結腸‐膀胱瘻が最も多い。

▶ **憩室出血** 高齢者の血便のなかで頻度の高いものである。通常は腹痛を伴わない鮮血便で発症し，多量に出血することもまれではない。発症機序に憩室炎は関係がないとされている。

❺ 検査

▶ **血液検査** 憩室炎では白血球増加やCRP上昇のような一般的炎症所見を認める。

▶ **造影CT検査** 憩室出血で大量に出血し全身状態が不安定な際は選択する。

▶ **下部内視鏡検査** 血便のため，前処置なしで観察が可能な場合もあるが，すでに出血が止まっている場合などはしっかり前処置をしてからの検査が勧められる。憩室は多発することが多く，責任病変を同定できることは必ずしも高くなく，6〜42%に過ぎないとの報告もある。

❻ 治療

▶ **憩室炎** 保存的治療として抗菌薬，絶食，補液でたいていの場合改善する。重症化し，瘻孔形成，狭窄，難治性膿瘍をきたす場合，外科的治療が必要になる場合がある。

▶ **大腸憩室出血**

- **保存的治療**：絶食と補液による腸管安静で自然止血する症例が大半である。
- **内視鏡治療**：クリッピングにより縫縮するクリップ法が一般的である。Oリングで憩室を結紮する内視鏡的結紮術（endoscopic band ligation）も一部の施設で行われている。早期再出血率は高く，繰り返し実施することもまれでない。
- **interventional radiology**(IVR)：多量出血で全身状態が不安定な場合は造影CTを行い，活動性の出血が確認された場合は責任動脈の動脈塞栓術が有用である。ただし，治療後に虚血による腸管壊死や穿孔などの合併症を併発することがあるため経過観察が重要である。
- **外科的治療**：IVRを実施しても止血困難で輸血量が大量になる場合は，緊急手術の適応である。
- **高濃度バリウム充填法**：再出血の予防として，注腸によりバリウムを憩室に充填する試

みが効果的だったと報告されている。しかし，バリウム充填療法後まもなく再出血した場合，内視鏡観察が困難になるなどのデメリットもあり，それほど普及していない。

❼予防

アメリカでは60歳までに人口の約1/3が，85歳までに約2/3が憩室をもち，その10〜35%が憩室炎や憩室出血をわずらうとされている。その患者数の多さから莫大な医療費がかさむため，その予防が生活習慣で成り立てば，相当な経済的効果が期待される。ナッツや種子類，コーン，ポップコーンなどは，その破片が未消化のまま憩室に到達すると物理的な粘膜障害を起こし，憩室炎や憩室出血のリスクを増やすのではないかと推測されて摂取を控える指導がされてきた。しかし，明確なエビデンスはなかった。そこで予防に関する大規模研究が組まれた[11]。米国内で1986〜2004年に既知の憩室疾患がない0〜75歳の男性47,228人を前向きに追跡した。18年間に，憩室炎が801例，憩室出血が383例発生した。しかし，ナッツ・ポップコーン摂取量（摂取頻度）と憩室炎発症リスクとの関係性は示されなかった。これを受けて，憩室の合併症を防ぐために，これらの食品の摂取を控える指導は下火になっている。

D 虫垂炎

Digest

虫垂炎

概念・定義	・虫垂の化膿性炎症。
原因	・糞石や異物などによる虫垂内腔の閉塞により，二次的に細菌に感染して炎症が起こる。
病態生理	・虫垂が閉塞すると循環障害をきたし，粘膜出血を起こし，虫垂組織の血流不足により細菌増殖をきたすと考えられている。進行すると腹膜に炎症が波及して腹膜炎が起こる。虫垂に穿孔が起こると，限局性腹膜炎から汎発性腹膜炎となる。
分類	・炎症の程度などにより，カタル性（単純性）虫垂炎，蜂窩織炎性（化膿性）虫垂炎，壊疽性虫垂炎に分類される。
症状	・食欲不振，悪心・嘔吐，心窩部より右下腹部に移動する腹痛，発熱など。腹部全体の炎症により腸管蠕動運動の麻痺が生じ，イレウスを起こすこともある。
検査	・触診（圧痛，筋性防御など），血液検査（白血球数，CRP），画像診断（CT，超音波検査）。
治療	・軽度：抗菌薬投与により保存的治療。 ・腹部症状・炎症所見が高度，糞石を認める場合など：手術治療。
術後合併症	・創感染，遺残膿瘍，腸閉塞症など。

❶概念

虫垂は盲腸に連続する臓器であり，虫垂炎とは何らかの原因で虫垂そのものに炎症が引き起こされた状態をいう。すべての年齢に発症するが，好発年齢は比較的若年者に多い傾向があり，明らかな男女比はみられない。一般的には急性に経過するもの（急性虫垂炎）がほとんどであるが，なかには慢性化するものや，繰り返し発症することもある。

❷ 原因

原因は様々であり，個々の症例において原因を明らかにすることは困難である．個々の原因にかかわらず，虫垂内で細菌の増殖により炎症をきたし発症する．

一般的には**糞石**などが虫垂内部に形成され，虫垂内腔の閉塞が生じて炎症を起こすとされている．しかし，すべての症例で糞石を伴うわけではない．

❸ 分類

病理組織学的には以下の3つに分類される．

- **カタル性虫垂炎** 虫垂は軽度の腫大，発赤を認めるが，いずれも軽度である．
- **蜂窩織炎（蜂巣炎）性虫垂炎** カタル性より炎症は高度で，虫垂の腫大，発赤のみならず膿の貯留を認めることもある．
- **壊疽性虫垂炎** 著明な腫脹，発赤，虫垂壁全体の壊死がみられ，内腔には膿や糞石がある．穿孔を起こしやすい状態，あるいは穿孔を生じている状態である．

❹ 症状

一般的には**右下腹部痛**で発症することが多いが，食欲不振，悪心・嘔吐などを呈することもある．最初から右下腹部痛が出現する場合もあるが，特徴的な経過として最初に心窩部痛で発症し，時間の経過とともに右下腹部に痛みが移動する．進行すると炎症が管腔の内側から外側，すなわち腹膜に波及し，反跳痛や筋性防御といった腹膜刺激症状が出現する．これらの症状は必ずしも虫垂炎のみで出現するものではないため，鑑別診断に注意を要する．

穿孔を起こすと**限局性腹膜炎**から**汎発性腹膜炎**の状態となり，腹部全体に圧痛や反跳痛などが現れる．また，腹膜炎では腹部全体の炎症により腸管蠕動運動が麻痺し，**イレウス**を生じることもある．このような場合は，最初の原因である虫垂炎の存在がわかりにくく，原因の同定が困難になる場合もあり，診断に注意を要する．

このほか，虫垂穿孔から虫垂周囲の膿瘍が形成された症例では，右下腹部痛や発熱はあるものの腹部全体には症状が出ない場合もある．

❺ 検査

診断では触診，臨床経過，腹部の自発痛・圧痛などの理学的所見，血液検査や画像所見を総合的に判断し，重症度などから治療方針を決定する．

(1) 触診

画像診断が進歩した現在においても，虫垂炎の診断には触診がきわめて重要である．

- **マックバーニー圧痛点**：臍と右前腸棘とを結ぶ外側1/3の点に圧痛を認める．虫垂炎に典型的な所見である．
- **ランツ圧痛点**：左右の上前腸骨棘を結ぶ線上右1/3の点に圧痛を認める．
- **ブルンベルグ徴候**：右下腹部を静かに圧迫し，急に手を離すと押したときより疼痛が著明になる．これは腹膜炎の存在を示すものであり，虫垂炎特有の所見ではない．穿孔性虫垂炎，腹膜炎でみられる所見である．

Ⅲ 腸・腹膜疾患

- **筋性防御**：腹腔内になんらかの急性炎症が起こると，反射的にその部分の腹壁が緊張して硬くなり，触診で硬くなった筋肉が触れるようになる（筋性防御）。急性虫垂炎の場合，この症状は右下腹部に現れる。

(2) 血液検査

虫垂炎に特異的な検査所見はなく，**炎症反応**（白血球数，CRP）の値が炎症程度の指標となる。初診時にこれらの値が高くない場合でも経時的な観察で上昇し，手術治療を選択したり，逆に初診時に高値を示しても抗菌薬が著効し低下するなど，治療選択や効果判定に有用となる。炎症が高度で汎発性腹膜炎を呈した症例や，発症から長時間経過している例では，白血球数は逆に低下するケースもあり，これらの症例ではより重症化していることが推測され，注意を要する。

(3) 画像診断

虫垂炎においても，虫垂の腫大や周囲膿瘍の有無など多くの所見が得られ，診断や治療方針の決定に欠かせないものである。しかし，画像診断にあまり頼りすぎるのはよくなく，前述の理学的所見などと総合的に判断する。

▶ **腹部超音波検査** 放射線被曝がないため患者への負担が少なく，検査と同時に所見が得られ，最初に行われるべき検査である。腫大した虫垂の存在，膿瘍や腹水の評価にも有用であるが，腸管ガスが多い場合や虫垂が盲腸の背側に隠れると描出できないことがあり，CTと比較し患者の状態に左右されることが多い。また，検査施行者の技量に大きく左右され，超音波検査のみでは正確な診断に至らないこともある。

▶ **CT検査** 虫垂腫大，周囲脂肪組織の濃度上昇や膿瘍の有無などがみられ，幅広く診断に用いられている。造影剤を用いる造影CT検査はより正確であり正診率は高い。糞石や腹水の有無のみならず鑑別疾患の診断にも有用である。大腸憩室炎や婦人科疾患などの鑑別にも役に立つ。

❻ 治療

理学的所見，血液データ，画像診断から総合的に診断し，かつ重症度を判断し治療方針を決定する。症例によっては，症状などから手術もしくは保存的治療のどちらでも選択できる場合がある。この場合患者の希望も十分に配慮し方針が決定される。症状，炎症所見が軽度である場合は，抗菌薬投与により保存的治療となることが多く，外来通院で経過をみる場合と，入院絶食とし，輸液および抗菌薬治療を行う場合がある。これ以外の場合，手術治療を選択する。一般的に手術治療を選択するポイントは以下の場合である。

- **腹部症状，炎症所見が高度の場合**：穿孔や腹膜炎を起こしている可能性が高い。
- **糞石を認める場合**：手術により糞石を除去しないと症状が改善しない。

虫垂周囲の膿瘍を形成する場合も手術を選択されることが多いが，いわゆる**腫瘤形成性虫垂炎**などの場合には，まず経皮的に穿刺ドレナージ術を行い，保存的治療を選択することもある。このような症例においては，手術を選択した場合に炎症が高度で虫垂の同定が困難なことも多く，また虫垂周囲の膿瘍の存在から虫垂切除のみならず回腸の一部や盲腸

も切除する回盲部切除となることもある。

　膿瘍の**経皮的ドレナージ**とは，超音波ガイド下で膿瘍を確認し，膿瘍を穿刺し最終的に体外に膿を誘導するドレーンを留置するものである。すべての膿瘍が穿刺できるわけではなく，治療期間が長期に及ぶこともあり治療選択には注意を要する。

　通常，虫垂炎の手術には従来から行われている**開腹手術**と，**腹腔鏡手術**がある。いずれも虫垂切除を行うが，腹腔鏡手術は視野が良好という利点もある。虫垂炎が穿孔している例では，虫垂切除以外に腹腔内を十分に洗浄しドレーン（誘導管）を留置することが多い。また，前述のように虫垂の炎症が高度で盲腸や回腸に及ぶ場合は，回盲部切除になることもまれにある。回盲部切除に至らない場合でも，虫垂が盲腸後面に炎症性に高度に癒着している場合は，虫垂の剥離，切除が困難である。

❼ 術後合併症

　術後の経過が順調であれば，開腹手術の場合は1週間前後，腹腔鏡手術では1週間未満の退院がほとんである。

　合併症としては，創感染，遺残膿瘍，**イレウス**などがある。なかでも遺残膿瘍は，穿孔し腹膜炎を呈していた症例では，退院してから熱や腹痛で発症することがあり注意が必要である。この場合，抗菌薬で軽快する例と手術を含めた外科的処置を要する場合がある。

　虫垂炎の術直後にイレウスが起こる例はまれであるが，腹膜炎を合併していた例などでは術後の腸管の麻痺から生じる麻痺性イレウスがある。また，虫垂切除部位と腸管や腹壁との癒着により発症する機械性イレウスを認めることもある。

E　大腸ポリープ，ポリポーシス

Digest

大腸ポリープ，ポリポーシス	
概念・定義	・大腸ポリープ：大腸内腔に向かい限局性に隆起する病変。組織学的には良性悪性を問わない。 ・消化管ポリポーシス：消化管に多数のポリープを生じる病態。遺伝性の有無と病理組織学的特徴により分類。
原因・危険因子	・大腸ポリープ，がん化の危険因子：年齢，家族歴，肥満，大量のアルコール摂取，喫煙が考えられている。 ・家族性腺腫性ポリポーシスの原因：がん抑制遺伝子であるAPC遺伝子の変異による。
分類	・大腸ポリープ：腫瘍性（腺腫，がん）と非腫瘍性（鋸歯状ポリープ，過誤腫性ポリープ，炎症性ポリープ）に大別。
症状	・基本的に無症状（時に便潜血陽性）。ポリープが大きい場合，血便，貧血の原因となることもある。
検査	・内視鏡検査が最も有用。通常観察所見に加え，拡大内視鏡でポリープ粘膜表面の模様を観察することで，高い正診率で組織型の鑑別が可能。
治療	・直径6mm以上の腫瘍性病変では担がん率は3.3％〜と報告されており，腺腫とがんとの鑑別が困難なこともあるため，内視鏡的切除を推奨。

治療	・内視鏡的治療法にポリペクトミー，内視鏡的粘膜切除術（EMR），大きな病変や遺残再発病変などに対する内視鏡的粘膜下層剥離術（ESD）。 ・家族性腺腫性ポリポーシス：がん化予防のため大腸切除が勧められる。

❶概念・定義

大腸ポリープとは，大腸内腔に向かって限局性に隆起する病変で，組織学的には良性悪性は問わないと定義されている。**腫瘍性ポリープ**と**非腫瘍性ポリープ**に大別される。

大腸をはじめとする消化管に多数のポリープが生じる病態を**消化管ポリポーシス**といい，遺伝性の有無と病理組織学的特徴により分類される。遺伝性の消化管ポリポーシスには**家族性腺腫性ポリポーシス**（familial adenomatous polyposis：FAP）などがある。

❷原因

大腸腺腫や大腸がん発生の危険因子として考えられているものは，年齢，家族歴，肥満，大量のアルコール摂取や喫煙などがある。一方，適度な運動や食物繊維，果物や野菜の摂取は抑制効果があるという報告もある。大腸腺腫については非ステロイド性抗炎症薬（NSAIDs）が発生を抑制することが報告されている。

家族性腺腫性ポリポーシスは，がん抑制遺伝子であるAPC遺伝子の変異により引き起こされる**常染色体優性遺伝性疾患**である。

❸分類

分類を表4-9に示す。

❹症状

基本的には無症状である（時に便潜血陽性）。サイズが大きいものでは血便や貧血の原因となることもある。

❺検査

注腸検査などが行われることもあるが，最も有用なのは内視鏡検査である。内視鏡検査では通常観察所見に加えて，ズーム機能を有した拡大内視鏡でポリープ表面のピットパターン（粘膜表面の模様）を観察することで，高い正診率で組織型（過形成性ポリープ［図

表4-9 大腸ポリープの分類

分類		特徴・病態生理など
腫瘍性	腺腫	最も頻度が高い。サイズが大きいほどがん化率は高い。
	がん	本章Ⅲ-F「結腸がん，直腸がん」参照。
非腫瘍性	鋸歯状ポリープ（過形成性ポリープなど）	直腸やS状結腸に存在する小さな過形成性ポリープは治療の必要はない。
	過誤腫性ポリープ	組織を構成する成分が過剰に発育したもので若年性ポリープなどがある。基本的に良性のポリープであるが，出血の原因となるような場合には内視鏡的切除が行われる。
	炎症性ポリープ	炎症に付随して形成される粘膜の隆起である。代表的な疾患として潰瘍性大腸炎やクローン病などの炎症性腸疾患がある。

注意：実際には非常に細かい分類となるが，主に臨床上遭遇する頻度の高いポリープに対する分類とした。

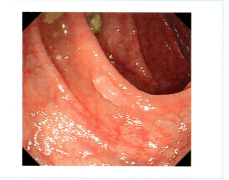

図 4-28 過形成性ポリープの通常内視鏡所見

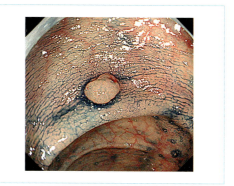

図 4-29 大腸腺腫の通常内視鏡所見（色素観察）

4-28]，腺腫［図 4-29]，がんなど）の鑑別が可能である。また，ピットパターン診断によって早期大腸がんの深達度診断も可能である。

最近では，CT 画像を 3 次元的に再構成して作成した，注腸画像や内視鏡画像に類似した CT コロノグラフィー（CT colonography：CTC）という検査も行われている。非侵襲的な検査であるが，微小病変の描出には不向きというデメリットもある。

⓺治療

直径 6 mm 以上の腫瘍性病変では，5 mm 以下の病変と比較して，担がん率が高くなり，また，形態学的に腺腫とがんとの鑑別がしばしば困難であるため，内視鏡的切除が推奨される。

内視鏡的治療法にはポリペクトミーや EMR などがある。最近では大きな病変や遺残再発病変などに対しては ESD という方法も普及しつつある。

FAP の患者では，放置した場合の生涯にわたる大腸がん発生が極めて高いため，がん化予防のため大腸切除が勧められる。

F 結腸がん，直腸がん

Digest

結腸がん，直腸がん	
概念・定義	・盲腸から S 状結腸までの結腸にできた結腸がん，その先の直腸にできた直腸がんをまとめて大腸がんという。ほとんどは大腸粘膜（円柱上皮）から発生する腺がん。
原因・危険因子	・明らかな原因は不明。 ・危険因子：アルコール摂取の増加，運動不足，肥満，喫煙など。 ・遺伝性：多数のポリープが発生して徐々に大腸がんができる家族性腺腫性ポリポーシスや，若年で右側結腸にがんが好発するリンチ症候群。
病態生理	・腸壁の一番内側の大腸粘膜から発生し，進行すると腸壁を貫き他の臓器まで広がることもある。リンパ管を経由してリンパ節転移が，静脈を経由して肝臓や肺などへの転移が起こる。がんが腸壁の外の腹腔内にこぼれ落ちて広がる腹膜転移（腹膜播種）もある。

分類	・占居部位（8領域），肉眼型（0〜4型），壁深達度（Tis〜T4），リンパ節転移（N0〜N3），遠隔転移（M0，M1），進行度（ステージ）（0〜Ⅳ期），組織型（腺がん，扁平上皮がんなど）でそれぞれ分類。
症状	・進行するまで無症状だが，早期に血便に気づくことも多い。無症状の時期を過ぎると，がんが進行し持続する出血による貧血，大腸の狭窄による腹痛，便秘，下痢などがみられる。進行により腸閉塞や大腸穿孔がみられ，結腸がんでは腹部腫瘤としてしこりの触知もある。
検査	・便潜血反応：スクリーニング検査。 ・大腸内視鏡検査：生検により，がんの確定診断。 ・注腸造影検査：占居部位診断。 ・CT検査：進行がんの周囲浸潤，転移の診断。 ・MRI検査：直腸がんの浸潤，肝転移の精査。 ・PET-CT検査：転移検索，主に再発部位の検索。 ・腫瘍マーカー：根治切除後の再発確認。
治療	・大腸内視鏡治療：ポリペクトミー，EMR，ESD。 ・外科手術：根治手術として発生部位（原発巣）の切除とリンパ節郭清をセットで行う。開腹手術と腹腔鏡手術がある。結腸切除術，直腸切除術，姑息手術，人工肛門造設が行われる。 ・化学療法：多剤併用により効果が期待できる。術後の再発予防，手術効果を高めるための術前治療も増加。 ・放射線治療：主に直腸がんに行われる。

1 概念・定義

大腸は盲腸〜S状結腸の結腸とその先の直腸に大きく分けられ，それぞれの部位にできたがんは**結腸がん**（colon cancer），**直腸がん**（rectal cancer）とよばれるが，これらをまとめて大腸がん（colorectal cancer）という。そのほとんどは大腸の粘膜（円柱上皮）から発生する腺がんであるが，肛門近くでは口腔と同じような扁平上皮から発生する**扁平上皮がん**もみられる。

日本人の死因の第1位は悪性新生物（がんや肉腫）であり，部位別のがん死亡率をみると大腸がんは肺がんに次いで第2位であり，男性で第3位，女性では第1位である（2016［平成28］年人口動態統計）。また，大腸がんの罹患数（大腸がんと診断された人数）は第1位となり，男性で第3位，女性で第2位である（2014［平成26］年地域がん登録全国推計）。大腸がんは治療によって治る割合も多い。

2 原因

日本で大腸がん患者が増加した原因は生活習慣の変化と考えられているが，明らかな原因は不明である。いくつかの調査研究からアルコール摂取が増えると大腸がんのリスクが増えること，運動不足や肥満，喫煙も大腸がんのリスクとなることが知られている。また，遺伝性の大腸がんとして，多数のポリープが発生して徐々に大腸がんができる家族性腺腫性ポリポーシスや，若い年齢で右側結腸にがんが好発する**リンチ**（Linch）**症候群**がある。いずれもその原因遺伝子が解明されているので発症前に遺伝子検査で診断が可能であるが，遺伝カウンセリングなどの対応が必要である。そのほかにも，潰瘍性大腸炎による長期の炎症に伴って大腸がんが発生することも知られている。

多くの大腸がんは遺伝や炎症とは関係なく発症するが，大腸の細胞に遺伝子変化が起きて腺腫（良性のポリープ）となり，さらに遺伝子変化が加わってがんになることが知られている。実際，大きなポリープを切除するとその一部にがんを伴うことはめずらしくない（腺腫内がん）。

3 病態生理

大腸壁は粘膜，粘膜下層，固有筋層，漿膜下層，漿膜の5層から形成され，部位によっては漿膜が欠損する。大腸がんは，このうち一番内側の粘膜から発生する（図4-30）。がんは正常細胞の遺伝子が変化することにより無秩序に細胞増殖を繰り返し広がっていく。発生したがんが周囲組織を破壊していくことを**浸潤**といい，進行すると腸壁を貫きほかの臓器まで広がっていくこともある。また，発生した部位から離れたところにがんができることを**転移**といい，リンパ管を経由して**リンパ節転移**が，静脈を経由して肝臓などの**臓器への転移**が起こる。また，がんが腸壁の外の腹腔内にこぼれ落ちて広がる**腹膜転移**（腹膜播種）もある（図4-30）。浸潤と転移の程度から後述する進行度（ステージ）が決まり，予後の推測が可能となる。

大腸がんの治癒のためには，ごくまれな例を除き，転移を含めて存在するすべてのがんを切除する必要がある（根治切除）。根治切除を行っても再発する症例は少なからずあり，進行度によって再発率は異なる。おおよその治癒率はステージⅠで約90％，Ⅱは約80％，Ⅲ約70％で，Ⅳは転移部位や転移状況で大きく異なる。再発とは，根治切除時にわからなかった微小ながんの遺残が発育したものであり，再発率の高いステージⅢには術後抗がん剤による再発予防治療（補助化学療法）を行うことが多い。約6か月間の補助化学療法により再発が減少することが証明されているが，再発抑制の割合は20％程度と想定される。

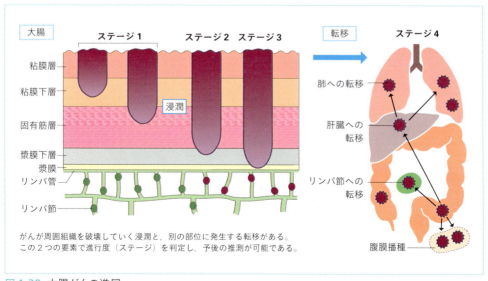

図4-30 大腸がんの進展

大腸がんの再発は肝臓や肺に多いが，直腸がんでは骨盤内再発（局所再発）も比較的多い。直腸がんの手術は狭い骨盤内での手術操作で，直腸が周囲臓器や自律神経に接しているため余裕がないことや，複雑なリンパ流によってがんが遺残しやすいことなどが原因と考えられている。この対策として術前の放射線治療によりがんを縮小させる試みも行われる。

切除できない大腸がんは，化学療法などにより進行をある程度抑えることは可能であるが，いずれ進行して死に至る。がんが進行すると，転移した臓器により肝不全，呼吸不全などの臓器不全に陥るか，それがなくても栄養低下や衰弱により全身状態が悪化していく悪液質となり死亡する。化学療法の進歩により切除不能となった大腸がんの予後は3年近くまで延長し，新たな治療の取り組みもなされている。

4 分類

日本の「大腸癌取扱い規約」の分類が用いられるが，ステージの分類には国際的なTNM分類がある。両者には共通するものも多い。

❶占居部位

大腸がんの存在する部位を8つの領域に区分する。

結腸は，盲腸，上行結腸，横行結腸，下行結腸，S状結腸に分ける。

直腸は，直腸S状部，上部直腸，下部直腸に分ける。

❷肉眼型

大腸がんを肉眼で見た形状である（図4-31）。

0型：表在型
1型：隆起腫瘤型
2型：潰瘍限局型
3型：潰瘍浸潤型
4型：びまん浸潤型

2型が圧倒的多数を占める。4型は非常に少ないが予後は不良である。

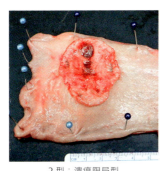
2型：潰瘍限局型

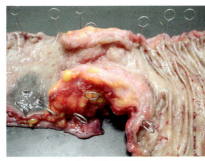
4型：びまん浸潤型

2型が多くを占める。4型は最も少ないが最も予後不良である。

図4-31 大腸がんの肉眼型

❸ **壁深達度**(TNMのTに相当)

大腸がんが腸壁のどの深さまで及んでいるかを表す(図4-32)。

Tis：粘膜内

T1：粘膜下層

T2：固有筋層

T3：漿膜下層または外膜

T4：漿膜表面に露出または他臓器に浸潤

TisとT1はリンパ節転移や肝臓など遠隔転移の有無にかかわらず早期がんとよぶ。

❹ **リンパ節転移**(TNMのNに相当)

大腸がんの周囲リンパ節への転移の程度を表す(図4-33)。

N0：転移なし

N1：3個以下

N2：4個以上

N3：主リンパ節や側方リンパ節への転移

N3は日本独自の分類で，通常のリンパ節郭清範囲のうち，最も原発大腸がんから離れた部位の転移である。

❺ **遠隔転移**(TNMのMに相当)

M0：遠隔転移を認めない

M1：遠隔転移を認める

❻ **進行度**(ステージ)

壁深達度(T)，**リンパ節転移**(N)，**遠隔転移**(M)から5つのステージに分類する。遠隔およびリンパ節転移がないものは，壁深達度により，

0期：粘膜内(Tis)

Ⅰ期：粘膜下層(T1)または固有筋層(T2)

Ⅱ期：固有筋層を越えるもの(T3，T4)

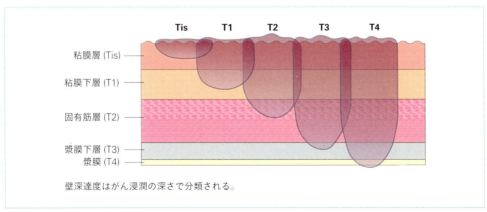

図4-32 壁深達度

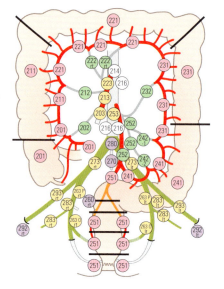

図4-33 リンパ節移転

に分類される。さらに，

Ⅲ期：遠隔転移はないがリンパ節転移（N）のあるもの

Ⅳ期：遠隔転移（M）のあるもの

に分類される。遠隔転移は，肝臓，肺に多く，そのほか腹膜，骨などにもみられる。この分類の原案は古くから知られたデュークス分類で，壁深達度とリンパ節転移による各病期によって術後生存率が明確に分かれるため，予後の推定や術後補助化学療法（抗がん剤治療）を行う指標として利用されている。

❼ **組織型**

病理学的な形態による分類で，多くは**腺がん**であり，そのうち**高分化管状腺がん**，**中分化管状腺がん**が大部分を占める。ほかに**低分化腺がん**，**粘液がん**，**印環細胞がん**があるが，これらは予後不良な因子である。また，肛門（こうもん）近傍からは**扁平上皮がん**が発生する。

5 症状

多くのがんで進行するまで症状が出ないが，それは大腸がんも同様である。しかし，肛門に近い直腸やS状結腸のがんでは比較的早期に血便に気づくことも多い。がんは出血しやすく便とともに血液の排出を認めるが，便のまわりに付着するものから便器が赤くなるもの，また，しばらく腸管内にあった血液が黒ずんだ凝血塊となるものもある。

血便の原因として最も多いのは，痔核などの痔疾患である。大腸がんは進行するまで疼痛（とうつう）はないため，「痔だと思って」大腸検査を受けずに進行してしまうことも多い。痔疾患

の出血は鮮紅色のものが多いが，観察だけで良性悪性を見きわめることは困難であり，血便を認めた場合には大腸検査を行うことが重要である。大腸がんは早期発見，早期治療により治る可能性も高くなる。大腸がん検診では無症状のうちに便潜血反応（肉眼では見えないような便中の血液の混在を検出）で微量の出血を確認して，陽性の人には大腸内視鏡検査を行って大腸がんの有無を確認する方法がとられている。

　無症状の時期を過ぎると，がんは進行して持続する出血による**貧血**や，**大腸の狭窄**による腹痛，便秘，下痢などがみられ，さらに進んで**腸閉塞**や**大腸穿孔**を起こすこともある。また，結腸がんでは**腹部腫瘤**としてしこりを触知することもある。

6 検査

　大腸がんの検査には，がんを発見するための検査とがんの浸潤や転移をみる検査がある（表4-10）。

❶便潜血反応

　検診に利用されるもので，便中の血液を確認し，ヘモグロビンを検出している。大腸がんのスクリーニング検査（拾いあげ）として用いられるもので，陽性者には大腸内視鏡などの追加精密検査によってがんの有無を調べる必要がある。痔核など大腸がん以外の原因で便中に血液を含むことも多く，便潜血反応の検診による大腸がんの発見率は0.1％程度である。

❷大腸内視鏡検査

　大腸がんの発見に最も使われている検査であるが，盲腸までは1mほど挿入する必要があり，技術を要する。生検によって組織の採取ができるので，大腸がんの確定診断ができる。色素散布や拡大視によって良性のポリープとの鑑別や早期がんの**壁深達度診断**に用いられる。進行がんでは肉眼型の診断とともに**狭窄**の程度を確認し，**腸閉塞**のリスクを判

表4-10 大腸がんの検査

便潜血反応	・検診のスクリーニング検査に使用 ・陽性者には内視鏡などの精密検査が必要
大腸内視鏡検査	・大腸がん発見に最も用いられ，病理組織が採れる ・早期がん切除やステントなど治療も可能
注腸造影検査	・がんの部位診断に有用 ・技師による検査が可能
CT検査	・大腸がんの浸潤，転移の進行度診断に有用 ・短時間で検査可能
MRI検査	・直腸がんの浸潤や肝転移の精査に使用 ・やや時間がかかる
PET-CT検査	・転移検索，特に再発部位が不明な場合に使用 ・検診としても使用
腫瘍マーカー（CEA，CA19-9）	・術後の再発チェックに頻用 ・再発治療の効果にも参考になる

断する．観察とともに治療に移行できる利点もあり，閉塞した大腸がんにはステントを留置して腸閉塞の解除も可能となってきた．

❸注腸造影検査

バリウムと空気を肛門から注入し，**二重造影**によって**腸管の変形**や**狭窄**を判断する．体位の変換を繰り返して深部までバリウムと空気を送り込む．大腸のどの部位にあるのか正確な占居部位診断に有用であり，変形の程度から壁深達度の予測もできる．放射線技師による施行が可能であり，便潜血陽性者の精密検査としても用いられるが，近年は内視鏡検査を行うことが多い．術後の吻合部の状態確認にもこの検査が利用されるが，その場合はバリウムではなく吸収性の**ガストログラフィン**を用いる．

❹CT検査

進行がんの**周囲浸潤**や**リンパ節転移，肝転移，肺転移**の診断に利用する．造影剤を静脈注射することによってコントラストがつき，より正確な診断ができる．撮影時間は数分であり，短時間かつ簡便なうえ得られる情報は多い．下剤による前処置を行い炭酸ガスや空気を注腸することにより，バリウムを使用せずに二重造影注腸画像を得ることもできる（CTコロノグラフィー）．

❺MRI検査

直腸がんの浸潤や，微小な肝転移の診断に有用である．小骨盤腔内は直腸の前に近接して男性では前立腺や精囊，膀胱，女性は腟や子宮，側面には排尿・性機能に関与する自律神経が存在するため，がんの広がりとの関係を正確に診断するために必須の検査となっている．

❻PET-CT検査

主に再発部位の検索に用いられるが，ほかのがんで集積するものも多いので検診としても利用される（PET検査の詳細は第3章-Ⅱ-D-10「PET検査」を参照）．

❼腫瘍マーカー

大腸がんで最も利用されるのは**がん胎児性抗原**（carcinoembryonic antigen：CEA）であるが，CA19-9（carbohydrate antigen19-9）も併用される．根治切除後のフォローアップ検査として再発のチェックによく利用される．

7 治療

❶大腸内視鏡治療

早期がんの治療に行われ，腸管の粘膜下層まで切除できる（図4-34）．粘膜内がんと粘膜下層のうち浅い部分までの浸潤が大腸内視鏡治療の対象となる．検診で発見される大腸がんは早期がんの割合が高く，大腸内視鏡治療で完治するものも多く含まれる．

▶ **ポリペクトミー**　有茎性のものはスネアとよばれるワイヤーで茎を締め付けて，電気凝固とともに切離する．

▶ **EMR**　平坦な早期がんはスネアでくくることができないので，がん周囲に液体を注入して人工的な隆起を作り，その隆起をスネアで凝固切開する方法である．

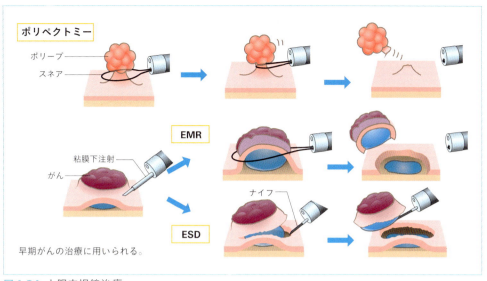

図4-34 大腸内視鏡治療

▶ ESD　大きな平坦型早期がんになると，EMRでは一括で切除できずに分割になってしまう。それに伴いがんの遺残の危険性も出てくる。ESDはスネアを使わず特殊な電気ナイフで粘膜下層を確認しながら切除する方法で，断端を確認しながら大きな早期がんも切除できる。難度の高い手技で穿孔などの危険があるが，近年その手技は安定してきている。

❷手術療法

　進行がんの根治のためには外科手術による切除が必須であり，根治手術とよばれる。根治手術は大腸がん発生部位（原発巣）の切除と，周囲に流れ出るリンパ管と所属リンパ節の切除（リンパ節郭清）をセットで行う（図4-35）。壁深達度が深くなるほどリンパ節転移の頻度も増えるため，「大腸癌治療ガイドライン」では進行度に応じてリンパ節郭清の範囲も広く行うことが勧められている。根治手術には大きく腹部を切開して行う開腹手術と，腹部にいくつかの穴を開けて，穴を介して内部をカメラで観察しながら大部分の操作を行う腹腔鏡手術がある（図4-36）。腹腔鏡手術は，腹部の創が目立たない美容面以外に，疼痛の軽減，腸運動の早い回復，入院期間や休職期間の短縮など，手術後の患者負担が軽減される。また，腹腔鏡の画質の進化により肉眼よりも正確な情報が得られ，繊細な手術操作が可能である。最近，直腸がんにはロボット手術が保険適応となり，腹腔鏡を利用して患者から離れてロボットを操作する手術も始まっている。

▶ 結腸切除術　結腸がんの根治切除は，原発巣のある結腸と結腸間膜内にある支配血管のリンパ節郭清を行う。切除部位によって回盲部切除，結腸右半切除，横行結腸切除，結腸左半切除，S状結腸切除などとよばれる。進行したがんの切除では十二指腸や膵臓，脾臓など近接臓器の損傷に注意を要する。切除断端の腸管吻合は手縫いによる**端々吻合**，または器械による**機能的端々吻合**（functional end-to-end anastomosis）が多く行われてい

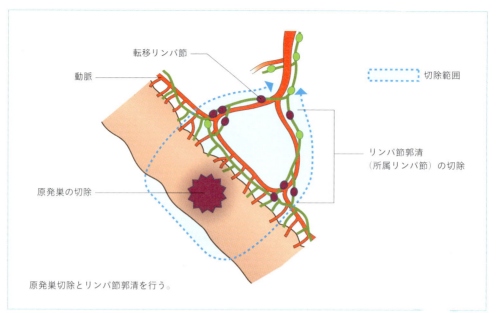

図4-35 大腸がんの外科手術

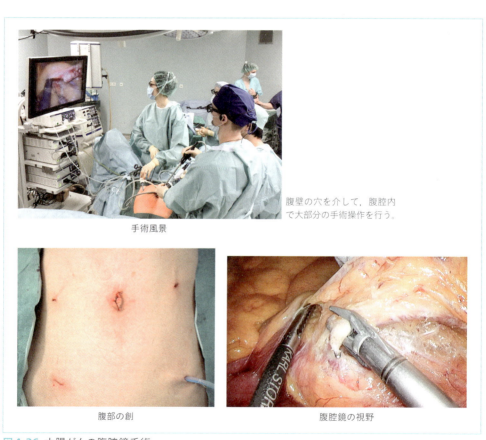

図4-36 大腸がんの腹腔鏡手術

る（図4-37）。

▶ 直腸切除術　直腸がんは狭い骨盤内での手術操作となり，やや難易度が高い。直腸周囲のリンパ節を含む直腸間膜を傷つけずにすべて切除することで，骨盤内再発が減少するとされる。直腸間膜に接する自律神経や前立腺，膣などを損傷すると，術中出血の増加や術後の排尿・性機能障害が起こる。直腸がんでは自律神経のさらに外側の骨盤壁のリンパ節に転移することがしばしばあり，必要に応じてリンパ節郭清を追加する（側方リンパ節郭清）。また，原発巣の縮小や微小転移の制御を図るために，症例によっては術前放射線治療および化学療法も行われる。

　術式は腹腔内，すなわち前方から腸切除と吻合を行う前方切除が多く行われる。現在は自動吻合器を用いた器械吻合が標準で，直腸切離と腸管吻合，共に器械を使用するダブルステープリングが行われる。肛門近くのがんでは器械による腸切離ができないため，肛門括約筋の一部と共にがんを切除して手縫い吻合を行う**括約筋間直腸切除**（intersphincteric resection；ISR）が行われる。さらに，肛門の近くまでがんが浸潤すると，肛門と共に切除する直腸切断術が行われ，永久人工肛門になる。

▶ 姑息手術　著明な肝転移や巨大な大腸がんなどで，がんの完全切除ができない場合でも，狭窄や出血，炎症のコントロールのために手術を行う場合がある。原発巣の切除以外の方法として，狭窄部位の手前で人工肛門を造設して肛門側に便を流れなくすることによ

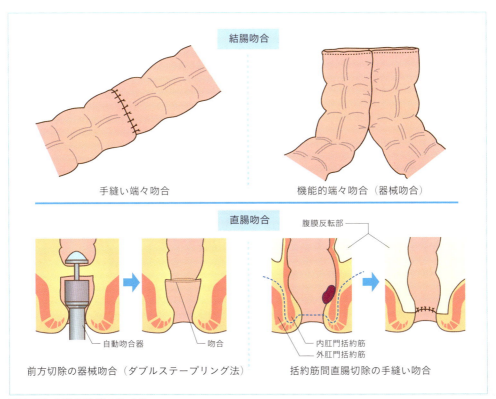

図4-37　大腸切除後の吻合法

Ⅲ　腸・腹膜疾患　　199

り，腸閉塞の心配なく食事ができる。また，狭窄部前後に吻合をつくるバイパス手術では，便の通過経路を確保するとともに人工肛門を回避できる。

▶ 人工肛門（消化管ストーマ）　人工肛門は腸管を腹壁から体外に出して固定し便を排出させるものである（図4-38）。直腸切断術のように肛門を切除してS状結腸で造設する人工肛門は永久使用で，穴は1つの単孔式である。一方，直腸がん手術後の吻合部の破綻（縫合不全）あるいはその予防の際には，吻合部の手前の横行結腸や小腸で人工肛門を造設する。これは腸管の横穴なので口側と肛門側の2つ穴の双孔式であり，縫合不全が治癒すれば閉鎖が可能であるため一時的な人工肛門である。

▶ 術後合併症　大腸切除術は安全性の高い手術になったが，時には合併症が起こる。大腸内は腸内細菌が豊富であり，この菌が腹部の創に着いて化膿するものが創感染である。また，腸管吻合の破綻が縫合不全であり，便が腸管外に流出するため腹膜炎や敗血症を起こして重篤な状態となることがある。これらは手術部位感染（surgical site infection；SSI）とよばれ，大腸手術では約10%の頻度で発生する。そのほか，術後イレウスで腸管運動不全により腹部膨満が起こるが，多くは胃管留置など保存的治療で改善する。

❸ 化学療法

抗がん剤による治療は，多剤併用による **FOLFOX療法**や**FOLFIRI療法**に**分子標的薬**を加えることにより，一段と効果が期待できる治療となった。化学療法でがんが治癒することはまれであるが，多くの臨床試験でより有効な方法が明らかになり，生存率は著しく向上した。化学療法は，術後の再発予防（補助化学療法）や，術前治療として手術の効果をより高めるために行われることも増加している。

❹ 放射線療法

主に直腸がんに行われる。欧米では，進行直腸がんの術前には放射線療法および化学療法を行うのが標準治療である。多くの直腸がんは放射線療法により縮小するため，術後の骨盤内再発が減少する。また，骨盤内の再発にも行われ，がんの縮小効果や疼痛改善効果が期待される。特殊な放射線療法として陽子線治療や重粒子線治療があり，これらは放射線を集中的に病変に当てることができるために効果が高いが，特殊な設備と高価な費用を

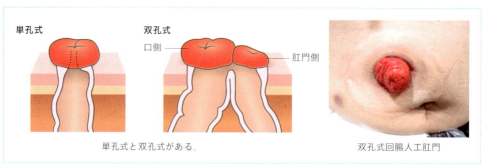

図4-38　人工肛門

伴う。肛門近傍の扁平上皮がんの第1選択は放射線治療であり，手術による直腸切断術は放射線治療後にがんが遺残しているものに行われる。

G ヘルニア

　ヘルニア（hernia）とは，体内の臓器などが，本来あるべき部位から「脱出・突出」した状態を指す。体腔内の裂隙（れつげき）に迷入したものを**内ヘルニア**，体腔外に逸脱したものを**外ヘルニア**とよぶ。一般にヘルニアといえば外ヘルニアを指す。

　ヘルニアは，**ヘルニア門**，**ヘルニア囊**（腹膜）および**ヘルニア内容**（腸など）からなる（図4-39）。ヘルニアの出口にあたる部分をヘルニア門，ヘルニア門から腹膜が外方に飛び出た囊状の部分をヘルニア囊，ヘルニア門からヘルニア囊内に脱出している臓器・組織をヘルニア内容といい，ヘルニア門の部位により疾患の名称が異なる。

　ヘルニア内容の臓器を正常な位置に戻すことを**還納**といい，還納できないものをヘルニア**嵌頓**（かんとん）または嵌頓ヘルニア，さらにヘルニア内容に血行障害を生じ，腸の壊死が疑われる場合は，緊急外科処置を必要とする（図4-40）。

1. 鼠径ヘルニア

Digest

鼠径ヘルニア	
概念・定義	● 鼠径部に膨隆が現れるヘルニアの総称。外鼠径ヘルニアと内鼠径ヘルニアがある。
原因	● 外鼠径ヘルニア：先天的な腹膜鞘状突起の開存による。 ● 内鼠径ヘルニア：加齢による腹壁筋肉の衰えなど。
病態生理	● 外鼠径ヘルニア：下腹壁動静脈の外側に認める内鼠径輪がヘルニア門となる。 ● 内鼠径ヘルニア：下腹壁動静脈の内側がヘルニア門となる。
症状	● 鼠径部の膨隆が主訴。痛みを伴う場合は，嵌頓の可能性がある。
治療	● 根治には，ヘルニア門を閉鎖し，手術で補強する。

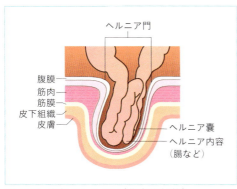

図4-39　腹部のヘルニア（非嵌頓状態）

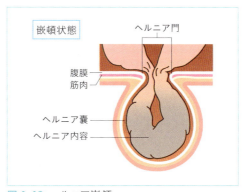

図4-40　ヘルニア嵌頓

Ⅲ　腸・腹膜疾患

❶ 分類・原因

鼠径ヘルニア（inguinal hernia）は，外鼠径ヘルニアと内鼠径ヘルニアに分類される。

- **外鼠径ヘルニア**：先天的な腹膜鞘状突起の開存が原因で，下腹壁動静脈の外側に認める内鼠径輪がヘルニア門となっている。小児の鼠径ヘルニアは，ほぼ全例が外鼠径ヘルニアである。また，高齢者でも，加齢によって内鼠径輪周囲の筋肉や筋膜が弱くなり，外鼠径ヘルニアを呈することがある。
- **内鼠径ヘルニア**：高齢者に多く，加齢とともに腹壁の筋肉が衰え，弱い部分が腹圧で直接押し上げられて，袋状に飛び出てくるものである。ヘルニア門が下腹壁動静脈の内側であるため内鼠径ヘルニアとよばれる。

外・内どちらのタイプも，体表面の最終的に膨隆する部分は変わらないので，視診だけでは区別できない。

❷ 症状

鼠径部の膨隆を主訴に受診することが多い。最初は立位や，腹圧をかけた状態で膨隆が出現する。経過が長くなると膨隆したままになる。同部の違和感や軽い痛みを認めることもあるが，痛みを伴う場合は，嵌頓の可能性があるので注意が必要である。

❸ 治療

根治するには手術が必要である。手術はヘルニア門を閉鎖し，弱くなった部分を補強する。最近は人工補強材（メッシュ）を使用した手術が広く行われている。メッシュを用いた手術は様々な方法があり，メッシュにも様々な形状，素材のものがある。

鼠径部を切開して行う手術（前方アプローチ）が主流であったが，近年，腹腔鏡下で腹壁の内側からヘルニア門全体を人工補強材で覆う手術（腹腔鏡下鼠径ヘルニア修復術）も行われている。

2. 大腿ヘルニア

❶ 病態

大腿ヘルニア（femoral hernia）は，**大腿輪**をヘルニア門として腹腔内の臓器・組織が大腿管を通って突き出るもので，鼠径靱帯下方の大腿部に膨隆を起こす。高齢女性に多く見られ，ヘルニア門が狭く，嵌頓を起こしやすいため，緊急手術になることも少なくない。

❷ 症状

鼠径ヘルニアと同様に鼠径部の膨隆をきたすが，鼠径ヘルニアよりも尾側で膨隆することが多い。また，嵌頓症例が多いため，足の付け根の痛みが主訴となることもある。

❸ 治療

手術が必要となる。嵌頓する可能性が高いため，診断が付いたら早急に手術を行う。

3. 腹壁瘢痕ヘルニア

❶ 病態
腹壁瘢痕ヘルニア（ventral incisional hernia）は，腹壁の**手術創瘢痕**がヘルニア門であり，開腹手術や外傷後の手術創瘢痕部が大きく膨隆する病態である。筋膜縫合部の離開が原因である。ヘルニア囊は腹膜で，ヘルニア内容は腸管，大網であることが多い。

❷ 症状
手術創瘢痕部の膨隆をきたすことが多い。膨隆は，立位，咳・くしゃみ，排便時などの腹圧がかかったときに大きくなることが多く，仰臥位になると消失することが多い。膨隆以外は，無症状のこともあるが，一般にヘルニア門が小さい場合や，腸管が出入りする場合は，痛みや食後の腹部膨満感などの症状を認めることもある。

❸ 治療
手術によってヘルニア門を閉鎖する。ヘルニア門が小さい場合はヘルニア門を縫合して閉鎖する方法で修復するが，ヘルニア門が大きい場合は人工補強材（メッシュ）を使用して，ヘルニア門全体を広く覆い，ヘルニア門を閉鎖する方法が主流となっている。また近年，腹腔鏡手術で腹壁の内側からヘルニア門全体を人工補強材で覆う手術（腹腔鏡下腹壁瘢痕ヘルニア修復術）も行われる。

4. 閉鎖孔ヘルニア

❶ 病態
閉鎖孔ヘルニア（obturator hernia）は，骨盤内の**閉鎖孔**をヘルニア門とするヘルニアである。多くは高齢の女性に発症し，CTにて閉鎖管内と恥骨筋の背側に異常構造物を認めるのが特徴である。ヘルニア内容は腸管であることがほとんどである。

❷ 症状
閉鎖孔ヘルニアは，一般にみられる鼠径ヘルニア，大腿ヘルニアと異なり鼠径部に膨隆を認めず，大腿内側に放散する圧痛，しびれを訴える。嵌頓した腸管が狭窄部位となり，腸閉塞の発症から診断が付くこともあり，緊急手術になることが多い。

❸ 治療
手術はほかのヘルニアと同様，ヘルニア門の閉鎖が必要で，縫合閉鎖またはメッシュを用いた修復を行う。

5. 臍ヘルニア

❶ 病態
臍ヘルニア（umbilical hernia）は，成人ではまれな疾患である。臍は臍帯（臍の緒）が閉じた跡であるためもともと弱い部分であり，肥満，妊娠，腹水（おなかに水がたまる病気）などの持続的な腹圧上昇に伴ってその部分がヘルニア門となり，臍ヘルニアが発生する。小

児では，いわゆる「でべそ」であり，腹壁の筋肉が発育してくる1歳頃までに自然に治ることが多い。

❷症状・検査

臍部の膨隆を認めることが多い。手術創がない場合は臍ヘルニアを疑う。腹圧をかけると，臍部の膨隆を認識しやすい。指診，触診，CT検査で比較的容易に診断が可能である。

❸治療

ほかのヘルニアと同様に手術が必要である。ヘルニア門の閉鎖が必要で，縫合閉鎖，またはメッシュを用いた修復を行う。

6. 横隔膜ヘルニア

Digest

横隔膜ヘルニア	
概念・定義	● 新生児のボホダレク孔ヘルニアと，成人にもみられる食道裂孔ヘルニアがある。
原因	● ボホダレク孔ヘルニア：横隔膜のボホダレク孔の閉鎖が不完全なために起こる。 ● 食道裂孔ヘルニア：食道裂孔が緩いために起こる。
症状	● ボホダレク孔ヘルニア：呼吸促迫，チアノーゼ，陥没呼吸など。 ● 食道裂孔ヘルニア：新生児では嘔吐，体重増加不良，上気道炎の繰り返しなど。成人では，胸焼けや腹痛，嘔吐などの消化器症状や，無気肺や喘鳴などの呼吸器症状。
治療	● ボホダレク孔ヘルニア：呼吸管理，手術が必要。予後不良。 ● 食道裂孔ヘルニア：保存療法。症状の程度により手術（横隔膜脚縫合・噴門形成術）。

❶病態

横隔膜ヘルニア（diaphragmatic hernia）には，横隔膜のボホダレク孔の閉鎖が不完全なため発症する新生児のボホダレク孔ヘルニアと，食道裂孔が緩いために起きる食道裂孔ヘルニアがある。

❷症状

- **ボホダレク孔ヘルニア**：左胸腔内に胃・腸管が脱出し，左肺低形成，縦隔右方偏位となり，呼吸促迫，チアノーゼ，陥没呼吸などがみられる。予後不良である。
- **食道裂孔ヘルニア**：新生児だけでなく成人にもみられる。新生児では，胃食道逆流現象としての嘔吐，体重増加不良，上気道炎の繰り返しなどの症状がある。成人では，検診の胸部異常陰影で偶発的に発見されることが多いとされているが，胸焼けや腹痛，嘔吐などの消化器症状で発見されることや，脱出臓器の圧迫による無気肺や喘鳴などの呼吸器症状で発見されることもある。CT検査で診断が可能である。

❸治療

- **ボホダレク孔ヘルニア**：呼吸管理，手術が必要となるが，予後不良である。
- **食道裂孔ヘルニア**：保存療法を行うが，症状の程度によって手術（横隔膜脚縫合・噴門形成術）が行われる。

H イレウス（腸閉塞症）

Digest

イレウス（腸閉塞症）

概念・定義	・イレウスは，開腹手術後の癒着，大腸がん，腹膜炎などにより腸管内容が腸管内に停滞し，肛門側への輸送が障害された状態。
原因・分類	・機械的イレウス ①閉塞性イレウス（単純性イレウス）：癒着性イレウス（開腹手術後の癒着など），腸管の器質的変化（大腸がんなど），腸管外病変（がんの腹膜播種，婦人科がんなどの腸管への浸潤・圧排），腸管内異物による。 ②絞扼性イレウス（複雑性イレウス）：索状物，腸捻転，ヘルニア嵌頓，腸重積。 ・機能的イレウス ①麻痺性イレウス：開腹手術後，腹膜炎・重症膵炎など，薬物性。 ②痙攣性イレウス：手術，外傷，神経障害，中毒などにより腸管運動が非協調的に亢進した状態。
病態生理	・腸管内容の貯留により口側の腸管が拡張する。腸管の拡張と腸管内圧の上昇に伴い，腸管壁の静脈が圧迫され血管透過性が亢進し，腸管壁の浮腫，水・電解質の漏出が生じる。嘔吐を伴い脱水となる。
症状	・腹部膨満感，腹痛，悪心・嘔吐，排便・排ガス停止など。
検査	・腹部単純Ｘ線検査：立位で鏡面像およびケルクリング皺襞を伴う小腸ガス像を認める。絞扼性イレウスでは典型的な鏡面像などがみられず，無ガス像を呈することがある。 ・腹部CT検査：狭窄部位の推定。可能であれば造影CTも撮影し，腸管血流障害の有無もみる。 ・白血球（好中球）増多，CK（クレアチンキナーゼ）高値の場合，腹部診察所見と合わせ絞扼性イレウスか診断。
治療	・内科的治療：禁飲食とし，脱水や電解質喪失に対し十分な輸液を行う。麻痺性イレウスでは原因疾患の治療が第一だが，腸管減圧とともに腸管蠕動促進剤などが投与されることがある。 ・外科的治療：内科的治療により改善のない場合に考慮。絞扼性イレウスは可及的速やかに手術治療が必要。

1 概念・定義

　イレウス（ileus）とは，何らかの原因によって腸管内容が腸管内に停滞し，肛門側への輸送が障害された状態である。腹痛，腹部膨満，排便停止，悪心・嘔吐が主症状で，急性腹症の原因としても重要である。

2 原因・分類

❶機械的イレウス

▶ **閉塞性イレウス（単純性イレウス）**　腸管の血流障害を伴わないもの

- **癒着性イレウス**：最も高頻度にみられる。多くは開腹手術後の癒着に起因する。
- **腸管の器質的変化によるイレウス**：大腸がんが最も多い。
- **腸管外病変によるイレウス**：がんの腹膜播種，婦人科がんなどの腸管への浸潤・圧排によるもの。

Ⅲ　腸・腹膜疾患

- 腸管内異物によるイレウス

▶ 絞扼性イレウス（複雑性イレウス）　腸管の血流障害を伴うもの
- 索状物によるもの
- 腸捻転
- ヘルニア嵌頓
- 腸重積

❷ 機能的イレウス
▶ 麻痺性イレウス
- 開腹手術後
- 腹膜炎・重症膵炎などによるもの
- 薬物性

▶ 痙攣性イレウス　手術，外傷，神経障害，中毒などにより腸管運動が非協調的に亢進した状態。

3 病態生理

　腸管内容の貯留により口側の腸管は拡張する。腸管の拡張と腸管内圧の上昇に伴って，腸管壁の静脈が圧迫され血管透過性が亢進し，腸管壁の浮腫，水・電解質の漏出が生じる。嘔吐を伴い脱水となる。絞扼性イレウスでは動脈の血流障害をきたし，腸管が壊死するため重篤化しやすい。また，脱水により尿量が減少し，ショック状態に陥る。

4 症状

❶ 腹部膨満感
　貯留した腸管内容・ガスによって腸管が拡張し，腹部膨満感が出現する。

❷ 腹痛
　閉塞性イレウスでは腹痛は間欠的で，痛みが徐々に強くなった後に寛解することを繰り返す。絞扼性イレウスや麻痺性イレウスでは強い腹痛が急激に出現し持続する。

❸ 悪心・嘔吐
　貯留した腸管内容物を吐出する。空腸など上部消化管の閉塞の場合には，早期から胃液や胆汁からなる液状吐物を嘔吐するが，大腸など下部消化管の閉塞の場合には，時間経過とともに便臭を帯び混濁した吐物となる。

❹ 排便の停止
　腸管内容の輸送が停止されるため，通常は排便や排ガスは停止する。しかし，閉塞の初期では下部腸管に残存した腸内容が排泄されることもある。また，不完全な閉塞の場合には腸内容の一部が通過可能となるため，排便や排ガスが完全に停止しない場合もある。
　腹部診察では，打診により鼓音が認められ，やせた患者では拡張した腸管を腹壁から確認できることもある。

機械的イレウスでは**腸管蠕動**は亢進し，貯留した腸管内容が蠕動運動によって狭窄部を通過するときに発生する**金属音**（metallic sound）を聴取する。

麻痺性イレウスでは腸雑音は低下・消失する。

閉塞性イレウスの場合，圧痛は軽度であることが多いが，絞扼性イレウスの場合には圧痛は高度で，筋性防御や反跳痛など腹膜刺激症状が出現することがある。

5 検査

腹部単純X線検査では，立位で**鏡面像**（air fluid level：いわゆるニボー），および**ケルクリング皺襞**を伴う**小腸ガス像**を認める（図4-41）。絞扼性イレウスでは典型的な鏡面像などがみられず，無ガス像を呈することがある。

腹部CT検査では，内腔が拡張した腸管と虚脱した腸管の位置関係から狭窄部位が推定される。また，腫瘤性病変の有無も検索できる。可能であれば造影CTも撮影し，腸管血流障害の有無もみる。

白血球（好中球）増多，CK高値がみられた場合，腹部診察所見と合わせ絞扼性イレウスかどうか診断する。

6 治療

❶内科的治療

禁飲食とし，脱水や電解質喪失に対し十分な輸液を行うことが重要である。

まず，経鼻胃管（NGチューブ［nasogastric tube］）を挿入し閉塞部位の口側腸管の減圧を行う。経鼻胃管による腸管減圧で所見が改善しない場合は，経鼻胃管を抜去しイレウス管（long tube）を挿入する。直腸・S状結腸の大腸がんによるイレウスと診断された場合には，経肛門的イレウス管挿入を行う。

麻痺性イレウスにおいては原因となる疾患の治療が第一となるが，腸管減圧とともに，

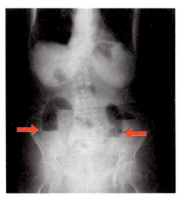
立位：鏡面像（ニボー）

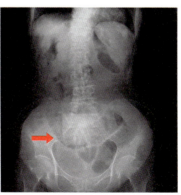
臥位：ケルクリング皺襞像

図4-41 イレウスの腹部単純X線写真

腸管蠕動促進剤（パントテン酸，プロスタグランジン製剤）などが投与されることがある。

❷ 外科的治療

内科的治療を行っても改善のない場合には，手術治療を考慮する。特に絞扼性イレウスでは時期を逸すると致命的となるため，可及的速やかに手術治療が必要となる。

閉塞性イレウスの場合には原因を解除することが目的となる。癒着が原因の場合には癒着を剝離しイレウス状態を解除するが，腫瘍や異物・腸重積など原因によって手術法が異なる。腸管切除やバイパス術，人工肛門造設を行わなければならない場合もある。しかし，開腹手術により新たに癒着が生じることによって，イレウスの再発を起こす可能性もあることから，手術適応は慎重に判断しなければならない。

I 腹膜炎

腹膜炎

概念・定義	・腹膜炎のほとんどは続発性腹膜炎であり，急性の経過をとり急性腹膜炎の病態を呈する。原発性腹膜炎は極めてまれである。 ・がんの腹膜転移をがん性腹膜炎という。
原因	・原発性腹膜炎，続発性腹膜炎：表4-11。 ・慢性腹膜炎：結核性。
分類	・炎症の広がりの程度から，限局性腹膜炎（炎症が一部に限局）と，汎発性腹膜炎（腹腔内全体に及ぶ）に区別。
症状	・限局性腹膜炎：炎症部位の自発痛，圧痛，腹膜刺激徴候。 ・汎発性腹膜炎：腹部全体の自発痛，圧痛，反跳痛。
検査・診断	・超音波検査：腹水，膿瘍の有無など。 ・超音波ガイド下試験穿刺：検体の培養検査により，有効な抗菌薬の選択が可能。 ・血液検査：通常は白血球や好中球の増加，炎症反応指標のCRP上昇。高齢者や重症例では白血球減少もみられる。 ・腹部CT検査：腹水貯留，消化管穿孔で認める遊離ガス，消化管穿孔部位，臓器の炎症性変化，感染部位など。腎機能に問題がなければ造影CTを行う。
治療	・限局性腹膜炎の一部を除き，手術が原則。緊急手術が選択される。 ・上部消化管（胃，十二指腸）穿孔：穿孔部の縫合閉鎖術および腹腔内洗浄，ドレーン留置術。 ・下部消化管（大腸）穿孔：穿孔部を含む大腸切除と同時に人工肛門造設術が行われることが多い。

❶ 概念・定義

腹膜炎はその原因，感染経路，原発巣，さらに進展・拡大度などより種々に分類される（表4-11）。原発性腹膜炎，すなわち腹膜以外に炎症の原因となる疾患を有しないものは極めてまれであり，日常遭遇する機会は極めて少ない。腹膜炎のほとんどは続発性腹膜炎であり，**急性腹膜炎**の病態を呈する。慢性腹膜炎の原因としては結核性があるが，まれである。また，がんの腹膜転移を**がん性腹膜炎**とよび，各種のがんの腹膜転移で生じ，腹水貯留をきたす。

表4-11 原発巣からみた腹膜炎の分類

I. 原発性腹膜炎（まれ）	A. 肺炎球菌性 B. 特発性細菌性腹膜炎（非代償性肝硬変に合併）	
II. 続発性腹膜炎 （一般的）	A. 医原性あるいは外傷によるもの	消化管，胆道，尿管，膀胱，子宮などの穿孔 肝・脾など実質臓器の破裂 腹壁穿通性外傷
	B. 消化管穿孔や炎症性によるもの	胃・十二指腸潰瘍，がん 虫垂炎 胆囊炎 憩室炎 炎症性腸疾患（潰瘍性大腸炎，クローン病），結核など そのほか（急性膵炎，肝膿瘍，婦人科的疾患，腸閉塞など）
	C. 術後に発生するもの	消化管縫合不全に起因するもの 腹膜炎術後の遺残膿瘍 術中腹腔内汚染

ここでは，急性腹膜炎に関して説明する。

❷原因

急性腹膜炎の原因としては**消化管穿孔**など多くの疾患があるが，**播種性血管内凝固**（disseminated intravascular coagulation：DIC）**症候群**，**多臓器不全**（multiple organ failure：MOF）など重篤な病態を合併し予後不良となる例も少なくなく，原因疾患の早期の治療が必要となる。消化管穿孔の代表的なものは胃あるいは十二指腸潰瘍穿孔であるが，下部消化管（小腸，大腸）の穿孔のこともある。また，胃がん，大腸がんの穿孔や腸閉塞症，あるいは炎症性腸疾患などが原因となり得る。また，炎症性疾患の代表的なものは急性虫垂炎の穿孔であるが，憩室炎，胆囊炎，子宮付属器炎などに由来するものもある。

❸分類

腹膜炎の分類としては，炎症の広がりの程度から炎症が一部に限局した**限局性腹膜炎**と，腹腔内全体に及ぶ**汎発性腹膜炎**に区別される。汎発性腹膜炎は放置した場合，生命に危険を及ぼすことも少なくない。

❹症状

通常，限局性腹膜炎の場合は炎症を呈している部位の**自発痛**，**圧痛**および**腹膜刺激徴候**を示し，汎発性腹膜炎の場合は腹部全体に自発痛，圧痛，反跳痛をきたす。汎発性腹膜炎では腹部全体の症状を呈するため，疼痛部位からの鑑別診断が困難なことがある。

❺検査

▶**血液検査** 通常は白血球や好中球の増加を，また，炎症反応の指標となるCRPの上昇を認める。ただし，高齢者や重症例では逆に白血球が減少することもあり，この場合より重篤な状態となっている場合も多く注意が必要である。

▶**CT検査** 最も行われているのは腹部CT検査で，腹水貯留，消化管穿孔の場合に認める遊離ガス，消化管穿孔の部位，臓器の炎症性変化，感染部位など多くの情報が得られ，必須の検査であるといえる。CT検査においては，腎臓機能が問題なければ造影CT検

査を行うことが重要で，造影により，より多くの情報や診断に有用である。
- ▶ **超音波検査**　腹部超音波は簡便で侵襲のない検査であり，まず初めに行われるべき画像検査である。腹水や膿瘍の有無などの情報が得られる。

❻診断

急性腹膜炎は，いずれにおいても重篤な病態であり，迅速な診断と早期の適切な処置が極めて大切である。診断は臨床症状，理学的所見，画像診断などが根拠となるが，腹水，腹腔内血腫や貯留液の性状診断は原疾患の診断に有用であり，超音波ガイド下の腹腔穿刺も行われる。この腹腔穿刺で得られた検体を用いて培養検査を行うことで，有効な抗菌薬を選択することが可能となる。

❼治療

腹部理学的所見，画像診断などから総合的に判断し，治療方針が決定される。限局性腹膜炎の一部を除いて，基本的には手術が原則であり，緊急手術が選択されることになる。消化管穿孔の場合，上部消化管（胃，十二指腸）であれば穿孔部の**縫合閉鎖術**および**腹腔内洗浄，ドレーン留置術**が行われることがほとんどである。一方，下部消化管穿孔（大腸）の場合は腹腔内の汚染が高度であり，穿孔部の縫合閉鎖は術後再穿孔の危険も高い。よって，穿孔部を含んだ大腸切除と同時に人工肛門造設術が行われるケースが多い。大腸穿孔の原因としては，大腸憩室炎，特発性（原因が明らかでないもの），がんによるものが多い。

血流障害を伴う絞扼性腸閉塞例において，腸管が壊死に陥っている場合は壊死腸管の切除を行う。急性胆嚢炎（穿孔を伴う）では，胆嚢摘出術を緊急で行う。いずれの原因においても腹膜炎手術の場合は，原疾患の治療と同時に腹腔内の洗浄を十分に行い，膿瘍や感染した腹水を残さないことが重要である。

腹膜炎の手術では，汚染がすでに生じて，**腹腔内膿瘍**など**感染**が成立している（汚染手術，不潔／感染手術）。この場合，すでに抗菌薬が術前から投与されている場合が多いが，手術中にも有効な血中濃度と術野組織内濃度が維持されるように投与計画を立て，さらに，術後も感染治療としての抗菌薬投与を心がけなければならない。

腹膜炎は早急な診断と治療が極めて重要であり，緊急手術のタイミングが遅れると致死的になる場合も少なくない。また，急性腹膜炎症例では多くの例が全身状態不良であり，術後も呼吸器管理をはじめとした全身管理を十分に行う必要がある。さらに，術後も再度腹膜炎を呈したり，重症感染症や敗血症など重篤な病態を合併することもある。

一般的には，腹膜炎発症から手術までの時間が長くなるほど死亡率は高くなる傾向がある。また，胃・十二指腸といった上部消化管の穿孔より，大腸穿孔のほうが予後は不良のことが多い。

J　腸内寄生虫疾患

1. 蟯虫による疾患

　蟯虫感染症は，腸に寄生する**線虫**によって発症する感染症であり，様々な症状が認められる。通常は小児に発生する。症状としては**肛門周囲の瘙痒**が多い。診断は肛門周辺の虫卵や成虫を同定することである。

　蟯虫の感染経路は，蟯虫の虫卵を飲み込むことから始まり，小腸で虫卵から幼虫がふ化し大腸に移動する。その後，幼虫が成虫となり直腸に移動し肛門から出て虫卵を産む。その後，虫卵は指，衣服，寝具，おもちゃなどに移動する。虫卵は体外では常温で3週間以上生存することができる。

❶症状
　蟯虫症の小児にはほとんど症状がみられないが，場合によっては肛門がかゆくなることがある。

❷診断
　虫卵を採取するために肛門に貼り付けたテープ，および肛門周辺にいる成虫の観察で確認ができれば診断可能となる。成虫をみつけるには，就寝してから約1〜2時間後に小児の肛門を調べるのが最適といわれている。

❸治療
　メベンダゾールまたはアルベンダゾール（抗蟯虫薬）のいずれかを1回服用し，2週間後に再度服用することで通常は治癒する。薬物治療が成功しても虫卵は体外で生き延びるため，再感染もしばしばみられる。感染患者と同居している人や介護している人も同時に治療するべきであるとされている。また，薬の服用後は私物の熱湯洗浄が勧められている。

　再感染予防には手洗いや，毎朝の入浴，下着の着替えをこまめにすることが推奨されている。

2. 原虫による疾患

　単細胞性の原虫による疾患である原虫感染症は，寄生する原虫により様々な症状が認められる。主なものに，**赤痢アメーバ**（アメーバ赤痢，アメーバ性肝膿瘍），**ランブル鞭毛虫**（ジアルジア症），**トリコモナス**（腟炎），**リーシュマニア，マラリア，トリパノソーマ，トキソプラズマ，バランチジウム**などがある。これらは熱帯，亜熱帯に多く分布している。

　赤痢アメーバは世界中に分布しており，わが国では福祉施設などでの集団感染，同性愛者間の感染が報告されている。ランブル鞭毛虫も世界中でみられるが，熱帯，亜熱帯地域への旅行者の感染例が多く，人や動物の便に汚染された水や食料の摂取，衛生状態が悪い場所での水泳などにより感染する。

❶症状

ここでは代表的な赤痢アメーバの感染症に関して記載する。ほとんどの感染者は無症状であるが，侵襲とともに起こる症状としては，間欠的な下痢や便秘，鼓腸，痙攣性の腹痛などがある。

肝臓または上行結腸の部分に圧痛をきたし，便は粘液および血液を含むことがある。また，しばしば血液，粘液の半液状便が頻回にみられることがある。

腹部所見は軽度の圧痛から，明らかな腹痛に高熱および全身中毒症状を伴うものまで様々である。アメーバ性大腸炎はしばしば腹部の圧痛を伴う。

さらに，るいそうや貧血が生じたり，虫垂炎を示唆する症状が出現することがある。このような症例では，手術によりアメーバが腹腔内に播種されることがある。

❷診断

症状および身体所見から診断するのは困難であり，便検査による寄生虫抗原の検出，あるいは便中のシストまたは病原体の鏡検を必要とする。感度および特異度が高い便抗原検査は，ランブル鞭毛虫や赤痢アメーバの診断に有用である。

❸治療

軽度，中等度の消化管症状では，成人にはメトロニダゾールやチニダゾールの経口投与が推奨される。妊婦には投与禁忌である。

IV 肛門疾患

直腸脱

❶概念

肛門から**直腸全層**が**脱出**する状態である。

❷原因・病態生理

骨盤底筋群の脆弱化と仙骨の直腸支持固定力低下が原因となる。慢性的な便秘やいきみが誘因となる。

小児や若年成人でも発症するが，出産歴が多い高齢女性に多くみられる。

❸症状・検査

肛門から直腸が脱出することにより，肛門周辺の違和感があり，時に直腸壁が下着に付着して出血を伴うこともある。

❹治療

手術療法が基本である。**経肛門的手術**（ガント［Gant］三輪手術やチールシュ［Thiersh］手術など）と，**経腹的手術**（直腸固定手術）がある。

❺ 予防

規則正しい排便習慣（1日1回排便や強く力まず排便することなど），規則正しい生活習慣（バランスの取れた食生活や長期座位を避けること，過度な刺激物の摂食を避けるなど）があげられる。

B 肛門周囲膿瘍

❶ 概念・定義

肛門の周囲に膿が貯まった状態である。

❷ 原因・病態生理

直腸と肛門の境界（歯状線）にある，**肛門陰窩**に開口する**肛門腺**から**細菌が感染**し，**痔瘻**を介して肛門周囲まで広がり**膿瘍**を形成する。

❸ 分類

本章 - Ⅳ - C「痔瘻」の③分類参照。

❹ 症状・検査

肛門周囲の腫脹・発赤・疼痛が認められる。時に発熱を伴う。

血液検査で白血球増多・CRP 高値など炎症反応を認める。さらに超音波検査，CT 検査，MRI 検査の画像で膿瘍の位置，大きさなどを診断する。

❺ 治療

切開排膿術・ドレナージ術が基本となる。蜂窩織炎（蜂巣炎）を併発している場合は，抗菌薬療法も併用する。無治療で経過すると，膿瘍が進展して壊死性筋膜炎となり重症化する場合もある。

❻ 予防

長期座位や頻回な下痢を避けること，肛門周囲を清潔に保つことがあげられる。

C 痔瘻

Digest

痔瘻	
概念・定義	● 歯状線にある肛門陰窩の肛門腺から肛門皮膚に向け形成された瘻管。
原因・病態生理	● 肛門腺の細菌感染により膿瘍を形成し，肛門皮膚の自壊や切開により瘻孔を形成。原因菌は，大腸菌，クレブシエラ，バクテロイデスなど。
分類	● Ⅰ：皮下または粘膜下痔瘻，Ⅱ：内外肛門括約筋間痔瘻，Ⅲ：肛門挙筋下痔瘻，Ⅳ：肛門挙筋上痔瘻（隅越分類）。
症状	● 持続的な肛門皮膚（二次孔）からの膿の漏出。
検査所見	● 肛門鏡検査で一次孔を確認。超音波，CT，MRI 検査で評価・分類。
治療	● 基本は手術療法。開放術，括約筋温存術，痔瘻結紮術がある。

❶ 概念・定義

歯状線にある**肛門陰窩**の**肛門腺**から肛門皮膚に向け**瘻管が形成**された状態である。

❷ 原因・病態生理

肛門陰窩に開口する肛門腺の細菌感染が肛門周囲に広がり膿瘍を形成し，その後，肛門皮膚の自潰あるいは人為的切開により瘻孔を形成する。腸管開口部を原発口（1次孔），膿瘍部分を原発巣，肛門皮膚開口部を2次孔という。**大腸菌，クレブシエラ，バクテロイデス**などが原因菌となる。

❸ 分類

皮膚，外肛門括約筋・内肛門括約筋，肛門挙筋を境界として，Ⅰ：皮下または粘膜下痔瘻，Ⅱ：内外肛門括約筋間痔瘻，Ⅲ：肛門挙筋下痔瘻，Ⅳ：肛門挙筋上痔瘻に分類する（隅越分類[12]）。

❹ 症状・検査

持続的な肛門皮膚（2次孔）からの膿の漏出が認められる。

肛門鏡検査で一次孔を確認する。超音波検査，CT検査，MRI検査で評価，分類する。

❺ 治療

手術療法が原則であり，内科的治療では根治は望めない。手術方法として，**開放術**（lay open法），**括約筋温存術**（coring out法），**痔瘻結紮術**（seton法）があげられる。

痔瘻は発症してから無治療で経過すると，瘻管が複雑化していき，複雑痔瘻となり手術が難しくなり，肛門機能障害などの合併症率も上がる。さらに，痔瘻を10年以上放置したり再発を繰り返したりしていると，痔瘻がんになる可能性もある。

❻ 予防

長期座位や頻回な下痢を避けることや，肛門周囲を清潔に保つことがあげられる。

D 痔核

❶ 概念・定義

肛門管の上・下直腸静脈叢の静脈瘤であり，歯状線の口側に発生したものを**内痔核**，肛門側に発生したものを**外痔核**という。肛門から痔核組織が脱出したり排便時に出血する。

❷ 原因

不適切な排便（過度ないきみなど）や，肛門に負担のかかる日常生活（長期座位など）が原因。

❸ 病態生理

肛門括約筋と直腸粘膜/肛門上皮の間に存在する毛細血管が網目状に集合している。肛門クッションや支持組織の脆弱，肛門静脈叢のうっ血により発症する。好発部位は人体の正面側を12時として，3時，7時，11時である。

❹ 分類

内痔核は重症度としてⅠ～Ⅳ度に分類される（Golighter分類）[13]。

- **Ⅰ度**：排便時に脱出なし。
- **Ⅱ度**：排便時に脱出するが，自然還納する。
- **Ⅲ度**：排便時に脱出し，用手還納する。
- **Ⅳ度**：常時脱出しており，還納不能な状態。

❺ 症状

脱出・出血が主症状である。さらに外痔核では疼痛が認められるが，内痔核では通常認められない。

直腸診・肛門鏡で痔核の分類，重症度などを診断する。

❻ 治療

保存的治療と外科的治療があげられる。保存的治療には，軟膏による治療や内服薬治療があり，外科的治療には，痔核結紮切除術や注射による硬化療法などがある。

❼ 予防

規則正しい排便習慣（1日1回排便や強く力まず排便することなど），規則正しい生活習慣（バランスの取れた食生活や長期座位を避けること，過度な刺激物の摂食を避けるなど），清潔な肛門衛生が予防法としてあげられる。

E 裂肛

❶ 概念・定義

肛門上皮に発生した**裂創**や**びらん**などの病変，いわゆる切れ痔である。

❷ 原因

硬便による肛門上皮の損傷，肛門腺の感染などで起こる。

❸ 病態生理

肛門上皮の損傷に関しては，便秘症に伴う硬便の排出が原因で発症することが多い。
痔瘻と同じく肛門小窩の感染によっても裂肛が起こるとされている。

❹ 症状

症状は，急性期では疼痛・出血があげられる。慢性期では，肛門狭窄に伴う排便困難，裂肛の2次的産物である**肛門ポリープ**や**肛門皮垂**，**見張り疣**に伴う肛門周囲違和感や**瘙痒**があげられる。

❺ 治療

まず，便通を改善させることが重要である。そのうえで，薬物（軟膏や内服薬）で治療していくことが基本である。

肛門ポリープや肛門皮垂，見張り疣に伴う症状があり，生活に支障がある場合は，それらを切除する手術療法を考慮する。また，肛門狭窄により排便困難を生じている場合も肛門を拡張させる手術療法を考慮する。

❻予防

規則正しい排便習慣（1日1回排便や強く力まず排便することなど），規則正しい生活習慣（バランスの取れた食生活や長期座位を避けること，過度な刺激物の摂食を避けるなど）があげられる。

V 急性腹症

急性腹症は，発症1週間以内の腹部急性疾患の総称である。迅速に診断し，治療方針を決定する。緊急手術を要することが多いが，手術以外の治療を行う場合もある。消化器疾患，婦人科疾患，泌尿器科疾患などによる頻度が高い。

❶原因

一般的に，**穿孔性腹膜炎，急性虫垂炎，急性胆嚢炎，急性胆管炎，急性膵炎，絞扼性腸閉塞，鼠径部や大腿部のヘルニア嵌頓，腹部大動脈瘤破裂，消化管動脈・静脈の急性閉塞**などがある。緊急手術・処置を必要とする主な疾患を表4-12に示す。**卵巣の捻転，尿路結石**などの婦人科・泌尿器科の疾患も急性な経過をとることがある。

❷症状

その多くは腹痛を主訴とし，圧痛，腹膜刺激症状（反跳痛，筋性防御）を認めることが多い。

❸診断

最初にバイタルサインを確認し，異常がみられる場合は緊急処置・治療を行い，並行して病歴聴取，最小限度の検査を行う。異常がない場合は，血液検査，胸腹部X線検査や腹部超音波検査，造影CT検査などで診断する。また，動脈血分析での代謝性アシドーシスは腸管壊死を示唆する。

❹治療

上記の診断により緊急手術となる疾患のうち，急性虫垂炎や胆嚢炎などは程度によっては非手術的加療や保存的加療が選択されることも多い。

表4-12 急性腹症のうち緊急手術を必要とするおもな疾患

- 消化管穿孔（胃，十二指腸，小腸，大腸）
- 急性虫垂炎
- 急性胆嚢炎
- 大動脈解離・大動脈瘤破裂
- 絞扼性イレウス
- 子宮外妊娠破裂
- 卵巣茎捻転
- 腸重積（成人）
- ヘルニア嵌頓
- 壊死型虚血性大腸炎
- 上腸間膜動脈血栓症

VI 肝疾患

A 肝炎

肝炎

概念・定義	・ウイルス性肝炎（急性，慢性），急性肝不全（劇症肝炎），自己免疫性肝炎，薬物性肝障害，アルコール性肝障害があり，わが国ではB型あるいはC型肝炎ウイルス感染による肝炎が多い。
原因	・急性肝炎：大部分はA型，B型，C型，E型肝炎ウイルスで，その他のウイルス，成因不明もある。 ・急性肝不全：ウイルス感染，薬物，自己免疫性，肝炎以外，成因不明。 ・慢性肝炎：わが国ではB型慢性肝炎約30％，C型慢性肝炎約70％。 ・自己免疫性肝炎：原因不明。自己免疫反応によると考えられている。 ・薬物性肝障害 ・アルコール性肝障害：80 g/日以上のアルコール摂取を5年以上継続。
病態生理・分類	・急性肝炎：肝細胞内で増殖する肝炎ウイルスに対する免疫応答により肝細胞に急性炎症性病変をきたす。 ・急性肝不全：肝性脳症が認められない，ないしは昏睡度がⅠ度までの「非昏睡型」，昏睡Ⅱ度以上の肝性脳症出現まで10日以内の「急性型」，11日以降56日の「亜急性型」。 ・慢性肝炎：門脈域が炎症細胞浸潤と線維増生により拡大。肝細胞への変性，壊死を認める。 ・自己免疫性肝炎：自己の肝細胞に対する免疫的寛容が破綻，自己免疫反応により生じる。発症機序や病態不明な点も多い。 ・薬物性肝障害：肝細胞障害型，胆汁うっ滞型，混合型に分類。特定の薬剤に対し肝障害を生じる遺伝子多型もある。 ・アルコール性肝障害：アルコール性脂肪肝を発症し，飲酒継続により肝炎・肝線維化が進展し，アルコール性肝炎・肝線維症に移行，肝硬変や肝細胞がんへ進行。
症状	・急性肝炎：食欲不振，悪心・嘔吐，腹部不快感などの消化器症状，発熱，頭痛，筋肉痛，関節痛，全身倦怠感などの感冒様症状。黄疸・全身瘙痒感で始まることもある。 ・急性肝不全：INR ≧ 1.5。発熱，筋肉痛，関節痛などの感冒様症状，全身倦怠感や食欲不振，黄疸。昏睡型では肝性脳症が出現。 ・慢性肝炎：自覚症状は少ない。全身倦怠感，食欲不振，熱感など。 ・自己免疫性肝炎：全身倦怠感，易疲労感，黄疸，食欲不振。黄疸が比較的高率，無症状が多い。 ・薬物性肝障害：発熱，発疹などのアレルギー症状，黄疸，皮膚瘙痒感などの胆汁うっ滞の症状。無症状も多い。
検査所見	・急性肝炎：血清トランスアミナーゼ値上昇。続いて胆道系酵素（ALP，γGTP，ALP）とビリルビン上昇。 ・急性肝不全：初期に血清トランスアミナーゼ値著増，脳症出現時には低下。血清ビリルビン値が直接型・間接型ともに上昇，進行とともに直接型が低下。画像所見では肝萎縮，腹水がみられる。 ・慢性肝炎：慢性化の進行で膠質反応，γグロブリン高値，血清アルブミン値，血小板数低下。 ・自己免疫性肝炎：血清AST，ALT上昇，γグロブリン，IgG上昇。抗核抗体をはじめとする自己抗体陽性所見。 ・薬物性肝障害：血清トランスアミナーゼ値上昇。肝細胞障害型ではAST，ALT上昇。胆汁うっ滞型ではALP，γ-GTP上昇。両型とも中等度以上では直接型優位にビリルビン上昇。 ・アルコール性肝障害：γ-GTPの著明な上昇，AST優位のトランスアミナーゼ上昇。腹部超音波やCTで肝脂肪化を確認。

治療	・急性肝炎：安静と栄養管理が中心。 ・急性肝不全：予後不良のため早期からの循環動態，呼吸状態のモニター，人工肝補助療法など集約的治療が必要。 ・慢性肝炎：B型，C型ともに抗ウイルス療法。 ・自己免疫性肝炎：副腎皮質ステロイドによる免疫抑制療法。 ・薬物性肝障害：原因薬剤の投与を中止。 ・アルコール性肝障害：断酒。

1. 急性肝炎

❶ 概念・原因

　急性肝炎（acute hepatitis）は，急性に発症するウイルス性の炎症性肝疾患と定義され，肝細胞内で増殖する**肝炎ウイルス**に対する免疫応答により，肝細胞に急性炎症性病変をきたす疾患である。わが国では，年間約30万人が罹患する。肝炎ウイルスとして，**A型肝炎ウイルス**（hepatitis A virus：HAV），**B型肝炎ウイルス**（hepatitis B virus：HBV），**C型肝炎ウイルス**（hepatitis C virus：HCV），**D型肝炎ウイルス**（hepatitis D virus：HDV），**E型肝炎ウイルス**（hepatitis E virus：HEV）があり，大部分はこれら肝炎ウイルスに起因するが，そのほかのウイルスによる場合もある。HBV，HCV，およびHDVは一過性感染のみならず持続感染もあり，その一部は慢性肝炎から肝硬変，さらに肝がんに進展する。これに対し，HAVとHEVは通常一過性感染に終わり，慢性化はしない。なお，HBV，HCVのキャリアにおける肝障害の急性増悪や，薬剤・アルコールや自己免疫による肝障害は，急性肝炎に含まない。

❷ 症状・身体所見

　経過としては，初発症状としては食欲不振，悪心・嘔吐，腹部不快感などの消化器症状と，発熱，頭痛，関節痛，全身倦怠感などの感冒様症状が多い。また，黄疸・全身瘙痒感で始まることもある。自覚症状を伴わない場合もあるので，血液検査で血清トランスアミナーゼ値を測定しないと急性肝炎とわからないこともある。身体所見としては**肝腫大**と触診時の不快感を認める。肝は軟らかく，辺縁はやや鈍で表面は整である。圧痛を認めることはまれである。脾臓を触知することもある（脾腫）が，肝の萎縮が認められる場合は劇症化を考慮して注意深く観察する。

❸ 検査所見

　血清トランスアミナーゼ値の上昇が顕著であり，1000単位以上となる場合もしばしば認められる。病初期はAST＞ALTとなるが，AST値の下降に引き続いてALT値の下降がみられ，ピークを過ぎるとAST＜ALTとなる。血清トランスアミナーゼ値の上昇に引き続いて，胆道系酵素（ALP，γ-GTP，LDH，LAP）とビリルビン値が上昇する。ビリルビン値の上昇は直接型が優位の場合が多い。同時に各種のウイルス学的検査を実施し，成因を診断するが，成因ウイルスの同定ができない症例も少なくない。

　多くの場合は発症後4〜6週間で，血清トランスアミナーゼ値を含めて肝機能検査値

表 4-13 肝性脳症の昏睡度分類（犬山シンポジウム, 1972 年）

昏睡度	精神症状	参考事項
I	睡眠 - 覚醒リズムの逆転	
II	指南力障害，異常行動 ときに傾眠状態（普通の呼びかけで開眼） 医師の指示に従う	羽ばたき 振戦あり
III	嗜眠状態 外的刺激で開眼し得る 医師の指示に従わない	羽ばたき 振戦あり
IV	昏睡 痛み刺激に反応する	
V	深昏睡 痛み刺激にまったく反応しない	

が正常化する。血清トランスアミナーゼ値は重症度と相関せず，肝予備能の評価には，プロトロンビン時間やヘパプラスチンテストなど血漿の血液凝固因子活性を反映する検査が有用である。肝性昏睡初期（I 度）は診断困難であるため，家族など通常時を知る者から，精神神経状態の変化に関して話を聞くことが重要である（表 4-13）。

❹ 治療

一般的に安静と栄養管理が中心となり，特に治療を必要としない場合が多い。急性期で食欲のない時期は，糖質を中心とした輸液を補助的に行い，十分なエネルギー摂取を行う。食事は急性期には脂質を抑えて糖質を主体とし，たんぱく質は植物性を中心とする。回復期には高たんぱく質・高エネルギー食とするが，入院安静のためエネルギー過多となり，肥満・脂肪肝などが生じないように注意する。発症後，6 か月以上経っても肝機能検査値が改善しない，あるいは増悪を繰り返す場合は，慢性化したと判断する。

1　A 型急性肝炎

❶ 概念・原因

HAV によって生じる急性肝障害で，主に経口感染で伝播し，流行性，散発性のいずれにおいても発症する。慢性化することはなく，大部分が治癒する。伝染性が強く，HAV 感染患者の糞便にウイルスが排出され，下水・河川や海を介し，飲料水あるいは生ガキなどから集団感染することがある。冬〜初春に発生頻度が高い。近年，A 型急性肝炎の発生は季節性を失いながら減少しているが，重症化・劇症化例の頻度が増加している。そして，重症化・劇症化の主たるリスクとして高齢があげられる。今後，高齢者人口が増加するなかで，A 型肝炎の重症・劇症例の増加が予想される。

❷ 病態生理・経過

潜伏期間は 2〜6 週間で，ほかの急性肝炎に比べて発熱を伴うことが多い。まれに重症化することはあるが，通常は一過性感染で，慢性化はなくおよそ 1 か月で治癒する。罹患すると **IgM-HA 抗体** が感染初期（約 1 か月）に出現するので，診断を確定することがで

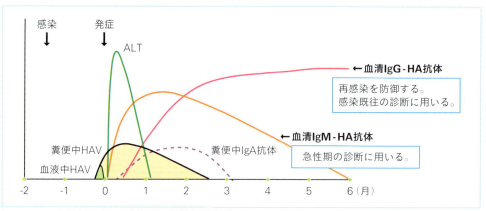

図4-42 A型肝炎ウイルス感染時の各指標の変動

きる。IgG-HA抗体は，発症後約1か月目から少しずつ血中に出現し，3か月後に最高値に達した後に約10年以上血中に持続する（図4-42）。

❸ 治療

安静・栄養療法と，肝庇護薬を投与する。ウイルスは自然に排除されるため，抗ウイルス療法は原則として実施しない。

また，まん延地への旅行前にはワクチンの接種が推奨され，生水，生鮮食物の摂取はできるだけ避けるようにする。

近年，高齢者においては劇症化することがあるため注意を要するが，通常は自然に回復し予後は良好である。

2　B型急性肝炎

❶ 概要・原因

一般に成人のHBVの初感染による肝炎で，劇症化することもある。わが国の急性肝炎の約30%を占め，数%は重症化し急性肝不全となる例もあるので，経過を十分に観察する。

大部分はキャリアとの性的交渉によるため（性感染症［sexually transmitted infections；STI］），流行性はなく散発性に生じる。血液または血液製剤の注射時や，汚染した針などによる刺傷時，他人が使用した注射針を使用した場合などに血液を介して感染することもあるが，集団感染はまれである。乳幼児期に母親から感染した場合（母子感染）は，ウイルスを持続的に保有してキャリアとなる。

❷ 病態生理・経過

潜伏期間は2～6か月とばらつきがある。ほかの急性肝炎と比べて特に特徴的な症状はない。症状が出現する前に血中に **HBs抗原** が検出される。発症して来院する場合は，通常はHBs抗原が陽性であるが，重症例ではすでにHBs抗体が陽性化している場合もあり，HBs抗原抗体系のみでは診断を誤る場合もある。**IgM-HBc抗体**は発症前後から高力

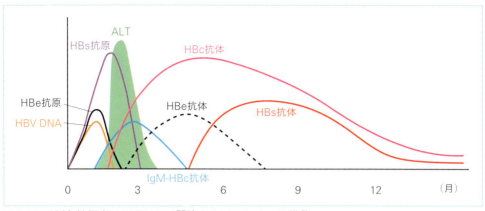

図4-43 B型急性肝炎におけるHBV関連ウイルスマーカーの推移

価となり,この所見により診断を確定する。HBs抗原は発症2～3か月後に漸減し消失する。HBe抗原は発症前後の短期間血中に現れるが,HBc抗原は血中には検出されない。約1か月目からIgG-HBc抗体が出現し,長期間持続する。HBs抗体は発症後6か月頃から出現してくる。HBs抗体が現れると治癒を意味し,原則として終生免疫が得られたと考えられる(図4-43)。しかし,近年はHBs抗体陽性のドナーから肝移植を行った際や,強力な免疫抑制がかかると再びHBVが血中に検出され(再活性化),肝炎を発症する(de novo肝炎)と重症化することがわかり,その対策が重要視されている。

❸治療

安静・栄養摂取を保持し,肝庇護薬を投与する。重症の場合には,抗ウイルス薬の投与が行われることがある。

また,予防としてHBワクチンが有効である。高力価HBγグロブリン(HBIG)は即効性があるが,効果は短期間である。

3　C型急性肝炎

❶概念・原因

HCVによる肝炎である,ウイルス性肝炎のうち最も慢性化しやすい。輸血・刺青・医療従事者の針刺し事故・覚醒剤の回し打ちなどで感染することが多いが,B型肝炎と比較して血液中のウイルス量は少ないため,家庭内感染・性交感染・母子感染はまれである。

❷病態生理・経過

潜伏期間は1～3か月とばらつきがあり(4～8週が多い),ほかの急性肝炎と比べて軽症で自覚症状に乏しい。多くの場合は急性肝炎では終わらず慢性化する(約70％)。感染初期にはHCV抗体は陰性で,診断にはHCV-RNAのリアルタイムPCR法による検出が必要である。

❸治療

安静と,肝庇護薬の投与となる。劇症化はまれであるが,多くの場合は慢性化するので,

急性肝炎でもC型慢性肝炎と同様に抗ウイルス療法が考慮される。C型急性肝炎では，感染後6～12か月後までにインターフェロン治療を実施すれば，ほぼ完全に持続感染・慢性化を予防することができる。

ワクチンはないため，一般的な感染予防策を講じるしかない。

4 D型急性肝炎

❶概念・原因

HDVによる肝炎であり，原則としてHBVの存在下で感染する（同時感染・重複感染）。地中海沿岸，中東，南米の一部で頻度が高いが，わが国での有病率は極めて低い。B型肝炎の重症化・劇症化の原因となることがある。

❷診断

HDV抗体またはHDV-DNAの検出による。

5 E型急性肝炎

❶概念・原因

HEVによる肝炎で，感染様式や症状はA型肝炎と類似する。若い豚レバー・猪肉・鹿肉の生食によると思われる感染が目立つ。東南アジア，アフリカ，メキシコなどが流行地であるが，わが国では北海道で多く報告されており，豚のレバーが原因と考えられている。北海道以外では野生動物の肉の摂取が原因となる場合が多い。レバーや野生動物肉を摂取することがある中高年男性での感染が多い。また，妊娠後期で感染すると重症化・劇症化がみられることがある。さらに，HIV感染患者，化学療法中の患者，臓器移植後の患者など，免疫抑制化においては，慢性肝炎，肝硬変を引き起こすことも明らかとなり，公衆衛生環境の整った先進国においても，その重要性が再認識されている。

❷診断

HEV-RNAの検出またはHEV抗体測定による。予後は比較的良好である。

2. 急性肝不全（劇症肝炎）

❶概念・原因

正常肝ないし肝予備能が正常と考えられる肝に急性の高度肝障害が生じ，初発症出現より8週（56日）以内にPT 40％以下ないしPT-INR値1.5以上を示すものをいう。従来，劇症肝炎の呼称が一般的であったが，欧米の急性肝不全との異同が問題視され，2011（平成23）年に厚生労働省研究班で診断が統一された。劇症肝炎は肝炎像を伴う症例のみを対象としたが，急性肝不全では薬物中毒，ショックなどの循環障害，術後肝不全，妊娠性脂肪肝などを原因とする例も含む。

❷分類

急性肝不全は肝性脳症が認められない，ないしは昏睡度がⅠ度までの**非昏睡型**と，昏睡

Ⅱ度以上の**肝性脳症**を呈する**昏睡型**に分類される。また，**昏睡型急性肝不全**は初発症状から昏睡Ⅱ度以上の肝性脳症が出現するまでの期間が10日以内の**急性型**と，11日以降56日の**亜急性型**に分類され，さらに脳症が8〜24週に出現したものを遅発性肝不全（late onset hepatic failure：LOHF）とよぶ（表4-13）。急性型に比べ，亜急性型，LOHFの予後が悪い。わが国での全国集計（2016［平成28］年）によると，昏睡型ではウイルス性が約21％，薬物性が約13％，自己免疫性が約12％，成因不明が約27％，肝炎以外が約24％と，ウイルス性の頻度が高い。

❸ 検査所見

血清トランスアミナーゼ値は初期に著増するが，脳症出現時はすでに低下している場合が多い。また，**血清ビリルビン値**が直接型・間接型ともに上昇するが，肝不全の進行とともに，直接型ビリルビンの比率が低下する。画像所見としては**肝萎縮，腹水**が観察される（図4-44）。

❹ 治療

急性肝不全は予後不良であるため，早期からの循環動態，呼吸状態のモニターとともに集約的治療が必要となり，高度医療機関への収容が望まれる。十分な栄養を与え，消化管出血などの予防を行い，**高アンモニア血症**や**脳浮腫**の対策が必要である。肝炎ウイルスが原因のときには抗ウイルス療法を実施する。昏睡型では**血漿交換**と**血液濾過透析**を組み合わせた**人工肝補助療法**を行う。感染症，**播種性血管内凝固**（DIC），**消化管出血**や**膵炎**も高頻度に発症するため十分に注意して対処する。日本急性肝不全研究会の肝移植適応ガイドライン（1996［平成8］年）において死亡と予測される症例では肝移植の適応を考慮していたが，2010（平成22）年以降は厚生労働省研究班の作成したスコアリングシステムに従って，肝移植の適応が検討されている（表4-14）。

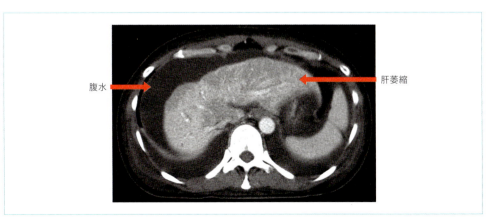

図4-44 急性肝不全における画像所見

表4-14 劇症肝炎の肝移植適応ガイドライン

項目／スコア	0	1	2
発症〜脳症	0〜5日	6〜10日	11日以上
PT%	20.1%以上	5.1〜20.0%	5.0%以下
TB	10 mg/dL 未満	10〜14.9 mg/dL	15 mg/dL 以上
D/T	0.7 以上	0.5〜0.69	0.5 未満
PLT	10.1 万以上	5.1〜10.0 万	5.0 万以下
肝萎縮	なし	あり	

［スコア合計点と死亡率］
作成モデル（1998〜2003年の370例）
　0点：0%，1点：8.7%，2点：20.0%，3点：23.1%，4点：56.3%
　5点：73.8%，6点：85.5%，7点：91.3%，8点：96.3%，9点以上：90.0%
validation 用モデル（2004〜2007年の111例）
　0点：0%，1点：25.0%，2点：17.6%，3点：28.6%，4点：57.1%
　5点：64.2%，6点：93.3%，7点：100%，8点：100%，9点以上：100%
出典／厚生労働省「難治性の肝・胆道疾患に関する研究」班ホームページ：急性肝炎（劇症肝炎），http://www.hepatobiliary.jp/modules/medical/index.php?content_id=13（最終アクセス日：2018/10/19）を基に作成．

3. 慢性肝炎

❶ 概念

慢性肝炎とは臨床的に6か月以上の肝機能異常とウイルス感染が持続している病態と定義される。

❷ 原因

わが国では慢性肝炎のうち約30%がB型慢性肝炎で，約70%がC型慢性肝炎である。B型慢性肝炎は急性肝炎からの移行はまれであり，ほとんどは母子感染後のキャリアからの移行で，知らないうちに肝硬変や肝がんができていることもある。B型肝炎の場合は，肝がんの発生は血中ウイルス量・HBs抗原量と相関するが，肝炎の活動性とはあまり相関がなく，血清トランスアミナーゼ値が落ち着いていても注意が必要である。また，C型慢性肝炎は，急性肝炎後にウイルスが排除されずに持続感染を生じ，やがて肝機能異常が再燃して成立する。また，感染経路がまったくわからない例もあり，症状もほとんどないため，検診や医療機関でたまたま実施された血液検査で発見されることが多い。

❸ 症状

時に全身倦怠感・食欲不振・熱感などの症状がみられるが，高度な肝機能を伴わない場合も多く，自覚症状は少ない。活動性の高い時期が長期間続くと肝硬変へ移行する。

❹ 分類・診断

病理組織学的に，門脈域が炎症細胞浸潤と線維増生により拡大し，肝細胞の変性，壊死を種々の程度に認める病態であり，**新犬山分類**（1996［平成8年］）による**肝組織診断基準**に基づいて診断する。これは線維化の程度（F0〜F4の5段階でF4は肝硬変）と，肝炎の活動性（A0〜A3の4段階）の両面から分類して表記するものである。また，慢性化が進むと，**血清アルブミン値**や**血小板数**が低下するので診断の一助となる。また，一般診療に用いられる肝機能検査や血液検査のパラメーターを組み合わせたAST/platelet ratio index（APRI）やFib-4 index，肝線維化マーカーとしてMac-2結合たんぱく糖鎖修飾異性体（M2BPGi）

や，オートタキシンの有用性が検討されている．さらに，超音波や MRI を用いた肝硬度の測定も可能となっており，肝生検に替わる非侵襲的な肝線維化評価方法として注目されている．

⑤ 治療

B 型，C 型ともに**抗ウイルス療法**を念頭に置くが，それ以外に日常生活や食事に関する制限はなく，健康人とまったく同様の生活，仕事をしてもかまわない．食事は高たんぱくとし，適当量のエネルギーとバランスの良い栄養素の摂取に努め，鉄摂取を制限する．さらに，体重増加に伴う肝の線維化進展の予防のために有酸素運動を実施する．ただし，血清トランスアミナーゼ高値で肝不全に陥るおそれがある場合は，安静を指導する．

1 B 型慢性肝炎

❶ 病態生理

B 型慢性肝炎の大部分は出産時や幼少時の感染による**無症候性キャリア**から発症する．HBe 抗原陽性の免疫寛容期の無症候性キャリアは，20 〜 30 歳代で血清トランスアミナーゼ値の一過性上昇とともに HBe 抗体の陽性化（セロコンバージョン）を生じ，免疫監視期の非活動性キャリアとなる．しかし，免疫寛容期の無症候性キャリアの 10 〜 20％ は，20 〜 30 歳代以降も血清トランスアミナーゼ値の変動が持続し，慢性肝炎へと移行する．慢性肝炎の経過中に，HBe 抗体陽性へのセロコンバージョンが成立すると，ウイルスの増殖能が低下して肝炎は沈静化し，慢性肝疾患の進展が中断する．HBe 抗体へのセロコンバージョンが完全でない場合や，セロコンバージョンが生じてもウイルス増殖が持続する場合は，慢性肝疾患は徐々に伸展して肝硬変へ移行する．肝硬変に伸展する前に肝がんを合併する例も存在するため，注意が必要である（図 4-45）．

❷ 治療

B 型慢性肝炎は，短期目標として血清 HBV-DNA が検出感度以下となり，血清トラン

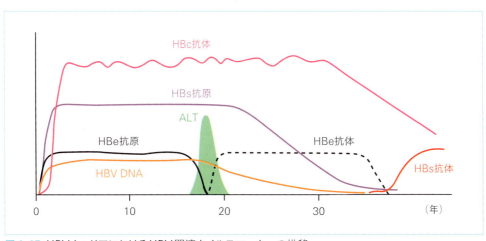

図 4-45 HBV キャリアにおける HBV 関連ウイルスマーカーの推移

スアミナーゼ値が正常化することを目標として治療する。長期目標として最終的にはHBs抗原の低下および陰性化を目指す。

　従来は肝庇護療法が中心であったが，2000（平成12）年に核酸アナログ製剤であるラミブジンが保険認可され，その後も，アデホビル，エンテカビル，テノホビルなど様々な核酸アナログ製剤の使用が可能となっている。核酸アナログ製剤は，逆転写酵素に作用して直接的にウイルスの逆転写を抑制することで肝炎を沈静化する。しかし，投与中止後に肝炎の再燃が多く，大半は生涯にわたって治療を継続することとなる。

　また，インターフェロンの長期投与も可能となった。インターフェロンは，その治療効果は20〜30％と確実ではないものの，通常は1年投与で治療を終了しdrug freeになれること，HBs抗原消失率が高い点などの長所がある。このため，抗ウイルス療法が盛んに行われるようになっている。核酸アナログ製剤とインターフェロンは特性が大きく異なり，その優劣を単純に比較することができない。両薬剤の特性と個々の症例の病態を総合的に判断し，治療薬を選択する。なお，肝線維化の進行した症例では核酸アナログ製剤を用いる。

　近年，HBV既往感染者に免疫抑制療法，化学療法を実施した際にHBVが再活性化することが報告され，その予防のために適切なモニタリングを行うことが必要である。

2　C型慢性肝炎

❶ 病態生理

　HCV感染は，約30％は一過性感染でウイルスは排除されるが，約70％は持続感染し慢性肝炎に移行する。急性肝炎による肝機能異常が改善後に，血清トランスアミナーゼ値が正常な時期が持続する（数年〜数十年と多彩）が，やがて血清トランスアミナーゼ値の変動が持続するようになり，慢性肝炎へ伸展する。また，血清トランスアミナーゼ値が正常な時期でも，肝組織は**炎症細胞浸潤**が観察される場合が多く，B型肝炎と異なり完全な無症候性キャリアは存在しないと推定されている。慢性肝炎症例は肝機能異常が持続し，高頻度に**肝硬変**へ伸展する。B型肝炎と異なり，肝硬変に至る前に肝がんを合併する症例は若年では少ないが，高齢者では慢性肝炎の場合でも**肝がん**を合併するリスクが高い。

❷ 治療

　C型慢性肝炎に対する抗ウイルス療法は，従来インターフェロンを用いた治療が主流であったが，2011（平成23）年以降に直接作用性高ウイルス薬（direct-acting antiviral agents：DAA）としてNS3/4Aプロテアーゼ阻害薬が認可され，これとインターフェロンの治療を組み合わせることで，多くの症例でウイルスを排除することが可能となっている。さらに，2014（平成26）年にはNS3/4Aプロテアーゼ阻害薬とNS5A阻害薬による経口薬のみの治療が認可され，2015（平成27）年には核酸型NS5B阻害薬も利用できるようになり，これらDAAを組み合わせたインターフェロンフリーの治療が主流となっている。DAAによる抗ウイルス療法は副作用が少なく，治療効果が高いため，今後C型肝炎は世界的に徐々

に減少することが予想されているが，いずれの経口薬も薬価が高く，医療経済的な問題が懸念される（わが国では医療費助成の対象となるため患者負担はほとんどない状況である）．

4. 自己免疫性肝炎

❶概念

　自己免疫性肝炎は，なんらかの機序により自己の肝細胞に対する免疫的寛容が破綻し，**自己免疫反応**によって生じる肝疾患である．中年以降の女性に好発し，慢性に進行する．本症の診断や治療に関しては国際的に一定のコンセンサスが得られつつあるが，人種や地域差による臨床像の違いもあり，発症機序や病態に関しては不明な点も多い．わが国では**HLA-DR4 陽性**症例が多いことが知られている．多くは**無症候性**であり，潜行性・慢性に経過し**肝硬変**へ移行する．組織学的に活動性が高い肝炎像を示し，急性発症症例も認められる．診断には肝炎ウイルスやアルコール・薬物，代謝異常などによる肝障害を除外することが必要である．また，副腎皮質ステロイドに代表される免疫抑制薬によく反応する点も特徴である．

❷診断

　自己免疫性肝炎診断指針（厚生労働省，2013［平成25］年）に従って診断する．
①ほかの原因による肝障害が否定される．
②抗核抗体（＋）または抗平滑筋抗体（＋）．
③ IgG 高値（＞基準上限値 1.1 倍）．
④組織学的に interface hepatitis や形質細胞浸潤がみられる．
⑤副腎皮質ステロイドが著効する．
【典型例】上記①を満たし，②〜⑤のうち 3 項目以上を認めるもの．
【非典型例】上記①を満たし，②〜⑤のうち 1 〜 2 項目を認めるもの．

❸症状

　全身倦怠感・易疲労感，**黄疸**，食欲不振があり，黄疸を認める症例が比較的高率であるが，無症状であることが多い．なお，初発時にすでに肝硬変に至っている症例も見受けられる．また，甲状腺疾患など，合併するほかの自己免疫性疾患により診断される場合も少なくない．関節炎，発熱など通常のウイルス性肝炎では頻度の低い症状が持続する場合には注意が必要である．

❹検査所見

　血清 AST，ALT の上昇，γ グロブリン，IgG の上昇を示すが，いずれも自己免疫性肝炎の特異度が高くない．また，抗核抗体をはじめとする自己抗体の陽性所見は診断上重要な所見である．わが国での症例は抗核抗体，抗平滑筋抗体のいずれかあるいは両者が陽性を示す症例が 95% とされているが，近年，陰性症例や陽性力価低値の症例の増加が報告されており，診断上注意が必要である．

❺ 治療

　副腎皮質ステロイドによる**免疫抑制療法**により自己免疫性肝障害の沈静化（血清トランスアミナーゼ値の持続沈静化）が主体となる。通常はプレドニゾロン初期投与量 40 ～ 60 mg/日で開始することにより良好な経過が得られる。治療継続が長期間必要であり，血性トランスアミナーゼ値の正常化をみながら緩徐に減量し，1 日量が 10 mg 以下になったらこれを維持量とし継続する。

　ただし，副腎皮質ステロイドの長期投与によって，満月様顔貌や肥満，骨粗鬆症などの副作用が起こりやすいので，その発現には注意が必要である。適切な治療が継続された場合には予後は良好であるが，急性発症症例では劇症化する症例もあり，この場合は予後不良である。

　さらに 2018（平成 30）年には，維持療法においてステロイド不耐の症例に対して，アザチオプリンが保険適応となり，今後の予後の向上が期待される。

5. 薬物性肝障害

❶ 概念
　薬物性肝障害は，薬物投与によって生じる**肝細胞障害**および**肝内胆汁うっ滞**と定義される。

❷ 分類
　肝障害のタイプ別に，肝細胞障害型，胆汁うっ滞型および混合型の 3 つに分類され，便宜的に診断時の ALT 値と ALP 値から判断する（表 4-15）。また，近年の網羅的遺伝子検索の結果，特定の薬剤に対して肝障害を生じる遺伝子多型もみつかってきた。

❸ 診断
　自覚症状に乏しく，肝機能検査で発見されることが多い。診断はウイルス性肝炎などほかの原因による肝障害の除外と，起因薬剤の同定による。したがって，薬剤使用歴（漢方薬，健康食品，サプリメントなども含む）の問診が大切である。また，日本肝臓学会が中心となり，肝障害のタイプを分類（表 4-15）した後に，発症までの期間，経過，危険因子，薬物以外の原因の有無，過去の肝障害の報告，好酸球増加，薬物リンパ球刺激試験（drug-induced lymphocyte stimulation test：DLST），偶然の再投与が行われたときの反応の 8 項目のスコアリングを用いたわが国の診断基準が提案されている（表 4-16）。

❹ 症状
　肝機能異常出現までの潜伏期間は 4 週間以内が 70％ 以上，8 週間以内が 80％ を超える。

表 4-15　肝酵素による薬物性肝障害の病型分類

肝細胞障害型	ALT ＞ 2N ＋ ALP ≦ N または ALT 比 / ALP 比 ≧ 5
胆汁うっ滞型	ALT ≦ N ＋ ALP ＞ 2N または ALT 比 / ALP 比 ≦ 2
混合型	ALT ＞ 2N ＋ ALP ＞ N かつ 2 ＜ ALT 比 / ALP 比 ＜ 5

N：正常上限，ALT 比 =ALT 値 / N，ALP 比= ALP 値 / N
出典／日本肝臓学会：肝臓，2005：46（2），p.36：88，表 2 薬物性肝障害診断基準の使用マニュアルより抜粋．

表4-16 DDW-J 2004 薬物性肝障害ワークショップのスコアリング

		肝細胞障害型		胆汁うっ滞または混合型		スコア
		初回投与	再投与	初回投与	再投与	
1. 発症までの期間[1]						
a. 投与中の発症の場合						
	投与開始からの日数	5〜90日	1〜15日	5〜90日	1〜90日	+2
		<5日, >90日	>15日	<5日, >90日	>90日	+1
b. 投与中止後の発症の場合						
	投与中止後の日数	15日以内	15日以内	30日以内	30日以内	+1
		>15日	>15日	>30日	>30日	0
2. 経過		ALTのピークの値と正常上限との差		ALTのピーク値と正常上限との差		
投与中止後のデータ		8日以内に50%以上の減少		（該当なし）		+3
		30日以内に50%以上の減少		180日以内に50%以上の減少		+2
		（該当なし）		180日以内に50%未満の減少		+1
		不明または30日以内に50%未満の減少		不変, 上昇, 不明		0
		30日後も50%未満の減少か再上昇		（該当なし）		-2
	投与続行および不明					0
3. 危険因子		肝細胞障害型		胆汁うっ滞または混合型		
		飲酒あり		飲酒または妊娠あり		+1
		飲酒なし		飲酒, 妊娠なし		0
4. 薬物以外の原因の有無[2]		カテゴリー1, 2がすべて除外				+2
		カテゴリー1で6項目すべて除外				+1
		カテゴリー1で4つか5つが除外				0
		カテゴリー1の除外が3つ以下				-2
		薬物以外の原因が濃厚				-3
5. 過去の肝障害の報告						
	過去の報告あり, もしくは添付文書に記載あり					+1
	なし					0
6. **好酸球増多（6%以上）**						
	あり					+1
	なし					0
7. **DLST**						
	陽性					+2
	擬陽性					+1
	陰性および未施行					0
8. 偶然の再投与が行われたときの反応		肝細胞障害型		胆汁うっ滞または混合型		
	単独再投与	ALT倍増		ALP（T. Bil）倍増		+3
	初回**肝障害時の併用薬とともに再投与**	ALT倍増		ALP（T. Bil）倍増		+1
	初回**肝障害時と同じ条件で再投与**	ALT増加するも正常域		ALP（T. Bil）増加するも正常域		-2
	偶然の再投与なし, または判断不能					0
					総スコア	

1) 薬物投与前に発症した場合は「関係なし」, 発症までの経過が不明の場合は「記載不十分」と判断して, スコアリングの対象としない。
   投与中の発症か, 投与中止後の発症化により, aまたはbどちらかのスコアを使用する。
2) カテゴリー1：HAV, HBV, HCV, 胆道疾患（US）, アルコール, ショック肝。カテゴリー2：CMV, EBV。
   ウイルスはIgM HA抗体, HBs抗原, HCV抗体, IgM CMV抗体, IgM EB VCA抗体で判断する。
太字は, DDW-J 2002 シンポジウム案の改定部分を示す。
判定基準：総スコア2点以下：可能性が低い, 3, 4点：可能性あり, 5点以上：可能性が高い。
出典／滝川一ほか：DDW-J2004 ワークショップ薬物性肝障害診断基準の提案, 肝臓 46（2）：85-90, 2005.

発熱, 発疹などの全身のアレルギー症状と, 黄疸, 皮膚瘙痒感などの胆汁うっ滞の症状が特徴的であるが, 症状を呈さないことも多い。

❺ 検査所見

血液検査では血清トランスアミナーゼ値の上昇が特徴であり, 肝細胞障害型ではASTおよびALTの上昇が主体で, 胆汁うっ滞型ではALPおよびγ-GTPの上昇が主体となる。両型とも中等度以上では直接型優位にビリルビンの上昇がみられる。

❻治療

薬物性肝障害で一定の薬物が原因として疑われる場合は，原則としてその薬物の投与を中止する。原因薬物の除去によってしだいに肝機能が正常化するのが普通である。肝障害に対してグリチルリチン注射薬やウルソデオキシコール酸経口投与が行われることが多い。場合によっては急性肝不全の経過をとることもあり，重症例では副腎皮質ステロイドを投与する。昏睡が出現した場合は急性肝不全に準じる治療を行うが，予後が不良な場合が多い。

6. アルコール性肝障害

❶概念・原因

本症は，1日当たり80g以上のアルコール（日本酒換算で約3合）を，5年以上継続的に摂取している常習飲酒家にしばしばみられる肝病変である。しかし，アルコールに対する肝障害の感受性には個人差が大きく，性差（女性は男性の2/3程度の飲酒量でも発症し得る），年齢，栄養状態，遺伝的素因（アルデヒド脱水素酵素活性），基礎疾患の有無などによっても大きく異なる。

❷病態生理・分類

アルコール性肝障害は，まず，肝脂肪蓄積によるアルコール性脂肪肝として発症するが，飲酒の継続により肝炎・肝線維化が進展しアルコール性肝炎・肝線維症に移行，ついには肝硬変や肝細胞がんへと進行する（図4-46）。

▶ **アルコール性脂肪肝** 飲酒に伴って肝小葉の1/3以上にわたって脂肪が蓄積した状態であ

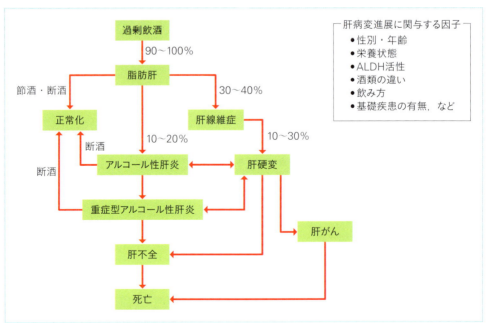

図4-46 アルコール性肝障害の進展様式

る．この変化は可逆性であり，断酒に伴って数週間の経過で急激に改善する例を認める．

▶ **アルコール性肝炎**　アルコール性脂肪肝の状態にある人が連続大量飲酒を繰り返すと，その10〜20%にアルコール性肝炎が発症する．肝組織では好中球を主体とする炎症細胞浸潤に肝細胞の風船様変性やアルコール硝子体（マロリー体）が存在し，肝細胞周囲や中心静脈周囲の線維化を伴うことも多い．時に，肝性脳症，肺炎，腎不全などを合併し，予後不良な重症型アルコール性肝炎をきたすこともある．

▶ **アルコール性肝線維症・肝硬変**　10年以上の飲酒継続によって肝線維症から肝硬変へと進展する．それにより黄疸や腹水，門脈圧亢進による食道静脈瘤の合併を認める．

❸ 症状

アルコール性肝障害に特異的な症状はあまり存在せず，軽度なものであれば検診などによって初めて異常を指摘される．進行すると全身倦怠感や悪心・嘔吐，食欲不振が出現し，さらには褐色尿や黄疸，腹水による腹部膨満感なども認められる．重症例では**肝性脳症**による意識障害や**食道静脈瘤**による吐血にて救急搬送される症例も存在する．

❹ 検査

▶ **血液検査**　γ-GTPの著明な上昇とAST優位のトランスアミナーゼの上昇を認める．肝硬変に進展すれば，血小板の低下に加えて，アルブミンやコリンエステラーゼ，プロトロンビン時間などの低下やビリルビン値の上昇を認める．

▶ **画像検査**　アルコール性肝障害では肝脂肪化を高頻度に認めるため，これを各種画像検査（腹部超音波やCT）にて確認する．さらに，画像にて肝硬変，門脈圧亢進症の合併を知り，食道静脈瘤が疑われれば上部消化管内視鏡検査も施行する．

❺ 診断

以上の各種検査結果を参考に，ウイルス性肝炎，自己免疫性肝疾患，薬物性肝障害などほかの肝疾患を除外し，最終的にアルコール性肝障害と診断する．この際，最も重要なことは正確な飲酒歴の聴取にある．簡単なことのように思われるが，アルコール多飲者は飲酒期間，飲酒量ともに過小申告する傾向にあり，特にアルコール依存者では，飲酒自体を否定することもしばしばある．したがって，正確な飲酒歴の聴取には本人ばかりでなく家族や知人からの聴取も必要で，飲酒開始年齢，アルコール飲料の種類や飲み方など，詳細で具体的な聴取が不可欠である．

❻ 治療

アルコール性肝障害の治療の根幹は断酒であり，薬物療法はあくまでも補助療法にすぎない．多くの場合，**断酒**を行えば速やかに肝機能は改善する．大切なのはいかに断酒を継続させるかである．特に肝硬変患者に対しては，ASTやγ-GTPの改善が肝予備能の改善を意味しないことや，アルコールによる全身臓器への悪影響などを示し，断酒継続の重要性を説明する．また，合併症（食道静脈瘤や肝がん）や肝不全（腹水や肝性脳症）の有無に注意を払い，必要があれば一般的な肝硬変に準じて治療介入を行う．前述のように，アルコール性肝炎には予後不良な重症例が存在する．その病態は劇症肝炎と同様であり，本症が疑

われる場合には血漿交換や白血球除去療法などの高度医療を要する。

近年，アルコール依存症に対し断酒補助薬が臨床応用されつつあり，精神科医と密接に連携することが重要となる。

❼予防

過度の飲酒は，肝障害をもたらしその生命予後を脅かすことはもちろんのこと，膵炎，心筋症，脳障害，末梢神経障害，突然死，発がんなど，様々な疾病の発症に関与している。アルコール性肝障害発生には医学生物学的な面だけではなく，社会的背景，精神的背景などの要素も多分に含まれており，発症予防には社会全体をとおしての飲酒に関する適切な啓発活動が大切である。

B 脂肪肝・非アルコール性脂肪性肝疾患（NAFLD）

Digest

脂肪肝・非アルコール性脂肪性肝疾患（NAFLD）

概念・定義	・非アルコール性脂肪性肝疾患（NAFLD）は，組織診断あるいは画像診断で脂肪肝を認め，アルコール性肝障害など他の肝疾患を除外した病態である。
原因	・多くは摂取エネルギーの過剰に起因。各種ホルモン異常や一部の薬剤（ステロイド製剤など）も誘因となる。
病態生理	・末梢組織から肝への脂肪酸の動員の増加，食事由来の脂質・糖質過剰摂取や吸収亢進などによる基質の増加，肝細胞での中性脂肪の合成促進，脂肪酸の酸化障害，リポたんぱく質の合成・分泌の障害など，多くの場合これらの因子が複合的に関連して脂肪肝が形成される。
分類	・NAFLDは，病態の進行がまれな非アルコール性脂肪肝（NAFL）と，肝硬変や肝がんへ進展する危険性のある非アルコール性脂肪肝炎（NASH）に分類される。
症状	NAFLDには特異的な症状はほとんどみられない。
検査・診断	・血液検査：AST値，ALT値の軽度ないし中等度の上昇。γ-GTPの上昇傾向。糖質と脂質の代謝異常も高率に認められる。 ・画像検査：NAFLDの診断においては血液検査より鋭敏である。 　①超音波検査：肝実質エコー輝度の上昇（bright liver），肝腎コントラスト，肝内血管の不明瞭化，深部エコーの減衰などが認められる。定量性には乏しい。 　②腹部単純CT検査：肝実質CT値の低下（肝/脾CT値比≦0.9）がみられ，定量的評価が可能。 ・肝生検：NAFLDの診断には不要だが，NASHの確定診断，進行度の評価には必要。NASHの病理組織像は肝細胞への大滴性の脂肪沈着とともに水腫様変性を認め，マロリー小体，好酸球性小体なども観察される。細胞周囲性および傍静脈性の線維化を伴うこともある。
治療	・一般的治療：過栄養に伴うNAFLDでは肥満解消が最も重要なため，適切なエネルギー摂取と適度な運動の生活習慣指導を行う。 ・薬物療法：一般療法で改善が得られない場合やリバウンドによる増悪を繰り返す場合，NASHと認識された場合には積極的な薬物療法の導入を検討。現時点では保険適用の薬剤はない。合併する糖尿病，脂質代謝異常症，高血圧症に対しておのおのの薬剤がNAFLDにも有効であった報告が認められる。

❶概念・定義

正常の肝臓は湿重量で約5%の脂質を含有しており，そのうち中性脂肪が約1%を占めているが，肝細胞内に過度に**中性脂肪**が蓄積し10%以上に達した状態を脂肪肝と称する。

病理学的には肝生検組織切片上，肝小葉の 1/3 以上の肝細胞に脂肪滴が認められる場合に脂肪肝と定義される（図 4-47）。

非アルコール性脂肪性肝疾患（nonalcoholic fatty liver disease：NAFLD）とは，組織診断あるいは画像診断で脂肪肝を認め，アルコール性肝障害＊などほかの肝疾患を除外した病態である。NAFLD は病態の進行がまれな非アルコール性脂肪肝（nonalcoholic fatty liver：NAFL）と肝硬変や肝がんへ進展する危険性のある非アルコール性脂肪肝炎（nonalcoholic steatohepatitis：NASH）に分類される（図 4-48）。

NAFLD は過栄養を原因とするものが多く，近年増加傾向にある。基礎疾患として，**肥満，糖尿病，脂質代謝異常症，高血圧症**など**メタボリックシンドローム**＊を合併する例も多い。

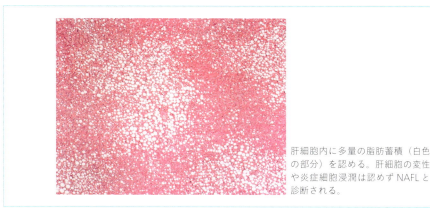

肝細胞内に多量の脂肪蓄積（白色の部分）を認める。肝細胞の変性や炎症細胞浸潤は認めず NAFL と診断される。

図 4-47 脂肪肝の肝組織像

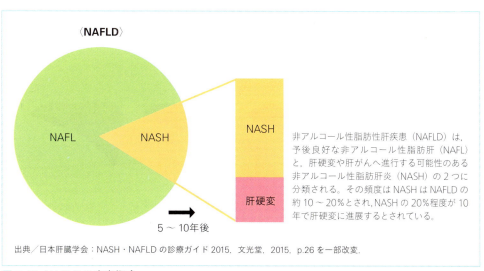

非アルコール性脂肪性肝疾患（NAFLD）は，予後良好な非アルコール性脂肪肝（NAFL）と，肝硬変や肝がんへ進行する可能性のある非アルコール性脂肪肝炎（NASH）の 2 つに分類される。その頻度は NASH は NAFLD の約 10 ～ 20％とされ，NASH の 20％程度が 10 年で肝硬変に進展するとされている。

出典／日本肝臓学会：NASH・NAFLD の診療ガイド 2015，文光堂，2015，p.26 を一部改変．

図 4-48 NAFLD の疾患概念

＊ **アルコール性肝障害**：飲酒量としてはエタノール換算で男性は 30 g/日未満，女性は 20 g/日未満を除外の目安とする。
＊ **メタボリックシンドローム**：内臓肥満に伴い糖尿病，脂質代謝異常症，高血圧症を合併する状態を示す。インスリン抵抗性とも関連し，動脈硬化進展の重要な危険因子と考えられている。

❷原因

NAFLDの多くは摂取エネルギーの過剰に起因しており，メタボリックシンドローム関連因子，特に内臓肥満とインスリン抵抗性が重要と考えられている。また時に，各種ホルモン異常や一部の薬剤（ステロイドなど）も誘因となる。

❸病態生理

肝細胞に脂肪が蓄積する要因としては，末梢組織から肝への脂肪酸の動員の増加，食事由来の脂質・糖質の過剰摂取や吸収亢進などによる基質の増加，肝細胞での中性脂肪の合成促進，脂肪酸の酸化障害，リポたんぱくの合成・分泌の障害などが存在し，多くの場合，これらの因子が複合的に関連して脂肪肝が形成される。栄養素の貯蔵は肝臓の生理的機能の一つであり，肝細胞への脂質の貯留それ自体は必ずしも病的反応とは限らず，むしろ生理的な環境適応反応の一環としても位置づけられる。しかし一方，今日の先進国における生活環境では，過栄養や運動量の低下に伴い脂質の過剰蓄積が生じ，肥満症の一症状として，NAFLDの増加が問題となっている。

NAFLからNASHへの発症進展過程は，インスリン抵抗性を基盤として肝細胞への脂質貯留を生じる第1段階と，そこに炎症が惹起され線維化が進行する第2段階に分けて考える2-hit theoryが広く認識されている（図4-49）。しかし，NASHの病態形成機序に関してはその根本的な部分を含めまだ不明な点も多い。

❹症状

NAFLDには特異的な症状はほとんどみられず，多くの場合，検診などにてほかのメタボリックシンドロームと共に肝障害を指摘されて医療機関を受診することが多い。

❺検査・診断

▶ **血液検査** 臨床検査値ではAST・ALT値の軽度ないし中等度の上昇がみられる。γ-

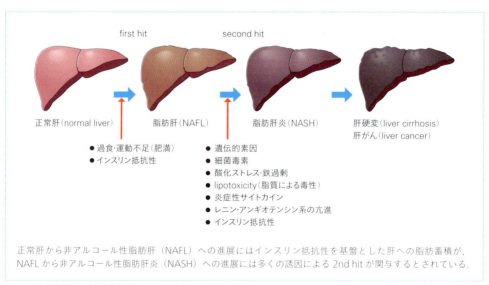

図4-49 NAFLDの発症進展

GTP値は飲酒に伴い上昇することが知られているが，NAFLDでも上昇傾向を示すことが多い．また，合併する**糖脂質代謝異常**も高率に認められる．NAFLとNASHの鑑別に関してはインスリン抵抗性の存在（HOMA-R ≧ 2.5）や高感度CRP，各種の酸化ストレスマーカー（フェリチン，チオレドトキシンなど）や線維化マーカー（IV型コラーゲン，ヒアルロン酸，P-III-P，M2BPGiなど）の上昇が参考になるが，NASHの確定診断は現在のところ肝生検に頼らざるを得ない．

▶ 画像検査　AFLDの診断においては，各種画像検査が血液検査より鋭敏である．超音波検査では肝実質エコー輝度の上昇（bright liver），肝腎コントラスト，肝内血管の不明瞭化，深部エコーの減衰などの所見を認め（図4-50），スクリーニング検査には最適であるが，定量性には乏しい．腹部単純CT検査では肝実質CT値の低下（肝／脾CT値比＜0.9）がみられ，定量的評価が可能である（図4-51）．

▶ 肝生検（病理学的）検査　NAFLDの診断そのものには肝生検は必要ないが，NASHの確定診断および進行度の評価には肝生検が必要である．NASHの病理組織像はその名称の由来どおりアルコール性肝障害と酷似しており，肝細胞への大滴性の脂肪沈着とともに水腫様変性（ballooning）を認め，マロリー（Mallory）小体，好酸球性小体なども観察される．また，細胞周囲性（pericellular）および傍静脈性（perivenular）の線維化を伴うこともある（図4-52）．

❻ 治療

▶ 一般的治療　多くの症例にみられるメタボリックシンドロームに付随してみられる過栄養に伴うNAFLDでは，当然ながらその基盤となる肥満の解消が最も重要視される．適切なエネルギー摂取を心がけ，適度な運動を行うように生活習慣指導を行う．食事指導では，規則正しい食事時間と間食の制限，減塩，十分な食物繊維の摂取などを推奨する．

▶ 薬物療法　一般療法のみで改善の得られない場合やリバウンドによる増悪を繰り返す場

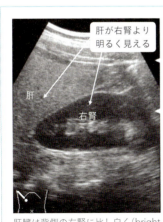
肝臓は背側の右腎に比し白く（bright liver），肝腎コントラストを認める．

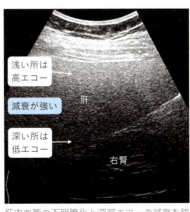
肝内血管の不明瞭化と深部エコーの減衰を認める．

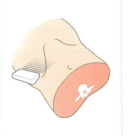

図4-50 NAFLDにおける腹部超音波画像

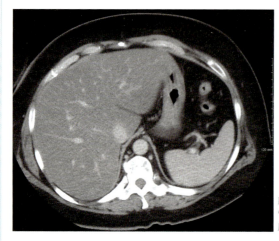

肝実質のCT値は低下（黒くなる）し，肝内血管が白く浮き出て見える。腹部の皮下脂肪も厚く肥満症を合併していることもわかる。

図4-51 NAFLDにおける腹部CT画像

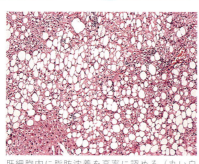

肝細胞内に脂肪沈着を高率に認める（丸い白色部分）とともに，肝細胞の変性や炎症細胞浸潤を認める。

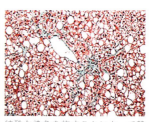

特殊な染色を施すことによって静脈や細胞周囲の線維化も明瞭に認めることができる（青い部分）。

図4-52 NASHの肝病理組織像

合，または進行性の肝病変（NASH）と認識された場合には積極的な薬物療法の導入を検討する。しかし，現時点ではNAFLDに対して保険適用を有する薬物は存在しない。合併する糖尿病や脂質代謝異常症，高血圧症に対しておのおのの薬物がNAFLDにも有効であったとの報告が認められる。

❼ 予後

従来，脂肪肝は病的意義が少なく予後良好な疾患と考えられてきたが，NASHの疾患概念が浸透するにつれ，その予後についても問題視されるようになってきた。肝硬変や肝がんに伴う肝疾患関連死に加え，合併するメタボリックシンドロームに伴う心血管イベントの発生や慢性腎臓病（CKD）の問題，さらには肝以外のがん死も多いとの報告もある。NAFLDは全身病との認識に基づいて患者教育を含めたマネジメントが必要である。

C 肝硬変

Digest

肝硬変

概念・定義	● 慢性肝障害において，肝細胞の壊死と炎症に対して結合組織が高度に増生し，線維化の進展に加え，肝細胞が壊死後に再生することにより，肝の小葉構造の改築と偽小葉の形成から，肝機能の低下や門脈圧亢進，門脈-大循環シャントなど血管系の変化をきたす。
原因	● B 型 12.4％，C 型 53.3％，B＋C 型 0.8％，アルコール性 17.6％，原発性胆汁性胆管炎 3.4％，自己免疫性肝炎 1.8％（2014［平成 26］年成因別全国実態調査）。近年は C 型が減少，アルコール性が増加傾向。
病態生理	● 肝のたんぱく質合成能が低下すると低アルブミン血症となる。 ● 低アルブミン血症と門脈圧亢進から，腹水が貯留。 ● 門脈-大循環シャント：門脈圧亢進により，消化管や脾臓からの血流が肝臓に流入しにくくなり，胃や食道の静脈などを迂回路とし，肝臓を通らずに心臓に戻るようになる。 ● 肝性脳症：主に腸管内で発生するアンモニアなどの毒性物質が門脈-大循環シャントを介し，肝で解毒されずに全身に運ばれて発症。
分類	● 形態学的分類：小結節性，大結節性，混合型。 ● 成因による分類：ウイルス性，アルコール性，自己免疫性，胆汁うっ滞性，薬物性，特殊な感染症，非アルコール性脂肪肝炎など（表 4-17）。 ● 機能による分類：代償性肝硬変，非代償性肝硬変。 ● 重症度分類：チャイルド・ピュー分類（表 4-18），肝障害度分類（表 4-19）などがある。
症状	● 代償期は無症状が多い。非代償期には，全身倦怠感，易疲労性，食欲不振などの不定愁訴，肝性脳症による失見当識・意識障害，腹水による腹部膨満感，消化管症状などを訴えるが，肝硬変に特異的な症状はない。 ● 身体所見は，くも状血管腫，手掌紅斑，女性化乳房，腹壁静脈怒張，脾腫，黄疸，浮腫，腹水，肝性脳症による羽ばたき振戦など。
検査	● 血算：脾腫による白血球，赤血球，血小板の減少。 ● 血液生化学検査：肝合成能の低下によるアルブミン，総コレステロール，コリンエステラーゼ値低下。 ● 血液凝固検査：第Ⅶ因子欠乏が影響するプロトロンビン時間延長。 ● 免疫グロブリン・膠質反応：血中γ-グロブリン値上昇。 ● 線維化マーカー：血中ヒアルロン酸濃度，4 型コラーゲン，M2BPGi が肝線維化の進展とともに高値。 ● ICG 停滞率：ICG15 分停滞率が 20〜30％以上。 ● 腹部超音波検査，CT 検査：肝表面の結節状変化，肝左葉腫大と右葉萎縮，脾腫などがみられる。側副血行路や腹水もみられる。 ● 上部消化管内視鏡検査：胃食道静脈瘤のスクリーニングや進展度を評価。 ● エラストグラフィ：肝の硬度を計測し，肝線維化の程度を評価。 ● 腹腔鏡・肝生検：腹腔鏡による肉眼的観察と肝生体を併用する，より太い生検針を用いるなどにより，肝硬変の正診率が向上。
治療	● 合併症対策が中心。ウイルス性肝硬変では，抗ウイルス療法の適応の有無を検討。アルコール性肝硬変は断酒が基本。 ● 生活指導，肝性脳症対策，腹水対策，特発性細菌性腹膜炎対策，食道胃静脈瘤対策，腎機能障害対策，糖代謝異常対策。 ● 肝移植：非代償性肝硬変では，移植適応の有無を慎重に検討。

1 概念

肝硬変は，慢性肝障害において肝細胞の壊死と炎症に対して結合組織が高度に増生し線維化が進展することに加え，肝細胞が壊死後に再生することにより，肝の小葉構造の改築と偽小葉の形成から，肝機能の低下や**門脈圧亢進**，**門脈大循環シャント**など血管系の変化をきたす疾患である。これらの病状が進行し，肝の代償能を凌駕したために，腹水，肝性脳症，黄疸，出血傾向など肝不全症状を呈した状態を**非代償性肝硬変**とよぶ。

病理組織学的には，①肝全体に及ぶびまん性の病変，②肉眼的結節の形成，③門脈域相互あるいは門脈域と中心静脈の間を結ぶ線維性架橋の形成，④再生結節の形成による肝小葉構造の改築（偽小葉形成）が認められる（図4-53）。

2 原因

過去の調査では，わが国における肝硬変の成因は，B型12.4％，C型53.3％，B＋C型0.8％，アルコール性17.6％，原発性胆汁性胆管炎3.4％，自己免疫性肝炎1.8％であった[14]。近年はC型が減少し，アルコール性が増加する傾向にある。

3 病態生理

肝細胞の代表的な働きは，たんぱく質や脂質の合成と門脈から運び込まれる毒性物質の解毒である。

肝硬変になり，肝のたんぱく質合成能が低下すると**低アルブミン血症**となり，さらに肝の小葉構造の改築による血流障害の結果，門脈圧が亢進し，腹腔内にリンパ液が漏出し腹水が貯留する。また，有効循環血漿量の減少により，アルドステロンの分泌が亢進し，遠位尿細管から集合管でのNa再吸収が促進され，体内に水が貯留し，腹水の増量につながる（詳細は第2章-XI「腹水」参照）。低アルブミン血症から浮腫も生じる。

凝固因子の産生能が低下すると**プロトロンビン時間が延長**し，**出血傾向**を認めるようになる。

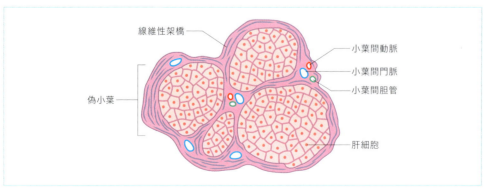

図4-53 肝硬変の組織

門脈圧が亢進すると，消化管や脾臓からの血流が肝臓に流入しにくくなり，胃や食道の静脈，肝内から臍に向かう静脈などを迂回路として肝臓を通らずに心臓に戻っていくようになる。これを門脈大循環シャントとよぶ（図4-54）。また，門脈圧が亢進することで脾臓に血液が貯留し，脾腫となる（図4-54）。

　主に腸管内で発生するアンモニアなどの毒性物質が，門脈大循環シャントを介して肝で解毒されずに全身に運ばれると**肝性脳症**を発症する。さらに，末期の非代償性肝硬変の場合は，重篤な肝細胞機能不全による解毒機能の低下も加わり，肝性脳症の予後は不良である。

　また，肝細胞内から毛細胆管へのビリルビン運搬機能が障害され**黄疸**が生じる（詳細は第2章-Ⅹ「黄疸」参照）。

　肝硬変では，糖をグリコーゲンに変換して肝に貯蔵することができないため，夜間の空腹時にはグリコーゲンを分解して糖新生を行うことができず飢餓状態となる。また，糖の燃焼によるエネルギー産生も減少し，脂質の燃焼によるエネルギー産生の割合が増加する。

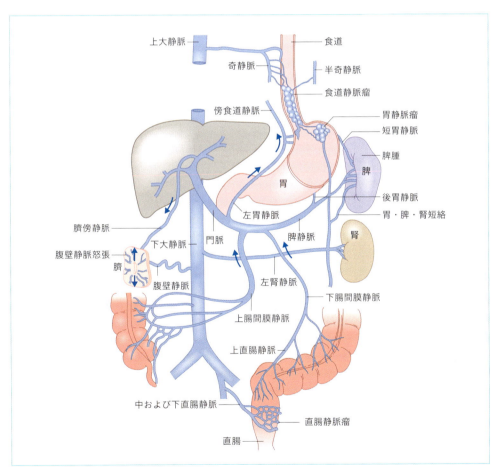

図4-54　門脈圧亢進と側副血行路

Ⅵ　肝疾患

4 分類

- **形態学的分類** 再生結節の大きさにより，①小結節性：ほぼすべての結節径が 3 mm 未満，②大結節性：多くの結節径が 3 mm 以上で大きさは多様，③混合型：小結節と大結節がほぼ同率に存在，に分類する。
- **成因による分類** 成因による分類を表 4-17 に示す。
- **機能による分類** 肝機能が保たれていて，臨床症状に乏しい代償性肝硬変と，肝機能の低下による肝性脳症，黄疸，腹水，浮腫，出血傾向などの症状を伴う非代償性肝硬変に分類する。治療により症状が消失した場合も非代償性肝硬変とする。
- **重症度分類** チャイルド - ピュー（Child-Pugh）分類（表 4-18）や，**肝障害度分類**（表 4-19）などがある。

表 4-17 成因による肝硬変の分類

ウイルス性	B 型肝炎ウイルス，C 型肝炎ウイルス
アルコール性	アルコール
自己免疫性	自己免疫性肝炎
胆汁うっ滞性	原発性胆汁性胆管炎，原発性硬化性胆管炎，胆道系疾患
代謝性	ウイルソン病，ヘモクロマトーシス，α1アンチトリプシン欠損症 ガラクトース血症，グリコーゲン蓄積症，シトリン欠損症，ポルフィリン症，アミロイドーシス
うっ血性	バッド・キアリ症候群，慢性右心不全，静脈閉塞性疾患
薬物性	メトトレキサート，アミオダロン，メチルドパ
特殊な感染症	日本住血吸虫症，肝吸虫症
非アルコール性脂肪性肝疾患	非アルコール性脂肪肝炎
その他	サルコイドーシス，原因不明

表 4-18 チャイルド-ピュー分類

	1 点	2 点	3 点
脳症	ない	軽度	ときどき昏睡
腹水	ない	少量	中等量
血清ビリルビン（mg/dL）	2.0 未満	2.0 〜 3.0	3.0 超
血清アルブミン（g/dL）	3.5 超	2.8 〜 3.5	2.8 未満
プロトロンビン活性値（%）	70 超	40 〜 70	40 未満

各項目のポイントを加算し，その合計点により分類。A：5 〜 6 点，B：7 〜 9 点，C：10 〜 15 点。

出典／日本肝癌研究会編：臨床・病理 原発性肝癌取扱い規約第 6 版，金原出版，2015，p.15．

表 4-19 肝障害度分類

	A	B	C
腹水	ない	治療効果あり	治療効果少ない
血清ビリルビン（mg/dL）	2.0 未満	2.0 〜 3.0	3.0 超
血清アルブミン（g/dL）	3.5 超	3.0 〜 3.5	3.0 未満
ICG R$_{15}$（%）	15 未満	15 〜 40	40 超
プロトロンビン活性値（%）	80 超	50 〜 80	50 未満

出典／日本肝癌研究会編：臨床・病理 原発性肝癌取扱い規約第 6 版，金原出版，2015，p.15．

5 症状

　肝の機能が良好に保たれている代償期には無症状のことが多い．非代償期になると，全身倦怠感，易疲労性，食欲不振などの不定愁訴，肝性脳症による失見当識・意識障害，腹水による腹部膨満感，消化管症状などを訴えるようになるが，肝硬変に特異的な症状はない．

　身体所見では，**くも状血管腫，手掌紅斑，女性化乳房，腹壁静脈怒張，脾腫，黄疸，浮腫，腹水**，肝性脳症による**羽ばたき振戦**などがある．

6 検査

- **血算**　**脾腫**により，白血球，赤血球，血小板の数が減少する．特に，C型慢性肝炎では血小板数と肝線維化の程度が相関し，10万以下の場合は肝硬変が強く疑われる．
- **血液生化学検査**　肝合成能の低下によりアルブミン，総コレステロール，コリンエステラーゼ値が低下する．肝血流量の低下は肝細胞内のALT産生を低下させるため，肝硬変ではAST＞ALTとなるが，アルコール性肝障害では線維化の程度にかかわらずASTが優位となる．
- **血液凝固検査**　血液凝固因子である第Ⅶ因子は肝でのみ産生されるため，第Ⅶ因子欠乏が影響するプロトロンビン時間が延長する．
- **血清膠質反応**　肝硬変ではγ-グロブリンの産生が亢進するため，血中γ-グロブリン値が上昇する．ただし，自己免疫性肝炎では，肝硬変期でなくてもγ-グロブリンの値は上昇する．
- **線維化マーカー**　**肝線維化**の進展とともに，肝類洞内皮細胞のヒアルロン酸処理能が低下するため，**血中ヒアルロン酸濃度**が上昇する．また，4型コラーゲンやM2BPGi（Mac-2 binding protein glycosylation isomer）も肝線維化の進展とともに高値となる．
- **ICG（インドシアニングリーン）試験**　ICGの15分停滞率が20〜30%以上になる．ICGは肝細胞への取り込みが早く，抱合されずに胆汁中へ排泄される．肝硬変では有効肝血流量の低下を反映してICG停滞率が上昇する．ただし，ビリルビンはICGと競合するため，黄疸がある場合は正確な評価は不可能である．
- **腹部超音波検査，CT検査**　肝表面の結節状変化，肝左葉腫大と右葉萎縮，脾腫などがみられる．側副血行路や腹水も観察できる．
- **上部消化管内視鏡検査**　胃食道静脈瘤のスクリーニングや進展度の評価目的で行われる．
- **エラストグラフィ**　肝の硬度を計測して，肝線維化の程度を非侵襲的に評価する．
- **腹腔鏡・肝生検**　肝組織に**偽小葉**が認められれば肝硬変と診断される．しかし，超音波誘導下で行う肝生検のみでは，線維化の程度が場所により異なるため，偽陰性となる場合もある．特に大きな再生結節では，生検標本内に線維性隔壁のごく一部しか含まれず診断は困難となる．腹腔鏡による肉眼的観察を併用し，より太い生検針を用いると正診率は向上する．

7 治療

合併症対策が中心となるが，ウイルス性肝硬変の場合は，抗ウイルス療法の適応の有無を検討する．HBV-DNA が陽性であれば，HBe 抗原陽性・陰性，ALT 値，HBV-DNA 量にかかわらず核酸アナログ製剤による治療対象である．HCV-RNA が陽性であれば，直接作用型抗ウイルス薬を投与する．アルコール性肝硬変は**断酒**が基本である．

❶ 生活指導

過労を避ける．食物繊維の多い食事と緩下剤投与により1日2回程度の充分量の便となるよう便通の自己管理を指導する．肝性脳症を繰り返す患者ではたんぱく質制限食とする場合もあるが，血中アルブミン濃度の低下をきたし，窒素補給が不十分となり体たんぱくの分解が促進され，筋の萎縮や内因性窒素化合物由来の血中アンモニア濃度が上昇する可能性があるので注意を要する．

❷ 肝性脳症対策

消化管出血，便秘，水・電解質異常，アルカローシス，感染症，向精神薬，低血糖，低酸素症，貧血，低血圧など，増悪因子の除去が重要である．積極的治療としては，アンモニアを産生する腸内細菌を減らす目的でリファキシミンを経口投与する．カルニチン欠乏が疑われる場合は，カルニチン製剤の点滴静注や経口投与を試みる．肝性脳症が出現した場合は，大量の**分岐鎖アミノ酸**を含む特殊アミノ酸製剤の点滴静注が有効である．しかし，昏睡度がIV度以上に進行した場合，血中アンモニアが著明に高い場合や，誘因が消化管出血の脳症では完全覚醒率は低い．

❸ 腹水対策

定期的に体重を測定させ，腹水量の変化を評価する．まず，**食塩摂取の制限**を行う．ナトリウム1gは食塩約2.5gに相当し，水200 mLを貯留し得る．通常1日の食塩摂取量を約7gとする．過度の制限は食欲減退から低栄養を増悪させることがあるので避ける．

利尿薬の第1選択は**抗アルドステロン薬**である．十分な効果が認められないときは，ループ利尿薬を併用する．さらに，低ナトリウム血症を伴う腹水の改善を目指して，バゾプレシン V_2 受容体拮抗薬を投与する．利尿薬投与中は，体重，腹囲，尿量および尿，血中電解質，腎機能をチェックし，電解質異常や有効循環血漿量の低下が認められたら直ちに減量または中止する．

低アルブミン血症に対して濃縮アルブミン製剤を投与し，膠質浸透圧の改善を図ることもある．これらの治療によっても効果が不十分な場合や，高度の腹水貯留のため呼吸，循環状態が障害される場合には，腹水穿刺による**排液**を行う．

❹ 特発性細菌性腹膜炎（SBP）対策

特発性細菌性腹膜炎（spontaneous bacterial peritonitis：SBP）は，腹水を伴った肝硬変にみられる感染性腹膜炎で，腹水中の好中球数 250 /mm³ 以上かつ細菌培養陽性を呈するも感染源が明らかでないものと定義される．肝硬変では，門脈圧亢進により腸管壁に浮腫を

生じ，腸内細菌が腸管壁を介して腹水中に移行しやすい．また，門脈血中に入った細菌が，門脈大循環シャントのため肝網内系で処理されず菌血症を生じ，リンパを介して腹水中へ移行する場合もある．

主な症状は発熱と腹痛であるが，腹部症状が認められない場合もある．腹水を有する肝硬変患者に原因不明の発熱を認めた場合には，本症を疑い腹水好中球数の測定および腹水と血液の培養を行うべきである．治療には，第3世代セフェム系抗菌薬を中心とした薬物療法を行う．

❺食道胃静脈瘤対策

門脈圧亢進症に起因する食道胃静脈瘤の破裂を予防するため，肝硬変の進展度により上部内視鏡を1年に1～4回行い，食道静脈瘤からの出血の危険性が高ければ，**食道静脈瘤硬化療法**（EIS）や**食道静脈瘤結紮術**（EVL）を施行する．胃静脈瘤ではバルーン下逆行性経静脈的塞栓術（B-RTO）が行われる．

❻腎機能障害対策

腎前性の要因による腎機能低下は，大部分が医原性である点に留意すべきである．腹水治療でのループ利尿薬過剰投与，腹水排液に際しての**循環血液量の低下**，肝性脳症に対する緩下剤過剰投与による**下痢**の発生などに注意する．また，発熱時には循環血液量の低下が必発なので直ちに来院するよう指導する．

肝腎症候群は，肝硬変と腹水があり利尿薬の中止とアルブミンによる循環血漿量の補充を2日間行っても改善しない急性腎障害で，腎障害をきたすほかの原因が除外できるものである．SBPの合併は肝腎症候群の高リスク因子である．

❼糖代謝異常対策

非代償性肝硬変患者は**低血糖**をきたしやすく，通常の糖尿病患者と同様の厳格な血糖管理は危険な場合がある．また，経口糖尿病薬は肝で代謝されるため，肝不全時には効果が長期間持続し管理が困難であるので，**インスリン**を積極的に用いる．

❽肝移植

非代償性肝硬変においては，**生体・脳死肝移植**の適応の有無を慎重に検討する必要がある．

D 肝不全

❶概念

肝不全は肝細胞の減少ないし機能低下によってビリルビン代謝，たんぱく質合成，解毒排泄などの肝機能が高度に障害され，**黄疸，腹水，血液凝固異常，肝性脳症**などの臨床症状を呈する病態である．

❷定義

正常肝ないし肝予備能が正常と考えられる肝に肝障害が生じ，初発症状出現から8週以内に，高度の肝機能障害に基づいてプロトロンビン時間が40%以下ないしは国際標準比

(international normalized ratio : INR) 値 1.5 以上を示すものが急性肝不全 (acute liver failure) と定義されている。

劇症肝炎は「急性肝不全：昏睡型」のなかで，成因が組織学的に肝炎像を呈する病態に相当する（本章 - Ⅵ -A-2「急性肝不全（劇症肝炎）」参照）。

肝硬変症例にアルコール多飲，SBP などの細菌感染症，消化管出血などが増悪要因として作用し，肝不全が短期間に進行するものを，**慢性肝不全の急性増悪**（acute on chronic liver failure : ACLF）という[15]。

ACLF は，「**チャイルド - ピュー**（Child-Pugh）**スコア**が 5 ～ 9 点の代償性ないし非代償性肝硬変に，アルコール多飲，感染症，消化管出血，原疾患増悪などの増悪要因が加わって，28 日以内に高度の肝機能異常に基づいて，プロトロンビン時間 INR が 1.5 以上ないし同活性が 40% 以下で，総ビリルビン濃度が 5.0 mg/dL 以上を示す肝障害」と定義される[14]。

❸ 原因

急性肝不全および LOHF の成因は，肝炎と非肝炎に大別されるが，わが国では大半の症例が肝炎症例で，B 型を主とするウイルス性の比率が高い。B 型キャリア例では，半数以上が免疫抑制ないし化学療法が原因で，HBV が再活性化した症例である。薬物アレルギー性，自己免疫性と共に成因が特定できない成因不明例が増加している[16),17)]。

慢性肝不全は一般に肝硬変を背景に出現する。チャイルド - ピュースコアが 7 点以上に進行した非代償性肝硬変が典型で，門脈圧亢進症を伴う。

非肝炎では，**循環障害**に起因するものがほとんどで，欧米では頻度の高い薬物中毒性の発症は，少数例に限られる。悪性腫瘍の肝浸潤，代謝性，術後肝不全なども成因に含まれる。ただし，アルコール性は肝硬変を伴うことが多いので，急性肝不全の成因から除外されている。わが国では ACLF の半数以上は，**アルコール多飲**により惹起されている実態が明らかになってきた[18]。そのほか，感染症，原疾患の急性増悪，消化管出血が要因になる。

❹ 病態生理

急性肝不全では，肝細胞の数が広範に急激に減少し，ビリルビン代謝，たんぱく合成（アルブミンや血液凝固因子など），解毒排泄能が低下して，昏睡型ではⅡ度以上の肝性脳症が出現する。慢性肝不全では，線維化の進行とともに肝の小葉構造が改築され，緩徐な肝細胞の減少と門脈大循環シャントの発達により，肝性脳症が出現する。急性，慢性共に，感染症，腎障害，DIC，心不全などの合併症を生じ得る。

❺ 分類

発症から肝不全症候が出現するまでの期間が，8 週以内を急性肝不全，8 週以降 24 週以内に昏睡Ⅱ度以上の脳症を発症する LOHF を急性肝不全の類縁疾患として扱う（本章 - Ⅵ -A-1「急性肝炎」参照）。24 週以降は慢性肝不全（chronic liver failure）に分類される。

❻ 症状

急性肝不全では，黄疸，倦怠感，食欲不振，悪心・嘔吐，発熱，腹部膨満感などが初発症状となる。肝不全に共通する身体所見としては，黄疸，腹水，肝性脳症，羽ばたき振戦，肝性口臭，下腿浮腫などを呈する。

❼ 検査

A〜C型，E型の各肝炎ウイルスのマーカーを調べる。血中自己抗体（抗核抗体，抗平滑筋抗体など），IgG値などから**自己免疫性肝炎**を鑑別する。薬物性を疑う場合は，好酸球増多，DLST（薬剤リンパ球刺激試験）の結果を参考にする。ビリルビン抱合能の低下は重症度と予後を反映し，直接ビリルビン/総ビリルビン（D/T）比が低下する。プロトロンビン時間は肝のたんぱく合成能をリアルタイムに反映する。腹部超音波や造影CTにより，肝萎縮の有無，腹水，肝の地図状変化の有無などを評価する。

❽ 治療

急性肝不全では，B型に対する核酸アナログ製剤投与や，自己免疫性にはステロイドパルス療法など，成因に対する治療を開始する。Ⅱ度以上の肝性脳症の出現時には，**血液濾過透析**や**血漿交換**など人工肝補助療法を行う。覚醒効果に優れるon-line HDFが推奨される。予後予測モデル[19),20)]を用いて予後予測を行い，内科的治療の救命率が低いと予想される場合には，肝移植施設と連携して**肝移植**の準備を行う。ACLFでは，感染症，DIC，消化管出血などの合併症対策が治療の中心となる。重症型アルコール性肝炎や自己免疫性肝炎の急性増悪などでは，**ステロイドパルス療法**が行われる。肝移植の適応となる症例は，極めて限定的である。

❾ 予後

2010（平成22）〜2016（平成28）年に発症して厚生労働省研究班の全国集計に登録された急性肝不全の救命率は，肝移植を受けた症例で84.3％，内科的治療のみを受けた肝炎症例のうち，急性型41.6％，亜急性型24.8％であった[16),17)]。同班の予備調査によるとACLF症例の救命率は，47.7％であった[18)]。

E 肝がん

Digest

肝がん

概念・定義	・原発性肝がんと転移性肝がんとがある。原発性肝がんのうち，肝細胞がんが約90％，肝内胆管がんが約6〜7％を占める。
原因・危険因子	・原発性肝がん： 肝細胞がん：慢性肝疾患を背景に発生する。病因はC型肝炎ウイルス感染が60％，B型肝炎ウイルス感染が15％である。近年，脂肪性肝炎を含む非B非C型が増加傾向である。 肝内胆管がん：ウイルス感染がなく，成因の明らかでない症例が多い。 ・転移性肝がん：他臓器からの転移による。

病態生理	・原発性肝がん： 　肝細胞がん：肝臓の実質から発生する。慢性肝疾患を背景に発がんするため、肝内の複数部位から独立したがんが発生しやすい（多中心性発がん）。 　肝内胆管がん：肝臓内の胆管から発生する。一般に正常な肝臓内に発生する。早期診断例が少なく、予後不良である。 ・転移性肝がん：肝臓には他臓器がんが転移しやすい。転移経路の多くは血行性である。
症状	・肝細胞がん：無症状のことが多い。肝硬変の進行した症例では、黄疸、腹水、肝性脳症などの肝硬変症状を合併する。がんの増大により、腹部圧迫症状や閉塞性黄疸などが認められる。 ・肝内胆管がん：初期は無症状。肝細胞がんと比較して黄疸が出現しやすい。 ・転移性肝がん：多くは無症状。がんの増大により、腹部圧迫症状や閉塞性黄疸などが認められる。
検査	・画像検査：腹部超音波、CT、MRIなど。 ・血液検査：腫瘍マーカー（肝細胞がん：AFP、PIVKA-Ⅱ、肝内胆管がん：CEA、CA19-9、転移性肝がん：原発がんの腫瘍マーカー）
治療	・肝細胞がん：治療アルゴリズムに沿って治療を選択。肝切除、穿刺局所療法（RFAなど）、肝動脈化学塞栓術（TACE/TAE）、薬物療法、肝移植。 ・肝内胆管がん：切除が根治的治療。 ・転移性肝がん：原発がんの治療方針に沿って決定。

　肝臓の悪性腫瘍は、肝臓自体から発生する原発性肝がんと他臓器がんが肝に転移し発生する**転移性肝がん**とに分けられる。**原発性肝がん**は、肝細胞がん、肝内胆管がん、細胆管細胞がん、粘液嚢胞腺がん、混合型肝がん、肝芽腫、未分化がんとそのほかの8つに分類される。頻度は、肝細胞から発生する肝細胞がん（hepatocellular carcinoma：HCC）が全体の約90％、肝内の胆管から発生する肝内胆管がんが全体の約6～7％を占める。肝がんによる死亡数は、2016年の部位別がん死亡数において年間約3万人で全体の5位であり、近年漸減傾向であるものの、依然多くの死亡例を認める。男性は女性の約2倍の高い肝がん死亡率を示しているが、近年女性の肝がん死亡率が増加傾向である。

1. 原発性肝がん

1　肝細胞がん

　原発性肝がんのうち肝細胞がんが全体の90％を占める。肝細胞がんの多くは、**慢性肝炎**や**肝硬変**を背景に発生する。病因は、60％でHCV、15％でHBV感染であるが、近年、HCV感染からの発症は減少傾向にあり、脂肪性肝炎を含む非B非C型が増加傾向にある。

❶分類

　肉眼形態から5型に、病理組織学的に4型に分類される。

　肉眼形態では、境界明瞭な①単純結節型、②単純結節周囲増殖型、③多結節融合型、境界不明瞭な④小結節境界不明瞭型、さらに境界不明瞭で非がん部と鑑別が困難な⑤浸潤型に分類される（図4-55）。頻度は、境界明瞭型（①〜③）が全体の約60％、小結節境界不明瞭型が35％、浸潤型が5％を占める。

　病理組織学的にはがんの分化度により、高分化型、中分化型、低分化型、未分化型に分

- 結節型：境界明瞭

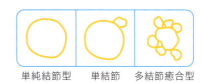
単純結節型　単結節周囲増殖型　多結節癒合型

- 小結節境界不明瞭型：境界不明瞭で不規則

- 浸潤型：無数の小腫瘍結節で置換され非がん部位と鑑別困難

図 4-55　肝細胞がんの肉眼分類

類される。がん細胞は，正常肝細胞と同様に索状構造をとるが，分化度が低くなるにつれて，索状構造が不明瞭化し，細胞密度が高くなる。

❷ 病態・症状

初期は無症状である。しかし，多くは進行した慢性肝炎や肝硬変を合併しているため，**黄疸**，**腹水**，**肝性脳症**などの**肝硬変症状**を合併していることがある。がんが増大すると，腫瘍による腹部圧迫症状や胆管閉塞による**閉塞性黄疸**，がんの門脈浸潤による**門脈圧亢進症状**（腹水貯留や食道静脈破裂），**肝がん破裂**などが認められる。多くが慢性肝疾患を背景に発がんするため，肝内の複数部位から独立したがんが発生しやすい（多中心性発がん）。また，門脈を介して肝内転移をきたしやすいが，他臓器への転移は比較的少ない。肝外転移は，肺，骨，リンパ節などに認められる。

❸ 検査・診断

画像検査や腫瘍マーカーの測定が行われる。確定診断は，病理組織学的な所見に基づくが，手術症例以外では病理検査が実施されることは少ない。

(1) 画像検査

一般的に肝細胞がんのスクリーニングとして，慢性肝炎患者では 6 か月ごと，肝硬変患者では 3〜4 か月ごとに画像検査が行われる。

▶ **腹部超音波検査**　簡便で低侵襲な検査であり，最もよく実施される。多彩な画像所見を認めるが，典型例では，辺縁は線維性被膜を反映して低エコー帯（halo）に，内部は組織学的多彩性を反映してモザイク状に描出される（図 4-56）。また，近年，造影超音波検査の登場により，肝腫瘍の鑑別診断や病変の血流評価を行うことが可能になった。造影剤はペルフルブタンが使用される。肝細胞がんの典型例では，造影剤投与後すぐの動脈優位相で濃染される。造影剤投与 10 分後のクッパー（Kupffer）相において，正常肝ではペルフルブタンが**クッパー細胞**に取り込まれるが，がん部では取り込まれない。こ

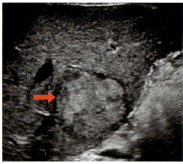

辺縁は低エコー帯（halo）に，内部はモザイク状に描出される。

図4-56 肝細胞がんの超音波検査

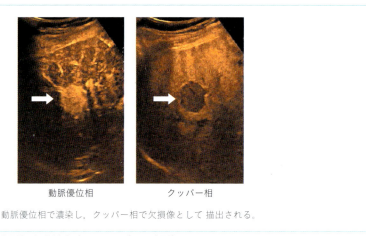

動脈優位相　　　　　クッパー相

動脈優位相で濃染し，クッパー相で欠損像として描出される。

図4-57 肝細胞がんの造影超音波検査（ペルフルブタン造影）

のため，がん部は欠損像として描出される（図4-57）。

▶ **CT検査** 肝臓には，動脈と門脈の血流が流入するが，典型的な肝細胞がんでは，動脈血流が増加し，門脈血流は減少している。この性質を利用して，肝細胞がんの検出には，造影剤静注後に，病変の血行動態を経時的に評価する**ダイナミックCT**（dynamic CT）とよばれる撮影が行われる。ダイナミックCTでは，造影剤急速静注30秒後の肝動脈が最も濃染する動脈優位相や，60～90秒後の肝実質が最も濃染する門脈優位相などで撮影が行われる。一般に，肝細胞がんは動脈優位相で濃染し，門脈優位相では周囲より低吸収を示す（図4-58）。

▶ **MRI検査** 典型的な肝細胞がんは，造影剤を使用しない単純MRI検査においてT1強調画像で低信号に，T2強調画像で高信号に描出される。造影MRI検査で使用される造影剤は，ガドキセト酸ナトリウム（Gd-EOB-DTPA：EOB）と超常磁性酸化鉄（superparamagnetic iron oxide：SPIO）とがある。通常は造影剤としてEOBが使用されるが，腎機能低下時には，腎毒性のないSPIOが使用される。EOB造影MRI検査は，造影CTと同様にダイナミックMRI（dynamic MRI）が行われる。典型例では，T1強調画像において，動脈優位相で

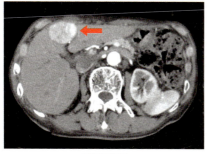
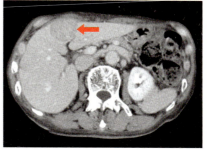

　　　　　動脈優位相　　　　　　　　　　　門脈優位相

造影剤急速静注後30秒の動脈優位相では，肝細胞がんは高吸収に（白く）描出される。70秒後の門脈優位相では，肝細胞がんは周囲より低吸収に（黒く）描出される。

図4-58　肝細胞がんの造影CT検査

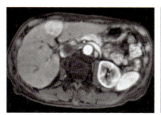
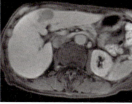
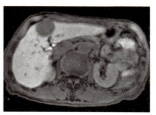

　　　動脈優位相　　　　　　　　門脈優位相　　　　　　　　肝細胞相

動脈優位相で高信号に（白く），門脈優位相で低信号に（周囲より黒く）描出される。造影剤投与後20分の肝細胞相では，がん部は明瞭な低信号域として描出される。

図4-59　肝細胞がんの造影MRI検査（EOB造影）

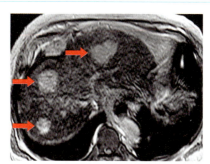

肝細胞がんは高信号に（白く）描出される。

図4-60　肝細胞がんの造影MRI検査（SPIO造影）

高信号に，門脈優位相で低信号に描出される。投与20分後の肝細胞相において，造影剤は正常肝細胞に取り込まれ，がん部には取り込まれないため，がん部は低信号に描出される（図4-59）。SPIO造影MRI検査では，SPIOがクッパー細胞に取り込まれる性質が利用される。T2強調画像において，正常肝はSPIOが取り込まれ低信号に，がん部は相対的に高信号に描出される（図4-60）。

(2) 血液検査

▶ **腫瘍マーカー** 代表的なマーカーとして，**α-フェトプロテイン**（α-fetprotein：AFP），**PIVKA-II**（Protein induced by vitamin K absence），**AFPレクチン分画**（AFP-L3分画）があり，これらを組み合わせて使用する。一般に腫瘍マーカーは進行がんで上昇することが多く，画像検査の補助診断として用いられる。

❹ 治療

肝予備能，腫瘍径，腫瘍数などから構成される治療アルゴリズム（図4-61）に沿って，治療が選択される。肝予備能の評価は，チャイルド-ピュー分類（表4-18）に基づいて行われるが，肝切除を考慮する場合は肝障害度分類（表4-19）が用いられる。治療は，**肝切除**，**穿刺局所療法**，**肝動脈化学塞栓療法**，**薬物療法**（分子標的薬），**肝移植**が行われる。

▶ **肝切除** 腫瘍が肝に限局し，脈管浸潤のない，3個以内の症例が適応となる。特に単発の腫瘍では，第1選択となる。最も根治的であるが，侵襲も大きいため，進行した肝硬変症例では施行されない。切除術式は，腫瘍核出術，部分切除術，亜区域切除術，区域切除術，葉切除術，拡大葉切除術などがある（図4-62）。

▶ **穿刺局所療法** 超音波ガイド下に肝表から穿刺針を刺入し，腫瘍を熱あるいは化学的に凝固させる治療法である。経皮的エタノール注入療法（PEIT），経皮的マイクロ波凝固療法（PMCT），経皮的ラジオ波焼灼療法（RFA，図4-63）などがあるが，現在は経皮的ラジオ波焼灼療法（RFA）が広く実施されている。肝切除に比較して低侵襲である。肝細胞がんは再発しやすいが，本治療は低侵襲であるため，再発がんに対する治療も容易である。RFAの一般的な適応は，腫瘍が3cm以下，3個以下までである。

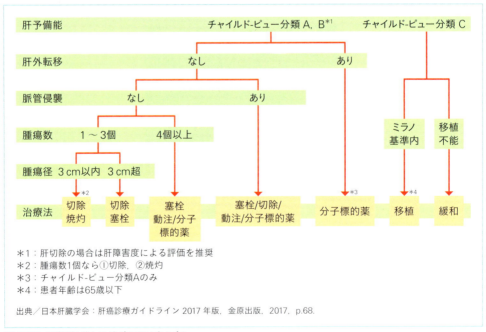

図4-61 肝細胞がんの治療アルゴリズム

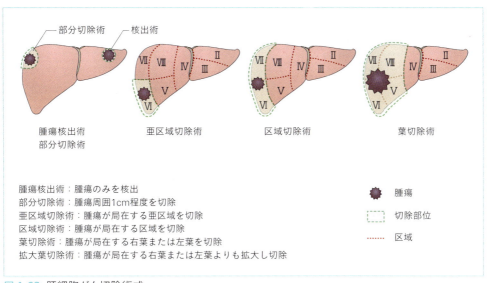

図4-62 肝細胞がん切除術式

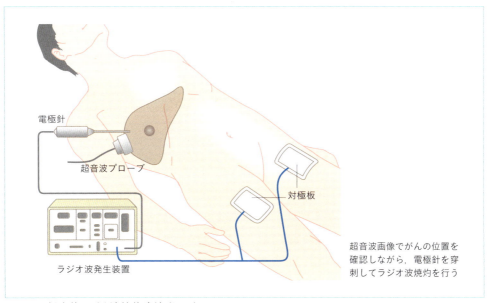

図4-63 経皮的ラジオ波焼灼療法（RFA）

▶肝動脈化学塞栓療法（TACE）（図4-64）　手術不能かつ穿刺局所療法の対象とならない，肝予備能がチャイルド-ピュー分類A〜Bの多血性肝細胞がんで適応となる。大腿動脈からカテーテルを挿入し，肝動脈内にカテーテルを留置して肝動脈造影を行い，がんとその栄養動脈を同定する。正常肝は動脈と門脈との二重支配を受けるが，典型的な肝細胞がんは，動脈のみから栄養される。この性質を利用して，がんを栄養する肝動脈から抗がん剤と塞栓物質を注入し，肝細胞がんのみを壊死させる治療法が肝動脈化学塞栓療法（transcatheter arterial chemoembolization：TACE）である。肝動脈塞栓療

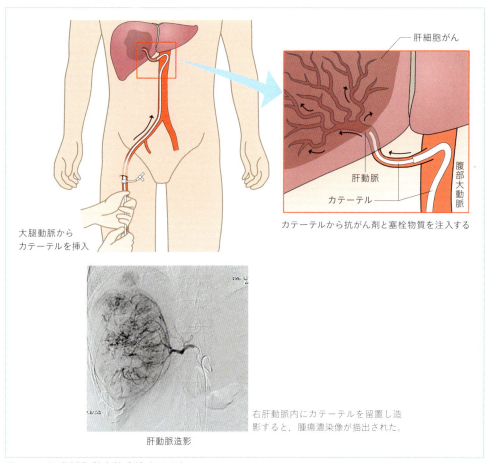

図4-64 肝動脈化学塞栓療法（TACE）

法（transcatheter arterial embolization：TAE）は，抗がん剤を使用せずに塞栓物質のみを用いて肝動脈を塞栓する方法をいう。抗腫瘍効果は肝切除やRFAより劣るが，多発肝がん症例にも適応があり，治療を繰り返し実施できる。カテーテル抜去後は，圧迫止血を行う。治療後圧迫止血中は，足背動脈の触診や下肢のしびれの有無についての確認を行い，過度の圧迫による血流障害がないか注意を払う。

▶薬物療法　肝予備能が良好なチャイルド-ピュー分類Aで，肝切除や穿刺局所療法が適応とならない症例で実施される。治療には分子標的薬が用いられる。1次治療としてソラフェニブまたはレンバチニブ，2次治療としてレゴラフェニブが使用される。

▶肝移植　肝臓ごと腫瘍を除去する治療法である。わが国では，移植例の多くが生体肝移植であるが，近年，**脳死肝移植**が増加傾向にある。適応は，65歳以下，肝予備能がチャイルド-ピュー分類Cで肝細胞がんがミラノ基準（①腫瘍が1個で5cm以下または腫瘍が3個以内で3cm以下，②脈管浸潤がない，③肝外転移がない）を満たす症例である。

2 肝内胆管がん

❶概要・原因
肝臓内の胆管から発生する悪性腫瘍（腺がん）であり，原発性肝がんの約6～7%を占める。肝炎ウイルス感染がなく，成因の明らかでない症例が多い。肝内結石症や原発性硬化性胆管炎，トロトラスト，たんぱく同化ステロイドなどとの関連が指摘されている。

❷分類
肉眼型は，**腫瘤形成型，胆管浸潤型，胆管内発育型**に分類される。

❸症状
黄疸や倦怠感，腹痛などが認められる。がんによる胆管閉塞のために**閉塞性黄疸**をきたしやすい。このため，肝細胞がんに比較して黄疸が出現する頻度が高い。

❹診断
腫瘍マーカーは，CEAとCA19-9の陽性率が高い。超音波検査では低エコーに，CT検査では八頭状の低吸収な腫瘤として描出される。腫瘤より末梢の肝内胆管の拡張を認める。

❺治療
切除が根治的治療であるが，早期診断例が少なく，予後不良である。

2. 転移性肝がん

❶病態
肝臓以外の臓器のがんが肝臓に転移し発生する。肝臓は肺と同様に他臓器がんが転移しやすい。頻度は，原発性肝がんよりも圧倒的に多い。転移経路は，血行性，リンパ行性，直接浸潤があるが，多くは血行性である。

❷診断
腹部超音波，CT，MRI，FDG-PETなどで発見される。多発性に出現することが多い。超音波検査では腫瘍辺縁に厚みのある低エコー帯を示す**bull's eye sign**が特徴的である。また，増大した転移性肝がんでは，中心部に**壊死像**を認める（図4-65）。造影CT検査では，動脈優位相で腫瘍辺縁に**リング状濃染像**を認めることが多い（図4-66）。原発巣が不明な場合は，確定診断のために，超音波ガイド下の針生検が実施されることがある。

❸治療
原発がんの治療方針に沿って治療が決定される。原発巣が治癒可能で，ほかに転移が認められない場合は，外科手術やRFAが実施される。

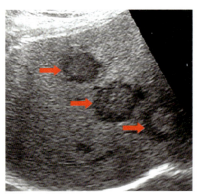
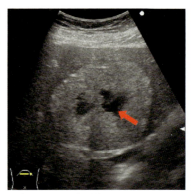

腫瘍辺縁に厚みのある低エコー帯を認める。（Bull's eye sign）

増大した転移性肝がんでは，中心部に壊死像を認める。

図4-65　転移性肝がんの超音波検査

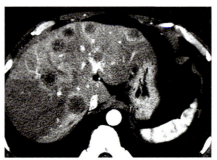

辺縁がリング状に濃染する多発腫瘤を認める。

図4-66　転移性肝がんの造影CT検査

F 門脈圧亢進症

1 概念

　門脈圧亢進症とは，門脈の血管抵抗もしくは門脈に流入する血流の増大によって，門脈圧が 200 mmH$_2$O（14.7 mmHg）以上に上昇して生じる病態をいう。主なものは**食道・胃静脈瘤**と**腹水**であり，そのほか，肝性胸水，脾機能亢進による汎血球減少，**門脈大循環シャント**の形成による**肝性脳症**や**門脈血栓症**などがある。多くは肝硬変が原因で，そのほかに特発性門脈圧亢進症（idiopathic portal hypertension：IPH），肝外門脈閉塞症やバッド・キアリ症候群などが原因としてあげられる。

2 症状

　食道・胃静脈瘤が消化管内に破裂すると，吐血，下血，貧血やショック症状がみられる。

大量出血例では出血性ショックで死亡する場合もある。腹水貯留では腹部膨満感，門脈大循環シャントの形成では肝性脳症による意識障害を生じる。そのほかに脾腫，血小板減少による出血傾向，胸水貯留による呼吸困難などがある。

3 診断

血液検査で血小板減少を伴う慢性肝障害，または超音波検査，CT などの画像検査で肝硬変，脾腫，腹水貯留や側副血行路の発達が見られれば，門脈圧亢進症の状態を疑う。その場合は，上部内視鏡検査で食道・胃静脈瘤を確認することが必須である。

4 治療

❶食道静脈瘤

破裂時の緊急止血，未破裂例での予防的治療のいずれにおいても，まず内視鏡的治療を選択する（詳細は本章 - I -D「食道静脈瘤」参照）。

❷孤立性胃静脈瘤

胃の穹窿部にできる静脈瘤は，食道静脈瘤に連続しないため，孤立性胃静脈瘤とよばれる。血流量が多く，破裂すると致死的な大出血を起こしやすく，門脈圧亢進症に精通した施設での治療が必要である。破裂時の緊急止血には，内視鏡下で組織接着剤である**ヒストアクリルの静脈瘤内注入**を行う（図 4-67）。止血後には，カテーテル治療であるバルーン下逆行性経静脈的塞栓術（B-RTO）を追加する（図 4-68）。未破裂例に対する予防的治療では B-RTO を第 1 選択とする。B-RTO は治療効果に優れ，手技に成功すると，その後の胃静脈瘤の再発は極めてまれである。食道静脈瘤が併存する例では，B-RTO 後にその増悪が起こりやすいが，内視鏡治療で対処可能である。

❸脾腫・血小板減少

脾腫を伴う高度の血小板減少例では，**脾摘術**，またはカテーテル治療である**部分的脾動**

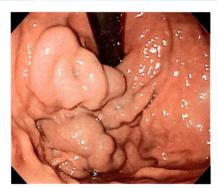
孤立性胃静脈瘤の内視鏡像

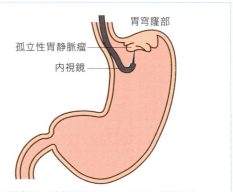
X 線透視下で内視鏡的にヒストアクリルの静脈瘤内注入を行う。

図4-67 孤立性胃静脈瘤出血の内視鏡的治療

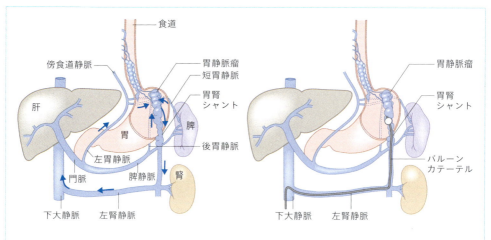

孤立性胃静脈瘤の血流は胃腎シャントを経て腎静脈に合流する。バルーンカテーテルを下大静脈から左腎静脈を経て，胃腎シャント内に挿入し，バルーンで血流を遮断した状態で硬化剤を注入する。

図 4-68 孤立性胃静脈瘤の血行動態と B-RTO の手技

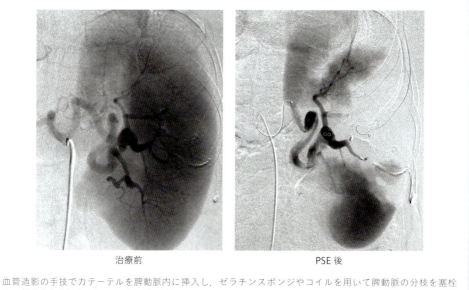

血管造影の手技でカテーテルを脾動脈内に挿入し，ゼラチンスポンジやコイルを用いて脾動脈の分枝を塞栓し，部分的な脾梗塞を起こす（至適梗塞範囲は 70 〜 80％）。

図 4-69 脾機能亢進に対する部分的脾動脈塞栓術（PSE）

脈塞栓術（PSE）を施行する（図 4-69）。治療効果は脾摘術の方が優れるが，PSE では本来の脾機能を残すことができる。これらの治療は門脈圧を下げる効果もあり，難治性の食道・胃静脈瘤や門脈圧亢進症性胃症の治療にも用いられる。以前は，血小板減少例で観血的手技（内視鏡治療，カテーテル治療，肝生検，ラジオ波焼灼術や抜歯など）を予定する際には，一時的に血小板を増多させるために，血小板輸血を実施していた。最近，トロンボポエチン受容体作動薬が発売され，手技の 12 〜 14 日前よりルストロンボパグを内服させることで，

血小板が増多し，血小板輸血を回避することが可能となった。

❹ そのほか

肝性腹水，**肝性胸水**および**肝性脳症**の治療については，本章 - Ⅵ - C「肝硬変」を参照とする。肝性脳症を起こす例の中には，門脈大循環シャントが発達しているために，薬物治療では効果が乏しいものがある。このような例では，B-RTO よるシャント閉塞が有効な場合がある。

G 肝外傷

肝臓は外傷を受けやすく，原因としては，交通事故などによる**腹部打撲**などが多い。損傷が軽度なものでは血液検査やCT検査などで初めて診断され，ほとんどは良好な経過で自然治癒する。一方，損傷が高度な場合は大量出血による重篤な出血性ショックを呈する。このような症例は循環状態の動態により，緊急手術や**肝動脈塞栓療法**（TAE）を早急に行う。

肝外傷の分類には，**肝損傷分類**（日本外傷学会臓器損傷分類委員会）が用いられている。

❶ 診断

腹部超音波検査に続いて最も行われる検査はCTで，肝損傷の程度や部位の診断に有用である。腹腔内出血があり，重篤なショック状態がみられる場合は，CT検査などをせずに，緊急手術を行う。循環動態が安定していればCT検査を行うが，突然ショック状態を呈することもあるため，厳重な観察が必要である。肝外傷の多くは腹腔内他臓器損傷や他部位の合併損傷を伴っていることが多く，肝以外の損傷に注意が必要である。

❷ 治療

出血が軽度の場合や肝内での出血のみで腹腔内に出血が及んでいない，あるいはその程度が軽度の場合は，安静を保ち保存的加療を行う。出血が継続している場合においては，前述のTAEを行うが，重症例においては緊急開腹手術を行うこともある。手術が行われた場合，小さな裂傷は一般的には縫合するか，または止血剤により治療する。より深い挫滅を伴う損傷の場合は，縫合などの処置は困難な場合があり，ガーゼによる圧迫止血を行い，後日改めて再開腹手術を行う。

H 寄生虫性肝疾患

1. 日本住血吸虫症

❶ 概念

日本住血吸虫症は東南アジアに広く生存する**日本住血吸虫**（*Schistosoma japonicum*）**感染**による疾患で，日本では山梨県，広島県，北九州が代表的な流行地である。以前はこれらの流行地で多くみられたが，現在では新たな感染者に遭遇することはまずなく，臨床上問題と

なるのは既感染者のみである。成虫は体長約 8〜25 mm の糸状を呈する吸虫で，ヒトには中間宿主である**宮入貝**で**セルカリア**となった幼虫が経皮感染し，大循環を経て門脈系に入り，肝内門脈枝で成虫となり産卵する。

❷症状

臨床症状は吸虫の寄生数により様々である。重症例では**腹水**，**脾腫**など肝硬変と同様の症状を呈するが，軽症例では肝機能はほぼ正常で，症状が認められない場合もある。肝硬変への移行率は約 10％とされているが，肝炎ウイルスやアルコールなど他因子の関与例も指摘されている。

❸診断・検査所見

診断に際しては，日本住血吸虫症の急性感染症状（発熱，腹痛，肝腫大，粘血便：住血吸虫性赤痢）の既往，および有病地での居住歴の有無を聴取することが重要である。超音波検査では，肝内門脈枝内の**虫卵石灰化**が，点状ないしは網目状の高エコー域として観察され，肝は高エコー域で区画される特異な像を呈する（亀甲肝）。単純 CT 検査では，線状ないしは網目状の石灰化像を認める。直腸生検，肝生検により虫卵が証明されれば，診断は確定する。

❹治療

アンチモン製剤（プラジカンテル）が有効であるが，副作用として一過性の腹痛，悪心，胃部不快感，発熱などをみることがある。慢性の日本住血吸虫症では，虫卵および虫体はすでに死滅しており感染症としての治療は不用である。肝硬変やその合併症（食道静脈瘤，門脈圧亢進症）に対する治療が主体となる。

2. 肝吸虫症（肝ジストマ症）

❶概念

肝吸虫症とは，肝吸虫（*Clonorchis sinensis*）の**メタセルカリア**が寄生している**マメタニシ，淡水魚の生食**にて発症する疾患で，**肝胆道系障害**を呈する。明治以来，日本の代表的な風土病であった。最近は環境や食生活の変化により新規感染者が減少している。東アジア，東南アジアにみられ，日本では佐賀，福岡で患者発生が多い。東南アジアなどの渡航歴，淡水魚の生食の有無を聴取することが，診断に際して重要である。

❷症状

本症は虫体の胆管塞栓により**胆石**や**胆嚢炎**，**胆管炎**を惹起し，**胆汁うっ滞**や**消化器症状**を生じる。胆汁うっ滞性肝硬変まで進展する場合もある。好酸球増多，IgE 上昇が認められる。

❸診断

免疫学的反応，または便あるいは胆汁中に虫卵（陣笠様小蓋をもつ虫卵）を証明することにより診断は確定する。

❹治療

アンチモン製剤（プラジカンテル）を投与する。

3. 肝包虫症（エキノコックス症）

❶概念
　肝包虫症は，終宿主であるイヌやキタキツネから排出された**エキノコックス**（*Echinococcus*）**虫卵**の経口感染による疾患で，ヒトが中間宿主となり，腸管を貫通して肝に至り，包虫を形成する。単包虫症と多包虫症とがある。わが国では，多包虫症が北海道（礼文島）に多く，汚染地域が徐々に拡大している。

❷病態
　多包虫症は囊包が外性出芽によってサボテン状に発育し，充実性の腫瘤を形成するが，時には他臓器へ転移し悪性腫瘍様の病態を示す。

❸分類
　臨床経過は一般的に数十年に及び，感染後に無症状で経過する潜伏期，上腹部不快感などはあるが血液検査ではほとんど異常のみられない不安定期，肝腫大が著明となり発熱や黄疸がみられる完成期，黄疸・腹水・浮腫などの肝不全徴候を示す末期の4つに分類される。

❹検査・診断
　診断に際しては，居住歴が重要である。スクリーニング検査はELISA法，確定診断はウエスタンブロット法による。また，腹部単純X線写真で，肝部に濃淡まだらな卵殻状の石灰化像が認められる。

❺治療
　外科的切除が中心であるが，近年，アルベンダゾールの長期投与の有効性が確認されている。

VII 胆道疾患

胆囊炎

❶病態
　胆囊炎とは，胆囊に生じた炎症である。原因の90～95％は**胆囊結石**であり，胆石により胆汁の流れがせき止められ，胆汁の成分が胆囊の粘膜を傷つけ，さらに細菌の感染が加わることで炎症が進み，急性胆囊炎になる。胆囊結石のほかには，手術，外傷，感染症，熱傷などが原因となることがある。

❷症状
　急性胆囊炎では，右上腹部に胆囊が触れ，痛みを伴う。外から触れることによっても痛みが生じる（圧痛）。また炎症のため，熱が出る。

❸検査

腹部超音波検査，CT，MRI などで，**胆嚢腫大，胆嚢壁肥厚，結石嵌頓**（胆嚢結石がはまり込んでいる），胆嚢内に**胆汁の泥**（デブリ）がみられる，**胆嚢周囲滲出液貯留**（胆嚢の周りに液が貯まる），などの所見がある。

❹治療

直ちに絶食，輸液，鎮痛薬投与，抗菌薬投与などの基本的治療を開始する。治療の原則は胆嚢摘出術であるが，重症度，手術リスク，予想される手術難易度を考慮して治療方針を決定する。胆嚢穿孔（胆嚢が破れる）の場合には緊急手術となる。

- **軽症**：早めに腹腔鏡下胆嚢摘出術を行うのがよいが，基本的治療で軽快することが多い。
- **中等症**：しばしば高度な炎症を伴うため，急性炎症が落ち着いてから胆嚢摘出術を行う。
- **重症**：呼吸や血圧が安定しておらず，手術自体が危険であることが多いため，まず，全身状態を回復させてから胆嚢摘出術を行う。

B 胆管炎

Digest

胆管炎	
概念・定義	●胆管に生じた急性炎症。
原因・危険因子	●総胆管結石，良性胆道狭窄，胆道の吻合部狭窄，悪性疾患による狭窄。
病態生理	●胆石や腫瘍などにより胆汁の流れが滞り，胆道内圧の上昇状態で感染が生じて発症。
分類	●重症度により，軽症，中等症，重症。
症状	●シャルコーの三徴：腹痛，発熱，黄疸。
検査所見	●血液検査：白血球数増加，CRP 上昇などの炎症所見。ALP，γ-GTP，AST，ALT 上昇。 ●腹部超音波検査：胆管拡張。
治療	●直ちに絶食，輸液，鎮痛薬投与，抗菌薬投与などの基本的治療，胆道ドレナージ治療。

❶概念・定義

胆管炎とは，胆汁の通り道である胆管に急性炎症が生じた病態で，胆汁の流れが滞っているところに感染を伴い発症する。

❷原因

原因のうち頻度が高いものは，**総胆管結石，良性胆道狭窄，胆道の吻合部狭窄，悪性疾患による狭窄**である。

❸病態生理

総胆管には健康な人でも細菌が混在することがあるが，これだけでは胆管炎は生じない。胆管内に胆石や腫瘍などがあり，胆汁の流れが滞り，**胆道内圧が上昇**している状態で感染が生じて発症する。

❹ 分類

重症度によって，軽症，中等症，重症に分けられる。

❺ 症状

症状として多いのが，腹痛，発熱，黄疸であり，**シャルコー**（Charcot）**の三徴**とよばれる。胆道内圧が高くなり，細菌を混じた胆汁が肝臓に逆流し血管内に入ると，全身に細菌が散らばった状態，すなわち**敗血症**とよばれる病態に進展する。この状態を**急性閉塞性化膿性胆管炎**とよび，ショックと意識障害が出現する。シャルコーの三徴にこの2つを加えて**レイノルズ**（Reynolds）**の五徴**とよぶ。

❻ 検査

血液検査では**白血球数増加**，**CRP上昇**などの炎症所見がみられる。また，胆道系酵素である**ALP，γ-GTPが上昇**するとともに，肝臓へのダメージを反映してASTとALTも上昇する。

画像診断では腹部超音波検査で，胆管拡張がみられる。総胆管結石が原因の場合，総胆管結石がみられることもある。腹部超音波検査以外では，CT, MR胆管膵管撮影（MR cholangiopancreatography：MRCP）などでも，胆管拡張のほかに，原因となる胆石や腫瘍などの有用な情報が得られることがある。

❼ 治療

直ちに，絶食，輸液，鎮痛薬投与，抗菌薬投与などの基本的治療を開始する。また，細菌を混じた胆汁をチューブで胆道から体外に排出する胆道ドレナージ治療を行う。胆道ドレナージ術には内視鏡的胆道ドレナージ術と経皮経肝胆管ドレナージ術がある。**内視鏡的胆道ドレナージ術**は内視鏡を用いて，胆汁の出口である十二指腸乳頭部にステントとよばれるチューブを挿入して留置する手技である。**経皮経肝胆管ドレナージ術**は，腹部超音波を用いて心窩部（みぞおち）あるいは右肋間（肋骨と肋骨の間）から肝臓をめがけて針を刺して胆管内にチューブを入れる手技である。

C 胆嚢ポリープ

❶ 概念

胆嚢ポリープの大多数は，**コレステロールポリープ**である。コレステロールポリープは，胆嚢の粘膜にコレステロールが沈着してポリープ状になったもので，通常は10 mm以下である。

❷ 症状・検査・治療

コレステロールポリープは無症状である。人間ドックなどの腹部超音波検査で偶然に発見されることが多い。コレステロールポリープ自体は治療の必要はない。10 mm以上の大きさになると胆嚢がんとの区別が難しいこともある。

D 胆嚢がん，胆管がん

Digest

胆嚢がん，胆管がん	
概念・定義	● 胆嚢がん：胆嚢粘膜から発生する上皮性悪性腫瘍。 ● 胆管がん：胆管粘膜から発生する上皮性悪性腫瘍。
原因・危険因子	● 胆嚢がん：膵・胆管合流異常における膵液の胆嚢内逆流。 ● 胆管がん：膵・胆管合流異常における膵液の胆管内逆流。
病態生理	● 胆嚢がん：膵液により胆嚢上皮が慢性的に障害され，胆嚢がんが発症。慢性胆嚢炎や胆嚢結石により胆嚢がんになる確率が上昇するといわれるが関連性は証明されていない。 ● 胆管がん：膵液により胆管上皮が慢性的に障害され，胆管がんが発症。胆汁の流れの阻害による閉塞性黄疸で発症することが多い。
分類	● 胆嚢がん：胆嚢壁への浸潤度により Tis～T4 に分類。 ● 胆管がん：発生部位により，肝門部領域胆管がん，遠位胆管がんと広範囲胆管がんに分類。
症状	● 胆嚢がん：特有の症状はない。進行すると閉塞性黄疸による皮膚の黄染や胆管炎による発熱，十二指腸狭窄による腹痛，嘔吐がみられる。 ● 胆管がん：黄疸とそれに伴う皮膚の黄染，瘙痒感，褐色尿，灰白色便，，腹痛，発熱，進行がんでは体重減少，食欲不振，全身倦怠感。
検査	● 胆嚢がん：腹部超音波，CT，MRI 検査による胆嚢内腫瘤病変では胆嚢がんを念頭に精査。 ● 胆管がん：内視鏡胆管造影検査で閉塞部位を同定。胆汁細胞診や胆管の生検で診断が確定。
治療	● 胆嚢がん：外科切除が基本。進行度に応じて術式を選択。 ● 胆管がん：外科切除が基本。病変部位により術式を選択。

1. 胆嚢がん

❶ 概念・定義

胆嚢がん（gallbladder cancer）は，胆嚢粘膜から発生する**上皮性悪性腫瘍**のことである。

❷ 原因・病態生理

慢性の炎症や遺伝子変異が原因と考えられているが，明確な原因遺伝子異常はわかっていない。慢性胆嚢炎や胆嚢結石が存在すると胆嚢がんになる確率が上昇するといわれているが，明らかな関連性は証明されていない。欧米人に比べて東洋人に多いとされており，男性より女性の罹患率が高い。これは**膵・胆管合流異常**＊が胆嚢がんの原因として明らかであることに関連している。すなわち，膵・胆管合流異常が東洋人に多く，男性より女性に多いことがわかっており，膵・胆管合流異常と胆道がんの関連が明白であるから，人種や性別による合流部の差異が胆嚢がんの発症率に関係していると思われる。

❸ 分類

胆嚢壁への浸潤度によって，以下のように分類する。浸潤度に応じて手術術式が異なる。

＊ **膵・胆管合流異常**：従来「先天性総胆管拡張症」と呼称されていたもので，その要因が膵管と胆管の合流部の異常のため膵液が胆管内に逆流し，胆道がんの原因となっていることが解明され，「膵・胆管合流異常」と表現されるようになった。胆管の拡張を認めない症例もある。男女比は 1：3 で若年女性に多い。基本的には手術適応で，総胆管の拡張を有する症例は胆管切除と胆嚢摘出術を行い，胆管の拡張がない症例は胆嚢摘出術を行う。

Tis：がんが粘膜内にとどまるもの
T1a：粘膜固有層への浸潤
T1b：固有筋層への浸潤
T2 ：漿膜下層あるいは胆嚢床部筋層周囲の結合織に浸潤
T3a：漿膜浸潤，肝実質浸潤および／または1か所の周囲臓器浸潤
T3b：肝外胆管浸潤
T4 ：さらに広い範囲の浸潤

❹ 症状

胆嚢がんに特有の症状はない。進行すると**閉塞性黄疸**による症状（皮膚の黄染，胆管炎による発熱）や**十二指腸狭窄**による消化器症状（腹痛や嘔吐）が出現する。また，胆石を合併している場合，腹痛，発熱などの胆嚢炎による症状が出ることもある。

❺ 検査

腹部超音波検査，CT検査，MRI検査などで，胆嚢内に腫瘤性病変が描出された場合，胆嚢がんを念頭に置いて精査を進めるべきである。特に，腹部超音波検査は定期検診や人間ドックで広く利用されており，無症状の胆嚢結石や早期胆嚢がんが多く発見されている。胆嚢内に腫瘤性病変が指摘された場合，長径1 cmを超えると胆嚢がんが約5％存在するといわれているため，造影CT検査や超音波内視鏡を行って，腫瘤の血流の有無や胆嚢壁の異常，周囲のリンパ節腫脹の有無を調べる必要がある。

❻ 治療

外科切除が基本である。がんの進行度に応じて，術式が異なる。分類のTisでは単純胆嚢摘出術によって完治が見込まれる。T1a～T1bでは全層胆嚢摘出術（肝床部の結合組織を含める），T2では拡大胆嚢摘出術（肝床部の肝実質を含める）を行う。T3a～T3bでは肝部分切除＋胆管切除＋リンパ節郭清を行う。さらに進行した症例では拡大右肝切除や膵頭十二指腸切除が行われる場合もある。しかし，肝門部に浸潤した症例や広範囲なリンパ節転移を認める症例では根治手術は望めない。切除不能例では，化学療法や放射線療法が有効な場合がある。治癒切除した症例での5年生存率は40～50％で満足のいく成績ではない。

2. 胆管がん

❶ 概念・定義

胆管がん（bile duct cancer）は，胆管粘膜から発生する**上皮性悪性腫瘍**である。

❷ 原因・病態生理

原因として明確になっているものは，膵・胆管合流異常における**膵液の胆管内逆流**である。膵液によって胆管上皮が慢性的に障害され，胆管がんが発症する。若年者の胆管がんには，印刷所などで使われる化学薬品が原因ではないかと推定されている症例もある。明確な原因遺伝子の異常はわかっていない。胆汁の流れが阻害されることによる**閉塞性黄疸**で発症することが多い。

❸ 症状

閉塞性黄疸とそれに伴う皮膚の黄染，瘙痒感，褐色尿，灰白色便を訴えることが多い。その他の症状として，腹痛，発熱があげられる。進行がんでは体重減少，食欲不振，全身倦怠感などがある。

❹ 分類

発生する部位によって，**肝門部領域胆管がん**と**遠位胆管がん**に分類する。2つの胆管がんの境界は，左右の肝管合流部下縁と十二指腸壁に達するまでを2等分した部位で，おおよそ胆囊管が肝外胆管に合流する部位である。

❺ 検査

内視鏡を用いた胆管造影検査で閉塞部位を同定する。採取した胆汁細胞診や胆管の生検でがん細胞が検出できれば，診断が確定する。最近では，胆道内視鏡で胆管粘膜を直接観察して，病変の範囲を決定することができる。

❻ 治療

外科切除が基本であるが，病変の部位によって手術術式が異なる。

▶ 肝門部領域胆管がん　多くは左右の肝管合流部付近にがんが及んでいるため，胆管の切除だけでは取り切ることが難しく，右肝切除または左肝切除に加えて，尾状葉の合併切除が必要になる。また，肝動脈や門脈の合併切除が必要な場合もある。しかし，肝内の胆管は木の枝のように枝分かれしているため，切除するには限界があり，切除断端にがんが遺残する切除になる場合もある。当然のことながら，このような場合，予後は不良である。

▶ 遠位胆管がん　膵内胆管（膵臓の中を走行する胆管）に病変が及んでいるため，膵頭十二指腸切除を行う。門脈の合併切除が必要になる場合もある。

▶ 広範囲胆管がん　肝門部領域胆管と遠位胆管に広くがんが広がっている場合は，広範囲胆管がんと呼ばれる。拡大右（または左）肝切除＋膵頭十二指腸切除が必要な場合があり，侵襲の大きい手術となる。手術後90日以内の死亡率が2〜5%といわれている。

▶ 手術不能例　では，化学療法や放射線療法が選択されるが，予後は不良である。

E 胆石症

Digest

胆石症

概念・定義	・胆囊や胆管に石（結石）ができ，痛みなど様々な症状を引き起こす。
原因・危険因子	・食生活の欧米化や高齢化により増加。高コレステロール胆石が生じる特徴に 5F［fatty（肥満），female（女性），forty（40歳代），fair（白人），fecund（多産婦）］がある。
病態生理	・肝臓で産生された胆汁が胆道を流れて十二指腸に放出される。この胆汁が固まって胆道に石（結石）ができ，胆石症が生じる。
分類	・構成成分：コレステロール胆石，ビリルビンカルシウム胆石，黒色胆石。 ・結石部位：胆囊結石，胆管結石，肝内結石。

症状	・無症状が 2〜3 割。半数以上で，胆道痛（右肋骨の下や心窩部の痛み，右肩放散の痛みがあり，食後に多い。ほかに，黄疸，発熱。
検査	・腹部超音波，CT，MRCP，ERCP など。
治療	・胆嚢結石：胆嚢摘出術。 ・胆管結石：内視鏡的治療，外科的治療。

❶ 概念・定義

胆石症とは，胆嚢や胆管に石（結石）ができて，痛みなど様々な症状を引き起こす病気の総称である。

❷ 原因

胆石は胆汁に含まれる成分が凝縮されて結晶化し，固まったものである。日本人の胆石保有率は食生活の欧米化や高齢化などを背景に年々増加しており，現在では成人の 10 人に 1 人は胆石をもつとされている。最も頻度の高い**コレステロール胆石**ができやすい人の特徴として「5F」が知られている。これは「Fatty（太った）」，「Female（女性）」，「Forty（40歳代）」，「Fair（白人）」，「Fecund（多産婦）」の頭文字をとったもので，そのほかにも美食家や糖尿病患者，血中コレステロールの高値，血縁者に胆石症患者がいる人なども注意が必要である。

❸ 病態生理

胆汁は，食事で摂取した脂質やビタミンの消化・吸収を助ける黄褐色の消化液である。肝臓で 1 日に 600〜800 mL ほど産生され，胆道という通り道を流れて十二指腸に放出される。この胆汁が固まって胆道に石（結石）ができてしまうと胆石症が生じる。

胆石が胆道に引っかかると痛みが生じる。また，胆石により胆道が閉塞すると，胆嚢や胆管にたまった胆汁に感染を起こし，**急性胆嚢炎**や**急性胆管炎**を起こすことがある。

❹ 分類

胆石はその構成成分によって，コレステロール胆石，ビリルビンカルシウム胆石，黒色石に大別されるが，日本人の胆石症患者ではコレステロール胆石が約 80% を占める。また，結石ができる部位によって，**胆嚢結石，胆管結石，肝内結石**に分けられる（図 4-70）が，胆嚢結石が約 80% と最も多く，胆管結石は約 20%，肝内結石は約 2% にすぎない。

❺ 症状

胆石症になっても，2〜3 割の人はほとんど症状がみられない（無症状胆石）。しかし，半数以上の人には**胆道痛**といわれる特徴的な右の肋骨の下の部分や心窩部（みぞおち）の痛み，右肩に放散する痛みがみられる。この痛みは食後に出ることが多いのも特徴である。

また，**黄疸**症状がみられることもある。日本人は黄色人種なのでもともと皮膚が黄色っぽく少しわかりにくいが，白目の部分は黄疸がわかりやすいといわれている。黄疸は，肝臓で作られた胆汁が便に混じって排泄されずに，血液中に流れてくることで起こる。黄疸が出ると皮膚がかゆくなったり，ビリルビン尿という真っ黒な尿が出たりすることもある。

さらに，胆石が原因で胆嚢や胆管に炎症を起こし，発熱することもある。胆嚢結石では，

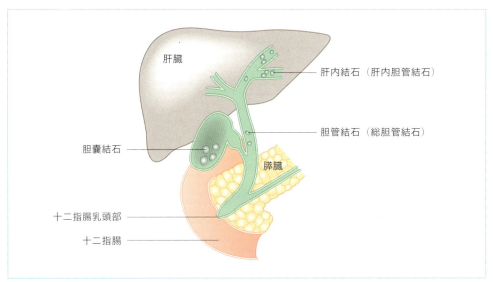

図4-70 部位による胆石の分類

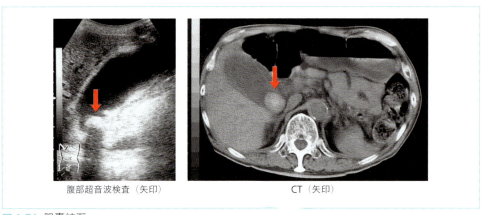

図4-71 胆囊結石

　胆石により胆汁の流れがせき止められ，胆汁の成分が胆囊の粘膜を傷つけ，さらに細菌の感染が加わることで炎症が進み，急性胆囊炎になる。胆管結石の場合は，胆石によりせき止められた胆汁に細菌が感染し炎症を起こす。この感染した胆汁が血液中に逆流し，菌血症という極めて重い病気を引き起こすことも知られている。

❻ 検査

　胆石症の検査方法には，腹部超音波検査，CT，MRCP，内視鏡的逆行性胆膵管造影（endoscopic retrograde cholangio-pancreatography：ERCP）などがある（図4-71）。通常，まず腹部超音波検査が行われる。腹部超音波検査は特に胆囊結石の診断に有効である。胆管結石などで，超音波検査による診断が難しい場合には，MRIを用いて胆管や胆囊を描出するMRCPや，CT，超音波内視鏡検査（endoscopic ultrasonography：EUS）により診断する。EUSは先端に超音波を発する装置が付いている内視鏡で胃や十二指腸から超音波を

あてて観察する。また，内視鏡を十二指腸まで挿入し，胆汁の出口である主乳頭から造影剤を注入して胆石があるかどうかをX線で撮影するERCPも用いられ，この検査法では胆石があれば続けて取り出すことも可能である。

❼ 治療

▶ **胆嚢結石** 胆嚢結石の治療は，**胆嚢摘出術**が基本である。現在では，腹腔鏡下胆嚢摘出術といわれる小さな穴を開けて取る方法が用いられ，この治療法は術後から比較的早く社会復帰できるため第1選択とされている。ただし，胆嚢の状態によっては腹部を開ける手術である開腹手術を行う場合もある。

一方，手術以外にも胆石の状態などによっていくつかの治療法がある。

コレステロール胆石では，胆汁酸製剤（ウルソデオキシコール酸）の溶解効果が認められており，石の大きさが15 mm以下・石灰化がないコレステロール胆石で胆嚢の動きが正常な場合に適応となる。

からだの外から衝撃波を胆石に照射して胆石を砕く方法もあり，これを**体外衝撃破砕療法**（extracorporeal shock wave lithotripsy：ESWL）という。

▶ **胆管結石** 胆管内の胆石は，放置しておくと胆管の出口である十二指腸乳頭部につまって胆管炎を生じる。治療法は大きく分けて内視鏡的治療と外科的治療がある。胆管結石を内視鏡で取り出すには，十二指腸乳頭部を切開する内視鏡的十二指腸乳頭括約筋切開術（endoscopic sphincterotomy：EST，図4-72）と，十二指腸乳頭部を拡張する内視鏡的

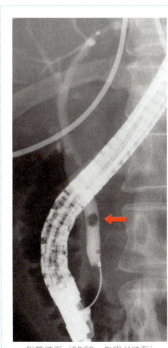
胆管結石（ERCP．矢印が結石）

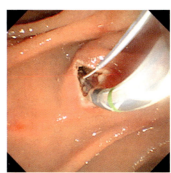
ESTを施行して十二指腸乳頭部を切開した。

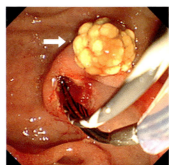
EST後にバスケットカテーテルで胆管結石（矢印）を除去した。

図4-72 ESTによる胆管結石の治療

乳頭バルーン拡張術（endoscopic balloon dilation：EPBD）の方法があり，引き続いてバスケットカテーテルとよばれる処置具で胆管結石を除去する。また，外科的な方法には開腹手術，腹腔鏡下手術がある。

VIII 膵疾患

A 膵炎

膵炎	
概念・定義	● 急性膵炎：自己の産生・分泌する消化酵素により，膵組織が自己消化される病態。 ● 慢性膵炎：長期に膵炎を繰り返し，膵実質の脱落，線維化により膵に障害を起こす。
原因・危険因子	● 急性膵炎：アルコール性の発症頻度が高く，男性に多い。次いで胆石性，特発性の発症頻度が高く，女性に多い。 ● 慢性膵炎：アルコール性の発症頻度が高く，男性に多い。次いで特発性，胆道疾患の発症頻度が高く，女性に多い。
病態生理	● 急性膵炎：膵内で異所性に活性化されたトリプシンにより消化酵素が次々に活性化されて炎症が起こり，膵組織が自己消化される。 ● 慢性膵炎：繰り返す膵の炎症により膵腺房細胞の脱落，線維化が進行し発症する。膵管の不整な拡張，膵石，膵表面の不整が生じる。
症状	● 急性膵炎：初発症状の95％は腹痛で，心窩部から背部の強い持続痛。飲酒や脂質摂取で増悪。ほかに悪心・嘔吐，腹部膨満感，発熱など。 ● 慢性膵炎：代償期は反復性の上腹部から背部の痛みを生じ，飲酒や脂質摂取で増悪。非代償期は痛みが軽減し，脂肪便，下痢，体重減少，膵性糖尿病，膵石症などが生じる。
検査所見	● 急性膵炎：血液，尿検査での膵酵素上昇，白血球やCRP上昇，BUNやクレアチニン上昇の有無を確認。予後因子スコアと造影CT gradeで重症度判定を行う。 ● 慢性膵炎：血液，尿検査での膵酵素上昇，BT-PABA試験，血糖，HbA1c，75 gOGTT，24時間尿中C-ペプチド排泄量，グルカゴン負荷試験などの外分泌，内分泌機能を評価。腹部超音波検査，超音波内視鏡検査，CT，MRCP，ERCPなどで膵管変化，嚢胞形成，膵実質の萎縮や腫大，膵石の有無などを評価。
治療	● 急性膵炎：軽症では保存的治療（安静と絶食，十分な初期輸液），重症では全身管理が重要。集中治療が必要となる場合もある。 ● 慢性膵炎：代償期の急性増悪期は急性膵炎の治療に準じる。間欠期は断酒，禁煙，低脂質食，膵酵素補充療法，NSAIDs，抗コリン薬，たんぱく分解酵素阻害薬，胃酸分泌抑制薬投与など。非代償期は膵性糖尿病に対するインスリン療法，高力価の消化酵素薬投与，膵石や仮性嚢胞に対する治療。
予後	急性膵炎から慢性膵炎への移行率：3〜15％，重症例では22％。
予防	● 急性膵炎：断酒の徹底。脂質は膵液分泌を促すため急性期10 g/日以下，回復期30 g/日以下。たんぱく質は組織修復のため10 g/日から50 g/日に徐々に増やす。カフェイン，炭酸飲料を控える。 ● 慢性膵炎：断酒，禁煙，食事療法など。糖尿病のコントロールが重要。

1. 急性膵炎

❶ 概念・定義

膵酵素は前駆体の形で酵素顆粒に蓄えられており，分泌刺激に応じて膵管を通じて十二指腸に分泌されて活性化し，食物の消化に寄与する．種々の原因により，膵酵素が膵内で活性化され，炎症が惹起され，膵組織が自己消化される病態が急性膵炎である．

❷ 原因

最も頻度が高いのは**アルコール性**（約35%）で男性に多い．次が**胆石性**（約30%）で，胆管結石の乳頭部への嵌頓によるもので，女性に多い．それに次ぐのが特発性（約20%）で女性に多い．それ以外では，ERCPなどの検査・処置に伴う医原性，腹部外傷などによる膵損傷，慢性膵炎急性増悪，膵・胆管合流異常などの膵・胆道奇形，脂質異常症（高トリグリセリド血症）や副甲状腺機能亢進症などの代謝障害，膵腫瘍，自己免疫性膵炎，薬物性，感染性（ムンプスウイルス，コクサッキーウイルス，HIVなど）があげられる．小児の急性膵炎の主な原因としては，ウイルス感染症（ムンプスウイルス），薬剤（L-アスパラギナーゼ，ステロイド，アザチオプリンなど），外傷（乳幼児虐待）が重要である．

❸ 病態生理

急性膵炎が発症する際，腺房細胞のカルシウムイオン濃度が異常に増加し，C-キナーゼの活性化が生じることが知られている．腺房細胞内でトリプシノーゲンが**トリプシン**に活性化され，このトリプシンにより次々に消化酵素の活性化が生じ，炎症が惹起される．炎症の波及に伴って血管透過性が亢進し，血漿成分の血管外漏出が生ずる．重症例では，**循環血液量減少性ショック**，膵組織障害によるサイトカイン・ケモカインの放出により**全身性炎症反応症候群**（systemic inflammatory response syndrome：SIRS），**多臓器機能不全症候群**（multiple organ dysfunction syndrome：MODS），DICなどの重篤な病態を引き起こす（図4-73）．

❹ 診断

急性膵炎の診断と重症度判定は48時間以内に行う必要がある（表4-20，4-21）．注意すべき点は，以下の2点である．
①診断基準には膵酵素が含まれるが，重症度判定には含まれない．

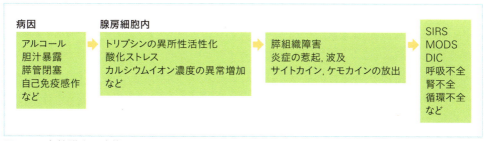

図4-73 急性膵炎の病態

表4-20 急性膵炎診断基準

1. 上腹部に急性腹痛発作と圧痛を認める。
2. 血中または尿中に膵酵素（膵アミラーゼやリパーゼなど）の上昇がある。
3. 超音波，CTまたはMRIで膵に急性膵炎に伴う異常所見がある。

上記3項目中2項目以上を満たし，ほかの膵疾患や急性腹症を除外したものを急性膵炎と診断する。
出典／武田和憲ほか：急性膵炎の診断基準・重症度判定基準最終改訂案，難治性疾患に関する調査研究，2006，p.27-34．

表4-21 急性膵炎重症度判定基準

A. 予後因子：3点以上が重症
1. Base Excess ≦ -3 mEq/L，またはショック（収縮期血圧80 mmHg以下）
2. PaO_2 ≦ 60 mmHg（room air），または呼吸不全（人工呼吸器管理が必要）
3. BUN ≧ 40 mg/dL（もしくはCr ≧ 2 mg/dL），または乏尿（400 mL/day以下）
4. LDH ≧ 基準値上限の2倍
5. 血小板数 ≦ 10万/mm³
6. 総Ca ≦ 7.5 mg/dL
7. CRP ≧ 15 mg/dL
8. SIRS*診断基準における陽性項目数 ≧ 3
9. 年齢 ≧ 70歳
   * SIRS診断基準：(1) 体温 > 38℃，もしくは < 36℃
               (2) 脈拍 > 90回/分，
               (3) 呼吸数 > 20回/分，または $PaCO_2$ < 32torr，
               (4) 白血球数 > 12,000/mm³，または < 4,000/mm³

B. 造影CT grade：grade2以上が重症

①炎症の膵外進展度
　前腎傍腔　　　0点
　結腸間膜根部　1点
　腎下極以遠　　2点

②膵の造影不良域（膵頭部，膵体部，膵尾部に区域を分けて判定）
　各区域に限局，もしくは膵周囲のみ　0点
　2区域にかかる範囲　　　　　　　　1点
　2区域全体，もしくはそれ以上　　　2点

①＋②合計
1点以下　grade1
2点　　　grade2
3点以上　grade3

上記3項目中2項目以上を満たし，ほかの膵疾患や急性腹症を除外したものを急性膵炎と診断する。
出典／武田和憲ほか：急性膵炎の診断基準・重症度判定基準最終改訂案，難治性疾患に関する調査研究，2006，p.27-34．

②発症後数日は軽症から重症に移行する可能性があるため，状態に応じて重症度を判定し直すことが必要となる。

❺症状

　初発症状の95％は腹痛であり，心窩部から背部に強い持続痛を特徴とする。痛みは胸膝位で軽減し，アルコールや脂質摂取で増悪する。ほかには悪心・嘔吐，腹部膨満感，発熱などがある。重症例の特徴として，麻痺性イレウス，腹腔内出血，皮膚着色斑（臍周囲のカレン［Cullen］徴候，左側腹部グレイ-ターナー［Grey-Turner］徴候），腹水や胸水，腎障害に伴う乏尿や無尿，低カルシウム血症によるテタニー症状，精神神経症状（膵性脳症）などがある。重症例の早期合併症は，DIC，ショック（循環不全），呼吸不全，腎不全，MODSがあり，それに伴い代謝性アシドーシスを生じることがある。後期合併症は，被包化壊死（walled-off necrosis；WON），膵膿瘍，膵仮性囊胞などがある。

❻ 検査

血液検査，尿検査を行う。膵酵素（血清アミラーゼ，膵型アミラーゼ，血清リパーゼ，血清エラスターゼ1，尿中アミラーゼ）が上昇する。炎症を示す白血球やCRPの上昇，腎機能障害を示すBUNやクレアチニンの上昇の有無を確認する。重症例ではLDHの上昇，血清Caの低下を認める。造影CTも行う。以前は造影剤の使用は原則禁忌であったが，2012（平成24）年3月以降，慎重投与となり，腎機能障害を考慮しながら造影剤を使用し，膵実質の造影不良域や炎症の波及の程度を評価し，重症度判定を行う。

❼ 治療

軽症例は保存的治療を行うが，重症例では全身管理が重要であり，集中治療が必要になる場合もある。保存的治療は，安静と絶食，そして十分な初期輸液を行う。急性循環障害を生じているため，尿量0.5〜1mL/kg/時以上を確保するため，最低でも3L以上，重症例では初日に5〜10L程の大量輸液が必要となる。ほかには呼吸，循環管理はもちろんのこと，除痛目的の鎮痛薬（ブプレノフィン塩酸塩［レペタン®］，ペンタゾシン［ソセゴン®］），たんぱく分解酵素阻害薬（ナファモスタットメシル酸塩［フサン®］，ガベキサートメシル酸塩［エフオーワイ®］，ウリナスタチン［ミラクリッド®］），ストレスによる上部消化管出血予防にH₂受容体拮抗薬（［ファモチジン［ガスター®］）の投与を行う。鎮痛剤に関しては，腎機能障害時の非ステロイド性抗炎症薬（NSAIDs）やオッディ（Oddi）括約筋収縮作用のあるモルヒネ塩酸塩は避けるようにする。また，感染症合併の発症率を抑えるために早期からの経腸栄養が勧められている。重症例においては，血液浄化療法，たんぱく分解酵素阻害薬や抗菌薬の膵動注療法が必要になる場合もある。後期合併症としての膵膿瘍，WONの感染を認める際は，超音波内視鏡下やCTガイド下での穿刺ドレナージや外科的手術が必要になる場合もある。胆石性膵炎に対してはERCPを施行し，胆道ドレナージや排石術を行う。

❽ 予後

軽症例の予後は良好であるが，死亡率は全体で2.6%，重症例で10.1%であり，高齢者ほど死亡率は高くなる[21]。アルコール性の32%に再発を認め，急性膵炎全体では20%で再発が認められる。慢性膵炎への移行率は全体で15%であり，アルコール性では26%とされている[22]。

❾ 予防

断酒を徹底する。脂質は膵液分泌を促すため，急性期で10g/日以下，回復期で30g/日以下に制限する。たんぱく質は組織修復を促すため，10g/日から50g/日に徐々に増やしていく。カフェインや炭酸飲料は胃液や膵液の分泌を刺激するため控えるように指導する。

2. 慢性膵炎

❶ 概念・定義

長期にわたる膵臓の炎症を繰り返すことにより，膵実質の脱落と線維化が進行し，非可逆的な膵内外分泌機能の障害を引き起こす疾患である。

❷ 原因

最も頻度が高いのはアルコール性（約70％）で男性に多く，膵石や糖尿病の合併が多い。非アルコール性では，特発性（約20％），胆道疾患（約3％）と続き，女性に多い。ほかには，脂質異常症，副甲状腺機能亢進症，膵管癒合不全症，外傷，遺伝性などがある。

❸ 病態生理

持続的な炎症により，膵腺房細胞の脱落と線維化の進行により，膵臓全体が硬くなる。それに伴い，膵管の不整な拡張や膵石形成，膵表面の不整が生じる。

❹ 診断

診断基準を表4-22に示す。これを基に**慢性膵炎確診，準確診，早期慢性膵炎**の診断をする。

❺ 症状

慢性膵炎の臨床経過を図4-74に示す。原因が不明な特発性慢性膵炎も存在するが，多くは膵炎反応を繰り返すことによって膵臓の線維化が徐々に進行していく。経過によって症状が異なり，代償期，移行期，非代償期に分類される。代償期は反復性の上腹部〜背部痛を生じる。胸膝位で軽減し，飲酒や脂質摂取後に増悪する。非代償期には痛みは軽減する。非代償期には脂肪便や下痢，体重減少といった消化吸収障害や膵性糖尿病，膵石症（アルコール性に多い）がみられる。また，膵の線維化による下部胆管狭窄に由来する閉塞性黄疸や，炎症の波及によって脾静脈狭窄が生じ，**左側門脈圧亢進症**を呈することによって胃静脈瘤などを認めることもある。

❻ 検査

機能的な検査と形態学的な検査がある。機能的な検査には，生化学検査での**膵酵素**（血

表4-22 慢性膵炎臨床診断基準2009

①特徴的な画像所見 　①-1　確診所見 　①-2　準確診所見 ②特徴的な組織所見 　②-1　確診所見 　②-2　準確診所見 ③反復する上部腹痛発作 ④血中または尿中膵酵素値の異常 ⑤膵外分泌障害 ⑥純エタノール換算で1日80g以上の持続する飲酒歴
・慢性膵炎確診　　　a, bのいずれか 　　　　　　　　　　a. ①-1 または②-1 　　　　　　　　　　b. ①-2 または②-2 + ③④⑤のうち2項目以上 ・慢性膵炎準確診　　①-2 または②-2 ・早期慢性膵炎　　　③④⑤⑥のうち2項目以上 + 早期慢性膵炎の画像所見

出典／厚生労働省難治性膵疾患に関する調査研究班ほか：慢性膵炎臨床診断基準2009．膵臓 24：645-646，2009．

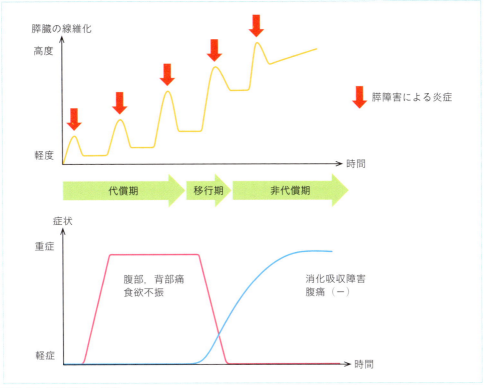

図4-74 慢性膵炎の経過

清アミラーゼ, 血清リパーゼ, 尿中アミラーゼの上昇), 膵外分泌機能検査である **BT-PABA 試験**(PFD 試験), 膵内分泌機能検査である**血糖, HbA1c, 75 g 経口糖負荷試験**(75 gOGTT), **24 時間尿中 C- ペプチド排泄量, グルカゴン負荷試験**などがある。形態学的な検査では膵管の変化や囊胞形成, 膵実質の萎縮や腫大, 膵石の有無などを腹部超音波検査, 超音波内視鏡検査, CT, MRCP, ERCP などで評価をする。診断基準に則して, 侵襲度を加味して検査項目を選択する必要がある。

❼ 治療

治療においては, 成因, 活動性, 重症度や病期を考慮する必要がある。代償期においては, 急性増悪期は急性膵炎の治療に準じる。間欠期は, 断酒, 禁煙, 低脂質食 (30～50 g/ 日), 消化酵素薬投与による膵酵素補充療法, 疼痛コントロール目的の NSAIDs, 抗コリン薬, たんぱく分解酵素阻害薬, 胃酸分泌抑制薬の投与などを行う。非代償期には膵性糖尿病に対するインスリン療法, 高力価の消化酵素薬投与, 膵石や仮性囊胞に対する治療 (内視鏡的膵管内ステント留置, 膵石除去, 囊胞ドレナージ, 体外衝撃波結石破砕術 [ESWL] や外科的治療など) が必要となる。

❽ 予後

主たる死因は, **悪性腫瘍** (特に膵がん) が約 50% と最も多く, 糖尿病とその合併症, 膵炎とそれに関連した疾患が多い。

❾ 予防

断酒や，禁煙，食事療法などの生活指導，糖尿病のコントロールが予後の改善に重要となる。

3. 自己免疫性膵炎

❶ 概念・定義

自己免疫性膵炎は1995（平成7）年にわが国で提唱された疾患概念であり，膵炎の発症に自己免疫機序の関与が疑われている膵炎と定義されている。

❷ 原因・病態

IgG4が関連した全身性疾患の膵病変と考えられ，硬化性涙腺炎・唾液腺炎，後腹膜線維症，硬化性胆管炎など多彩な膵外病変を合併する。また，高γ-グロブリン血症，高IgG・IgG4血症，自己抗体陽性やステロイド治療が著効などの自己免疫の関与が示唆される。高齢の男性に多く，画像所見では膵のびまん性腫大，主膵管の不整狭細像を示す。組織学的には，膵の線維化やIgG4陽性形質細胞浸潤が特徴的な1型と，好中球浸潤が主体の2型に分かれる。わが国でみられる自己免疫性膵炎は，ほとんどが1型である。

❸ 症状

自己免疫性膵炎に特異的な症状はない。腹痛は無〜軽度であり，閉塞性黄疸，糖尿病，随伴する膵外病変による症状を示すことが多い。

❹ 診断・検査

「自己免疫性膵炎臨床診断基準2011」（日本膵臓学会・厚生労働省難治性膵疾患に関する調査研究班）では，特徴的な膵画像（膵腫大や膵管狭細像），IgG4高値（>135 mg/dL），病理画像，膵外病変から，確診，準確診，疑診に診断される。そのため，血清IgG4の測定，CTやMRIによる画像診断，組織採取のための超音波内視鏡下穿刺吸引（EUS-FNA）や主膵管評価のためのERCPが行われる。

❺ 治療

標準治療は経口ステロイド治療である。初期投与量は0.6 mg/体重/日で，2〜4週投与後に漸減する。無症状で自然軽快する症例もあり，基本的には黄疸などの有症状症例が治療適応となる。

B 膵嚢胞性腫瘍

1. 膵管内乳頭粘液性腫瘍
（intraductal papillary-mucinous neoplasm；IPMN）

❶ 病態

乳頭状増殖を示す**膵管内腫瘍**で，粘液の分泌を認める。主膵管型は主膵管が拡張し，分

枝型は膵管と交通した多房性嚢胞を認める。**過形成，腺腫，腺がん**と悪性度を増していく。膵頭部，高齢男性に多い。

❷ 症状

無症状が多いが，**急性膵炎**を発症することもある。

❸ 検査

腹部超音波検査，超音波内視鏡，CT，MRCP，ERCPなどを用いて，主膵管および分枝膵管の拡張，嚢胞の大きさや形状，主膵管との交通，壁在結節の有無などの検索を行う。上部消化管内視鏡検査で，ファーター（Vater）乳頭開口部の開大や粘液の分泌を認めることがある。

❹ 治療

主膵管型は手術による切除が推奨される。分枝型は基本的には経過観察，悪性を疑う所見があれば精査を行い，手術を検討する。

2. 粘液性嚢胞腫瘍（mucinous cystic neoplasm；MCN）

❶ 病態

卵巣様間質をもち，嚢胞内容は粘液性で厚い被膜をもつ腫瘍である。膵管との交通はない。膵体尾部に多い。ほとんどが中年女性に発生する。

❷ 症状

無症状であることが多い。増大時に腹部症状を認める。

❸ 検査

腹部超音波検査，MRCP，CT，超音波内視鏡により診断する。厚い被膜をもつ単房性もしくは多房性嚢胞を認める。cyst in cyst の形態を示す。壁在結節の有無の検索を行う。

❹ 治療

手術による切除が推奨される。

3. 漿液性嚢胞腫瘍（serous cystic neoplasm；SCN）

❶ 病態

嚢胞内液は漿液性で，小さな嚢胞が集簇した腫瘍である。悪性化はまれで，膵管との交通はない。中年女性に多い。

❷ 症状

無症状であることが多い。

❸ 検査

腹部超音波検査，MRCP，超音波内視鏡では蜂巣状の多発した小嚢胞の集簇を認めることが多い。

CTでは蜂巣状所見に加え，星芒状中心瘢痕や石灰化を認めることがある。

❹ 治療

基本的には経過観察とする。

C 膵がん

膵がん	
概念・定義	● 膵がんは通常，膵腫瘍の上皮性腫瘍のうち浸潤性膵管がんを指す。
原因・危険因子	● 膵がん患者の3〜10%に家族歴がある。喫煙や長期・多量のアルコール摂取，糖尿病や肥満が危険因子である。慢性膵炎により膵がんを発症しやすい。
病態生理	● 膵がんの消化管浸潤では食事摂取が不能。胆管浸潤では閉塞性黄疸を発症する。肝臓に転移しやすく，肺転移もまれではない。さらにリンパ節転移，腹膜播種が起こり，腹水，がん性腹膜炎に進行する。
分類	● 占居部位により，膵頭部がんと膵体尾部がんに分ける。上腸間膜静脈・門脈の左側縁を境界とし，上腸間膜静脈・門脈左縁より右側が膵頭部がん，左側が膵体尾部がんとして臨床上扱う。
症状	● 半数近くで腹痛を自覚。神経叢浸潤を伴う場合は背部痛もある。膵頭部がんでは黄疸を伴うことも多い。10〜20%の患者では無症状で，特に膵体尾部がんは症状を伴わずに進行し，発見時には切除不能が多い。糖尿病を伴うことがあり，50歳以上の糖尿病発症では膵がんを疑う。
検査	● 腫瘍マーカー，腹部超音波検査，CT，MRI，MRCP（MR胆管膵管撮影），内視鏡的逆行性胆膵管造影，超音波内視鏡下穿刺吸引術，FDG-PETなど。
治療	● 標準治療は外科的切除と術後補助化学療法。 ● 膵頭部がん：リンパ節郭清を伴う膵頭十二指腸切除術。 ● 膵体尾部がん：脾臓合併膵体尾部切除術。 ● 遠隔転移や周囲血管・臓器へ高度に浸潤し切除不能な場合は，化学療法。

❶ 概念・定義

膵がんは現在もなお増加し続けている病気で，日本での死亡数は年間3万人を超えるまでになり，日本人のがんによる死亡数の第4位である。また，膵がんと診断された患者が5年後に生存している割合は1割未満であり，医療の進歩した今日においてもいまだその治療成績は満足できるレベルにない。

膵がんは，膵腫瘍の組織型分類のなかでは，上皮性腫瘍のうち**浸潤性膵管がん**を通常指す。また，最近注目されている膵管内乳頭粘液性腫瘍や神経内分泌腫瘍も進行がんとしての治療計画が必要とされることが多く，その臨床的取扱いには慎重を期すことが求められる。ここでは浸潤性膵管がんについて概説する。

❷ 原因

膵がん患者の3〜10%に膵がんの**家族歴**があるため，家族歴の聴取は重要である。特に50歳以下の若い膵がん患者が家族にいる場合，膵がん発症リスクが上昇する。また，喫煙は膵がんのリスクを増加させることがわかっている。**アルコール**も長期多量摂取になると膵がんのリスクが増加する。**慢性膵炎**も膵がんを発症しやすい。慢性膵炎の経過中に

膵がんが発症するケースがしばしばみられるため，定期的な血液検査や画像検査の必要がある．**糖尿病**も膵がんのリスクとされており，糖尿病の新規発症は膵がんの精査が必要なことがある．また，**肥満**も膵がんのリスクとされている．**膵管内乳頭粘液性腫瘍**は浸潤膵がんに移行することがあり，その診断には注意が必要である．

❸ 病態生理

膵臓は後腹膜臓器であり，周囲に消化管（胃，十二指腸，横行結腸）のみならず胆管，血管，神経叢などが存在し，膵がんの診断・治療を困難にさせている．膵がんが膵周囲へ伸展した場合，消化管浸潤では食事摂取が不能になり，胆管浸潤では閉塞性黄疸を発症させることになる．周囲血管の腹腔動脈，総肝動脈，上腸間膜動脈，門脈への浸潤程度は切除の可否を決める重要な要因となる．門脈からがん細胞が血行性に肝臓へ運ばれて肝転移を生じやすく，さらに，肺転移が引き起こされることがまれではない．また，神経叢浸潤は腹痛，背部痛などの膵がん特有のがん性疼痛の原因となる．さらに，リンパ節転移，腹膜播種が引き起こされ，腹水，がん性腹膜炎へと進んでいく．そのため膵がんは局所治療のみで治療が完結することは少なく，全身病としての対応が重要となる．

❹ 分類

膵がんは占拠部位によって大きく**膵頭部がん**と**膵体尾部がん**に分ける．膵頭部と膵体部の境界は「膵癌取扱い規約第 7 版」（日本膵臓学会編）[23]で上腸間膜静脈・門脈の左側縁とされた．したがって上腸間膜静脈・門脈左縁より右側にできた膵がんを膵頭部がん，左側にできた膵がんを膵体尾部がんとして臨床上扱う．

❺ 症状

半数近くの患者が腹痛を自覚する．神経叢浸潤を伴う場合には背部痛も生じる．膵頭部がんでは黄疸を伴うことも多い．ただし，10 ～ 20% の患者は無症状であり，特に膵体尾部がんは症状を伴わずに進行し，発見時には切除不能となっていることが多い．さらに，糖尿病を伴うことがあり，特に 50 歳以上で発症した糖尿病は膵がんが原因になっている可能性が高く，膵がんの発症を疑うことが大切である．

❻ 検査

▶ **腫瘍マーカー**　膵がんの腫瘍マーカーでは CA19-9 が最も広く知られているが，感度は 70 ～ 80% である．そのほか Span-1，DUPAN-2，CEA，CA50 がある．ただし，CA19-9 は日本人では約 10% がもともと産生されず，がんの腫瘍マーカーとして使用できないため，複数の腫瘍マーカーを測定する必要がある．

▶ **腹部超音波検査**　超音波検査は，外来でも実施できる簡便な検査であるが，消化管ガスや肥満によって膵臓全体を常に描出できるわけではない．特に，膵尾部や膵鉤部の検出率は低いので注意が必要である．また，小型の腫瘍の場合は見逃される可能性が高い．

▶ **CT 検査**　CT は病変の局在だけでなく，周囲への浸潤の程度，遠隔転移の有無などの情報が得られ，膵がんの診断には必須の検査である．造影剤を使用することで腫瘍の質的診断も可能である．また，現在の CT は多列検出器型 X 線 CT 装置（multi detector row computed tomography：MDCT）であり，微細な血管を描出することが可能で，術前に血管走行が把握できるため手術の安全性にも寄与している。

▶ **MRI検査** 近年のMRIは空間分解能が向上し，特に造影剤を使用したMRIは膵がんの診断に役立つようになった。また，拡散強調像（diffusion-weighted MRI）も膵がん診断に有用である。さらにT2強調画像を利用したMR胆管膵管撮影（MR cholangiopancreatography：MRCP）は膵管の異常を検出可能である。膵頭部がんによる閉塞性黄疸が生じている際には，胆管の狭窄部位やその程度，あるいは胆管上流の拡張の程度や浸潤程度について評価することも可能である。

▶ **内視鏡的逆行性胆膵管造影（endoscopic retrograde cholangiopancreatography；ERCP）** 胆管，膵管の異常を検知する目的ではMRCPに侵襲性の面で劣るが，閉塞性黄疸を伴った膵頭部がんにおいては，黄疸治療のために診断と同時に胆管ステント治療を開始することができる。

▶ **超音波内視鏡下穿刺吸引術（endoscopic ultrasound-guided fine needle aspiration；EUS-FNA）** 超音波内視鏡検査（EUS）は，膵臓全体を死角なく描出することが可能で，膵がんをより高感度で診断できる。さらに，EUS-FNAにより組織診断を行って診断を確定させることが可能である。ほかの画像診断で診断に迷うケースや，非切除例に対する化学療法施行例ではEUS-FNAの実施が望ましい。

▶ **フルオロデオキシグルコース-陽電子放出断層撮影（FDG-PET）** わが国では近年急速に広まった検査であるが，膵腫瘍診断における良性悪性の鑑別，遠隔転移の評価，化学療法の効果判定などに有効である。また，FDGの腫瘍への集積程度は腫瘍の悪性度評価に寄与することが知られており，予後の推測にも役立つ。ただし，小型の膵がんや，比較的大きな腫瘍でも偽陰性例が10%程度あるため，ほかの検査と合わせて診断を行うことと，専門医による検査結果の判断が重要である。

❼ 治療

▶ **切除可能膵がんの治療** 膵がんの標準治療は，外科的切除と術後補助化学療法である。手術は，腫瘍の局在に応じて術式を選択することになる。

　膵頭部がんでは，リンパ節郭清を伴う**膵頭十二指腸切除術**が行われる。この術式の原法では胃切除も行われるが，最近ではがんが十二指腸から胃側へ浸潤した場合を除いて，幽門輪を含む胃のすべてを残す**幽門輪温存膵頭十二指腸切除術**が広く行われている。この術式は不必要な胃切除を回避できるため，術後の栄養状態の改善が図れるというメリットがある。再建は，膵臓と空腸，胆管と空腸，十二指腸と空腸，の順番に行うチャイルド（Child）変法とよばれる方法が多くの施設で採用されている（図4-75）。また，門脈浸潤例では門脈合併切除再建術が同時に行われる。

　膵体尾部がんでは**膵臓合併膵体尾部切除術**が行われる。この手術は膵臓の尾側に位置する脾臓と共に，膵頭部を残して膵体尾部を切除する方法である（図4-76）。脾臓へ直接がんが浸潤していなくても，リンパ節を郭清する必要性から脾臓が同時に切除される。

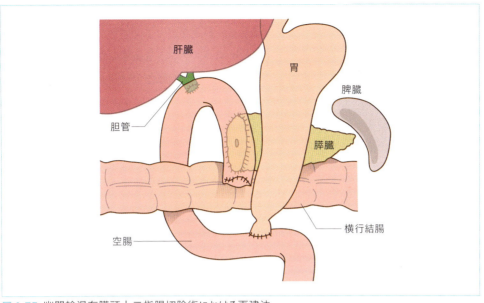

図 4-75 幽門輪温存膵頭十二指腸切除術における再建法

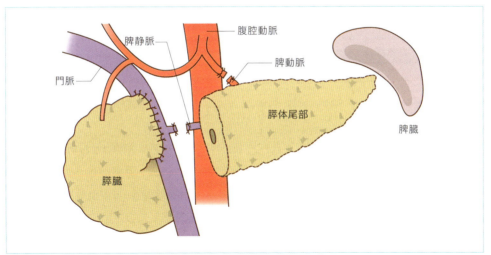

図 4-76 脾臓合併膵体尾部切除術

　がんの浸潤が膵臓全体へ広範囲に及んでいる場合，複数の腫瘍が存在する場合，あるいは初回膵切除後の残膵再発例に対して膵全摘（残膵全摘）術が選択されることがある。膵全摘術を行った場合，膵機能がすべて失われるが，近年は有効な膵酵素薬の開発や新規インスリン製剤の開発によって術後管理が進歩し，手術の安全性が向上している。

　術後補助化学療法は S-1 単独療法が推奨されている。体表面積に応じて 1 回 40 〜 60 mg の S-1 を 1 日 2 回経口投与（1 日量 80 〜 120 mg）する。これを 28 日間連続投与し，その後 14 日間の休薬期間を設け，6 週を 1 コースとして合計 4 コース（6 か月間）繰り返す[24]。

VIII　膵疾患

▶ **切除不能膵がんの治療** 遠隔臓器転移例や，周囲血管・臓器へがんが高度に浸潤している場合は，外科的切除術の適応からはずれる。膵頭部がんで閉塞性黄疸を併発している場合には，内視鏡的，あるいは経皮経肝的に胆管ステントを留置して黄疸の治療を優先させるが，基本的治療は全身化学療法である。遠隔転移を有する膵がんに対しては，FOLFIRINOX療法，またはゲムシタビン塩酸塩＋ナブパクリタキセル併用療法が，局所進行切除不能膵がんに対してはゲムシタビン塩酸塩単独療法，S-1単独療法，FOLFIRINOX療法，またはゲムシタビン塩酸塩＋ナブパクリタキセル併用療法が一次治療として推奨されている[23]。がん性疼痛を伴っていることも多く，麻薬性鎮痛薬であるオピオイドによる疼痛コントロールを中心とした緩和療法が早期から行われる。さらに，患者は治療中に様々なストレスを受けるため，精神腫瘍医や心理士，看護師など多領域の専門家による精神的な支えが同時に必要であることも多い。

IX 腹部外傷

❶ 概念・定義

腹部外傷には，**鈍的外傷**（交通事故や高所からの転落など），**鋭的外傷**（刺創など）がある。腹腔内の出血や消化管損傷などは外からは見えないため，画像検査や試験穿刺などで迅速に診断し，治療の適応を判断する。腹部臓器により，管腔臓器損傷（胃，十二指腸，小腸，大腸）および**実質臓器損傷**（肝臓，腎臓，脾臓，膵臓など），さらに**胆管，胆嚢損傷**などに分類される。

❷ 病態

出血と**消化管穿孔**が重要である。これらは単独のものと合併した場合とがある。

▶ **出血** 主に実質臓器の損傷が原因であり，肝臓や脾臓，膵臓，腎臓などでは時に大出血となりショックをきたすこともある。高度の損傷では複数臓器からの出血をきたす。

▶ **消化管穿孔** 多くは腹膜炎を呈しており，緊急手術の適応となる。消化管穿孔では受傷後すぐに発症し診断が容易なものから，ある程度の時間経過後の発症もある。初診時に症状が軽微な場合でも経時的な観察が肝要である。特に，小腸の穿孔は発症からしばらくして症状が出現，増悪することがあり注意を要する。

消化管の腸間膜が損傷を受けた場合は，腸間膜血管からの出血と消化管穿孔が同時に発生する場合がある。

❸ 症状

主な症状は腹痛であり，軽度から高度なものまでその程度は様々である。消化管穿孔では通常腹膜炎を呈しており，高度の腹痛を訴えることがほとんどであるが，発症早期や穿孔部位によっては腹痛をほとんど生じないこともある。出血性の損傷では軽度の自発痛はあるが，高度なことはむしろ少ない。出血高度の場合は血圧低下などショックを示すことがあり，症状の程度とは必ずしも相関しない例があり注意を要する。腹膜炎では通常，高

度の自発痛と同時に，圧痛や筋性防御といった腹膜刺激症状がある。ただし，腹壁の損傷においても自発痛や圧痛を認めることもある。

❹ 検査・診断

腹部外傷の診断においては，受傷起点や症状などを短時間で聴取するが，重症例では意識レベルが低下していることがあり，問診などの聴取には限界がある。本人または家族，関係者などから外傷の発生状況や経過を聞きながら，バイタルサインのチェック（脈拍，呼吸，体温，血圧，意識など），全身状態の掌握，腹部理学的所見を早急にとる。同時に，輸液ラインを確保し，必要に応じて酸素吸入も行う。

検査は貧血の有無や程度，肝・腎機能，炎症反応などをみる血液検査，胸腹部X線検査を行う。患者の訴えが腹痛のみであっても胸部など他部位の損傷をきたしている場合もあること，消化管穿孔のサインである腹腔内遊離ガスは胸部X線で認められることなどから，胸部X線も忘れずに撮影することが肝要である。外傷の程度や患者の症状，全身状態によっては無理に動かさないようにし，ポータブルで撮影する。

現在では，腹部外傷の診断は画像診断が中心であるが，X線以外でまず行われる検査として腹部超音波検査がある。非侵襲的で経時的な観察も可能であり，外傷患者においても有用である。超音波検査により腹腔内出血の有無や程度，実質臓器損傷の有無などもある程度観察可能である。しかし，超音波検査は消化管ガスの影響を受けやすく診断には限界があるのも事実である。一方，腹部CT検査は最も頻用されている検査であり，実質臓器損傷の程度や前述の消化管穿孔時に発生する腹腔内遊離ガスの診断にも有用である。通常，X線写真で同定が困難な遊離ガスの診断にもCT検査は威力を発揮する。腎機能が問題なければ造影剤を用いた造影CTを施行する。この場合，造影をしない単純CTと比較し外傷の有無や程度の診断がさらに正確となる。このように，CT検査は腹部外傷診断に有用であり，積極的に施行するべきものである。

❺ 治療

出血や消化管穿孔の場合は，全身的治療と，各臓器の損傷に対する止血や損傷部位の修復などの局所治療を行う。全身的治療はバイタルサインなどに基づいて行われるが，輸液ラインの早急な確保が重要である。場合によっては複数ラインの確保や中心静脈ラインの確保も行う。また，大量出血に対しては早急に輸血が必要なことがある。呼吸状態の不安定な場合は，気管挿管や人工呼吸器を用いた呼吸管理も行う。

腹腔内出血に対する治療は，その程度によって異なり，安静を中心とした保存的治療，経カテーテル動脈塞栓術（TAE），開腹手術がある。TAEは肝臓や脾臓からの出血に対してよく用いられる。しかし，重度の出血や多発外傷の場合，TAEでも十分な止血が得られない場合は開腹手術が選択されることもあり，患者の状態を常に掌握することが肝要である。

消化管損傷では，消化管穿孔を伴う場合と伴わない場合に分けることができる。穿孔の場合は通常，腹膜炎を合併し緊急手術を要することが多いが，上部消化管穿孔では症状が

軽度で，限局性腹膜炎の場合は絶食，安静などの保存的加療が選択されることもある。しかし，症状増悪の場合は直ちに緊急手術が施行される。

一方，下部消化管穿孔では腹腔内の汚染度が高度で放置すると敗血症から致死的になることもあり，緊急開腹手術となることがほとんどである。特に大腸穿孔では大腸切除および人工肛門造設術が選択される。

穿孔を伴わない消化管損傷では，腸間膜血管からの出血で経カテーテル的止血術や緊急開腹手術により止血がなされる。同時に外傷に伴う腸管麻痺から，絶食，安静が必要となる。

国家試験問題

1 潰瘍性大腸炎（ulcerative colitis）と比べた Crohn disease（クローン）病の特徴について正しいのはどれか。2つ選べ。 （103回 PM86）

1. 悪性化の頻度は低い。
2. 瘻孔を併発しやすい。
3. 初発症状は粘血便である。
4. 炎症は大腸に限局している。
5. 好発年齢は50歳以上である。

2 胃癌（gastric cancer）についての組合せで正しいのはどれか。 （103回 AM33）

1. 腎臓転移 ──────── Wilms（ウィルムス）腫瘍
2. 肝臓転移 ──────── Schnitzler（シュニッツラー）転移
3. 卵巣転移 ──────── Krukenberg（クルッケンベルグ）腫瘍
4. 胃周囲リンパ節転移 ──────── Virchow（ウィルヒョウ）転移

▶答えは巻末

文献

1) Tachimori Y, et al：Comprehensive Registry of Esophageal Cancer in Japan, 2008. Esophagus, 12：130-157, 2015.
2) Ando N, et al：A randomized trial comparing postoperative adjuvant chemotherapy with cisplatin and 5-fluorouracil versus preoperative chemotherapy for localized advanced squamous cell carcinoma of the thoracic esophagus（JCOG9907）, Ann Surg Oncol, 19(1)：68-74, 2012.
3) 日本食道学会編：食道癌診療ガイドライン2017年版，第4版，金原出版, 2017.
4) 矢崎義雄総編集：内科学（第11版），p.922, 2017年，朝倉書店，東京.
5) 日本消化器学会編：機能性消化管疾患ガイドライン2014 機能性ディスペプシア（FD），南江堂, 2014, p.11.
6) 前掲書4)，p.276.
7) 一瀬雅夫，岡政志，齋藤博編：胃がんリスクファクターとリスク診断，2014（平成26）年，日本メディカルセンター，東京.
8) 八尾恒良，他：最近の腸結核10年間の本邦報告例の解析，胃と腸，30：485-490, 1995；.
9) 樋渡信夫，他：腸結核診断の現状，胃と腸，30：497-506, 1995.
10) 尾野村麻以，他：当院の結核診療における Quanti FERON TB（第二世代）検査施行例の臨床的検討，沖縄医学会雑誌，45：62-65, 2008.
11) Strate LL, et al：Nut, corn, and popcorn consumption and the incidence of diverticular disease, JAMA, 300（8）：907-914, 2008.
12) 隅越幸男，他：痔瘻の分類，日本大腸肛門病会誌，25：177-184, 1972.
13) Goligher JC：Surgery of the anus, rectum and colon. 5th ed, London, Billiere Tinball, 1984, p.101.
14) 泉並木監：肝硬変の成因別実態2014, 医学図書出版, 2015, p.1-3.

15) 持田智, 他: わが国における Acute-On-Chronic Liver Failure (ACLF) の診断基準 (案), 肝臓, 59: 155-161, 2018.
16) Nakao M, et al.: Nationwide survey for acute liver failure and late-onset hepatic failure in Japan. J Gastroenterol, 53: 752-769, 2018.
17) 持田智, 他: 我が国における急性肝不全および遅発性肝不全 (LOHF) の実態 (2016年): 平成29年度全国調査. 厚生労働省科学研究費補助金 (難治性疾患等政策研究事業)「難治性の肝・胆道疾患に関する調査研究」平成29年度総括・分担研究報告書, 2018, p.85-104.
18) Nakayama N, et al: Multicenter pilot survey to clarify clinical features of patients with acute-on-chronic liver failure in Japan, Hepatol Res, 48: 303-312, 2018.
19) Naiki T, et al: Scoring System as a Useful Model to Predict the Outcome of Patients with Acute Liver Failure: Application to Indication Criteria for Liver transplantation, Hepatol Res, 42: 68-75, 2012.
20) Nakayama N, et al: Algorithm to determine the outcome of patients with acute liver failure: a data-mining analysis using decision trees, J Gastroenterol, 47: 849-861, 2012.
21) 急性膵炎 重症急性膵炎の全国調査. 厚生労働科学研究費補助金 (難治性疾患克服研究事業)「難治性膵疾患に関する調査研究」平成23～25年度総合研究報告書, 2014, p.61-74.
22) Takeyama Y: Long-term prognosis of acute pancreatitis in Japan, Clin Gastroenterol Hepatol, 7, s15-17, 2009.
23) 日本膵臓学会編: 膵癌取扱い規約第7版, 金原出版, 2016, p.12.
24) 日本膵臓学会膵癌診療ガイドライン改訂委員会編: 膵癌診療ガイドライン2016年版, 金原出版, 2016, p.141.

国家試験問題 解答・解説

1章 1　解答 **2**

×1：外膜は食道の最外層をなす。ほかの消化管のように漿膜を持たず、まばらな結合組織のみで構成される。
○2：食道の粘膜は内腔側の層をなし、表面を重層扁平上皮で覆われている。
×3：食道は胸椎に沿って下行し、胸椎の腹側、気管や心臓の背側を通る。
×4：食道の長さは約25～30cmである。

1章 2　解答 **3**

×1：アセチルコリンは交感神経・副交感神経の節前線維や副交感神経の節後線維から放出され、胃液分泌を促進する。
×2：ガストリンは食物の刺激により幽門腺のG細胞から血中に分泌され、壁細胞からの胃酸分泌を促進する。
○3：セクレチンは、十二指腸に酸性の食物が送られることにより、十二指腸粘膜のS細胞から分泌される。壁細胞からの胃酸分泌のほか、ガストリン分泌の抑制を介しても胃酸分泌を抑制する。
×4：肥満細胞から放出されるヒスタミンは、胃粘膜において胃液の分泌を促進する。

2章 1　解答 **2**

×1：血中アンモニアの上昇は、肝性脳症の原因となる。なお肝性脳症は腹水同様、肝硬変の際にみられる肝不全症状のひとつである。
○2：肝硬変の腹水は漏出性であり、漏出性腹水は類洞内圧・門脈圧亢進、低アルブミン血症による膠質浸透圧低下、および両者のバランスにより産生される。
×3：γ-GTPの上昇はアルコール性肝障害にみられ、血液検査で診断される。
×4：プロトロンビン時間の延長は血液凝固因子の産生能低下によって起こり、出血傾向を認めるようになる。腹水同様、肝硬変にみられる症状のひとつである。

2章 2　解答 **4**

×1：血液が泡沫状となるのは、呼吸器・心疾患による喀血の特徴である。吐血では血液凝固がみられる。
×2：血液がアルカリ性を示すのも喀血時の特徴である。吐血では胃酸により酸性となる。
×3：血液からアンモニア臭を感じるのは尿毒性昏睡時の特徴である。
○4：吐血でみられる血液は、暗赤色からコーヒー残渣様を呈する。

2章 3　解答 **4**

×1：虫垂炎では、発症初期は上腹部痛または腹部全体で痛みを感じるが、やがて右下腹部に痛みが移動する。
×2：胆石症の腹痛は、右の肋骨の下部や心窩部（みぞおち）のあたりに生じる。食後に出ることが多い。
×3：閉塞性イレウスでは間欠的な腹痛がみられ、痛みが徐々に強くなった後に寛解する。また絞扼性イレウスや麻痺性イレウスは、急激に出現し持続する、強い腹痛が特徴である。
○4：十二指腸潰瘍の腹痛は、心窩部に痛みが生じることが多く、空腹時に増悪する。

3章 1　解答 **3・5**

×1：検査前日は低残渣食を基本とし、絶食は検査当日の朝から行う。なお水やお茶は摂ってもかまわない。
×2：腸管洗浄液の内服には6時間もかける必要はなく、2時間程度で行う。
○3：内視鏡挿入に伴う偶発症として、血圧低下が起こる恐れがある。
×4：下部消化管の検査なので、嚥下障害は生じない。
○5：内視鏡操作に伴い、腸内に出血、穿孔、粘膜損傷などが生じることがあるため、下血に注意する。

3章 2 　　解答 1

○ 1：嘔吐による誤嚥を防止するために検査前は禁食にする。
× 2：肝生検は局所麻酔で行う。
× 3：生検針挿入時の呼吸では，数秒の息止めが必要となる。
× 4：肝生検後は6時間程度の安静臥床とする。

3章 3 　　解答 4

× 1：ICGの投与量は0.5 mg/kg体重（体重1 kgあたり0.5 mg）で計る。
× 2：採血は注射前と注射後15分の2回行う。
× 3：飲水は行わない。
○ 4：ICGをワンショットで静脈内注射し，正確に15分経ったら反対の腕から採血を行う。血中残存ICG10％以下を正常とする。

4章 1 　　解答 1・2

○ 1：潰瘍性大腸炎よりも悪性化の頻度は低い。
○ 2：クローン病の代表的な病変として，瘻孔，潰瘍，腸管狭窄があげられる。
× 3：粘血便は潰瘍性大腸炎の特徴である。クローン病については下血も生じるが，半数以上の患者にみられる腹痛と下痢のほうが特徴的な症状といえる。
× 4：クローン病では全消化管に病変をきたし得る。
× 5：クローン病は若年者に好発する。一方潰瘍性大腸炎は，30〜39歳が発病年齢のピークとされている。

4章 2 　　解答 3

× 1：ウィルムス腫瘍は，小児において腎臓で発生する悪性腫瘍である。
× 2：シュニッツラー転移は胃がんの末期にみられ，腹膜および腹腔内のダグラス窩への転移をさす。
○ 3：胃がんの卵巣転移をクルッケンベルグ腫瘍とよぶ。

× 4：ウィルヒョウ転移は，胃がんの左鎖骨上窩リンパ節への転移である。

略語一覧

* **略語** ▶ 欧文表記／和文表記

ギリシャ文字

γ-GT ▶ gamma-glutamyl transferase／γ-グルタミルトランスフェラーゼ

γ-GTP ▶ gamma-glutamyl transpeptidase／γ-グルタミルトランスペプチターゼ

A

ACLF ▶ acute on chronic liver failure／慢性肝不全の急性増悪
AFP ▶ α-fetoprotein／α-フェトプロテイン
AGML ▶ acute gastric mucosal lesion／急性胃粘膜病変
ALP ▶ alkaline phosphatase／アルカリフォスファターゼ
ALT ▶ alanine aminotransferase／アラニンアミノトランスフェラーゼ
AST ▶ aspartate aminotransferase／アスパラギン酸アミノトランスフェラーゼ

C

CCK-PZ ▶ cholecystokinin-pancreozymin／コレシストキニン-パンクレオザイミン
CD ▶ Clostridium difficile／クロストリウムディフィシル
CEA ▶ carcinoembryonic antigen／がん胎児性抗原
ChE ▶ choline esterase／コリンエステラーゼ
CRH ▶ corticotropin releasing hormone／副腎皮質刺激ホルモン放出ホルモン
CT ▶ computed tomography／コンピューター断層撮影
CTRX ▶ ceftriaxione／セフトリアキソン
CTZ ▶ chemoreceptor trigger zone／受容体引金帯
CVA ▶ cost-vertebral angle／肋骨脊柱角

D

DAA ▶ direct acting antiviral agent／直接作用性高ウイルス薬
DIC ▶ disseminated intravascular coagulation／播種性血管内凝固症候群
DLST ▶ drug-induced lymphocyte stimulation test／薬物リンパ球刺激試験
DU ▶ duodenal ulcer／十二指腸潰瘍

E

EIS ▶ endoscopic injection sclerotherapy／内視鏡的硬化療法
EMR ▶ endoscopic mucosal resection／内視鏡的粘膜切除術
EN ▶ enteral nutrition／経腸栄養
EOB ▶ Gd-EOB-DTPA／ガドキセト酸ナトリウム
EPBD ▶ endoscopic balloon dilation／内視鏡的乳頭バルーン拡張術
EPS ▶ epigastric pain syndrome／心窩部痛症候群
ERCP ▶ endoscopic retrograde cholangiopancreatography／内視鏡的逆行性胆膵管造影
ESD ▶ endoscopic submucosal dissection／内視鏡的粘膜下層剥離術
EST ▶ endoscopic sphincterotomy／内視鏡的十二指腸乳頭括約筋切開術
ESWL ▶ extracorporeal shock wave lithotripsy／体外衝撃破砕療法
EUS ▶ endoscopic ultrasonography／超音波内視鏡検査
EUS-FNA ▶ endoscopic ultrasound-guided fine needle aspiration／超音波内視鏡下穿刺吸引術
EV ▶ esophageal varices／食道静脈瘤
EVL ▶ endoscopic variceal ligation／内視鏡的静脈瘤結紮術

F

FAP ▶ familial adenomatous polyposis／家族性腺腫性ポリポーシス
FD ▶ functional dyspepsia／機能性ディスペプシア
FH ▶ functional heartburn／機能性胸やけ

G

GDH ▶ glutamate dehydrogenase／グルタミン酸デヒドロゲナーゼ
GERD ▶ gastroesophageal reflux disease／胃食道逆流症
GU ▶ gastric ulcer／胃潰瘍
GV ▶ gastric varices／胃静脈瘤

H

HAV ▶ hepatitis A virus／A型肝炎ウイルス
HBV ▶ hepatitis B virus／B型肝炎ウイルス
HCC ▶ hepatocellular carcinoma／肝細胞がん
HCV ▶ hepatitis C virus／C型肝炎ウイルス
HDV ▶ hepatitis D virus／D型肝炎ウイルス
HEV ▶ hepatitis E virus／E型肝炎ウイルス
HUS ▶ hemolytic uremic syndrome／溶血性尿毒症症候群

I

IAA ▶ ileoanal anastomosis／回腸嚢肛門吻合術

IACA ▶ ileoanal canal anastomosis ／回腸囊肛門管吻合術
IBS ▶ irritable bowel syndrome ／過敏性腸症候群
ICG ▶ indocyanine green ／インドシアニングリーン
IL ▶ interleukin ／インターロイキン
IPH ▶ idiopathic portal hypertension ／特発性門脈圧亢進症
IPMN ▶ intraductal papillary-mucinous neoplasm ／膵管内乳頭粘液性腫瘍
ISR ▶ intersphincteric resection ／括約筋間直腸切除
IVR ▶ interventional radiology ／インターベンショナルラジオロジー

L

LAP ▶ leucine aminopeptidase ／ロイシンアミノペプチダーゼ
LDH ▶ lactate dehydrogenase ／乳酸脱水素酵素
LES ▶ late evening snack ／就眠前補食
LES ▶ lower esophageal sphincter ／下部食道括約筋
LOHF ▶ late onset hepatic failure ／遅発性肝不全

M

MCN ▶ mucinous cystic neoplasm ／粘液性囊胞腫瘍
MODS ▶ multiple organ dysfunction syndrome ／多臓器機能不全症候群
MRCP ▶ MR cholangiopancreatography ／MR胆管膵管撮影
MRI ▶ magnetic resonance imaging ／核磁気共鳴映像法

N

NAFL ▶ nonalcoholic fatty liver ／非アルコール性脂肪肝
NAFLD ▶ nonalcoholic fatty liver disease ／非アルコール性脂肪性肝疾患
NASH ▶ nonalcoholic steatohepatitis ／非アルコール性脂肪肝炎
NERD ▶ non-erosive reflux disease ／非びらん性胃食道逆流症
NUD ▶ non-ulcer dyspepsia ／機能性胃腸症

O

ODA ▶ objective data assessment ／客観的データアセスメント
OGTT ▶ oral glucose tolerance test ／経口ブドウ糖負荷試験

P

PDS ▶ vasoactive intestinal polypeptide ／食後愁訴症候群
PEG ▶ percutaneous endoscopic gastrostomy ／経皮内視鏡的胃瘻造設術
PET ▶ positron emission tomography ／陽電子放出断層像
PN ▶ parenteral nutrition ／静脈栄養法
PPI ▶ proton pump inhibitor ／プロトンポンプ阻害薬
PPN ▶ peripheral parenteral nutrition ／末梢静脈栄養法
PTC ▶ percutaneous transhepatic cholangiography ／経皮経肝胆道造影

S

SBP ▶ spontaneous bacterial peritonitis ／特発性細菌性腹膜炎
SCN ▶ serous cystic neoplasm ／漿液性囊胞腫瘍
SGA ▶ subjective global assessment ／主観的包括的アセスメント
SIRS ▶ systemic inflammatory response syndrome ／全身性炎症反応症候群
SPECT ▶ single-photon emission CT ／単光子放出断層像
SPIO ▶ superparamagnetic iron oxide ／超常磁性酸化鉄
SSI ▶ surgical site infection ／手術部位感染
STI ▶ sexually transmitted infections ／性感染症

T

TACE ▶ transcatheter arterial chemoembolization ／肝動脈化学塞栓療法
TAE ▶ transcatheter arterial embolization ／肝動脈塞栓療法
TLESR ▶ transient lower esophageal sphincter relaxation ／下部食道括約筋弛緩
TNF ▶ tumor necrosis factor ／腫瘍壊死因子
TPN ▶ total parenteral nutrition ／中心静脈栄養法

U

UC ▶ ulcerative colitis ／潰瘍性大腸炎
UL ▶ ulcer ／潰瘍

V

VIP ▶ vasoactive intestinal polypeptide ／血管作動性腸管ポリペプチド

W

WON ▶ walled-off necrosis ／被包化壊死

索引

欧文

ACLF 244
AFP 250
AGML 145
ALP 072
ALT 072
AST 072
BLI観察 134
CA19-9 079
CCK 008
CCK-PZ 023, 025
CDAI 166
CEA 079, 196
CRP 186, 209, 213
CT検査 081
CVA 036, 065
DIC 209, 223
DU 148
ECL細胞 007
EIS 138, 243
EMR 093, 189, 196
EN 108
EOB 248
EPS 140
ERCP 089, 278
ESD 135, 189, 197
EST 267
EUS 090
EUS-FNA 090, 278
EV 137
EVL 138
FD 140
FDG-PET 278
FH 055
FODMAP 159
GERD 055, 126
GGTP 073
GIP 008
Golighter分類 214
GU 148
HAV 076, 218
HBV 077, 218
HCC 246
HCV 077, 218
HDV 218
HEV 078, 218
HUS 044
ICG試験 075
INR 074
IOIBD 166
IPMN 274
ISR 199
IVR 086, 183
LAP 073
LES 111, 124
MCN 275
MODS 269
MRCP 084, 089
MRI 084
MR胆膵管撮影 089
NAFL 233
NASH 233
NERD 055, 126
NUD 140
O157 044
ODA 111
PDS 140
PEG 108
PET 091
PIVKA 076
PIVKA-II 250
PN 109
PPI 128
PPN 109
PSE 256
PTC 089
SCN 275
SGA 111
SIRS 269
SPECT 091
SPIO 248
TACE 251
TAE 257
TPN 109
UC 171
UL 147
X線検査 090

和文

あ

アウエルバッハ神経叢 003, 124
アジア条虫症 160
圧痕性浮腫 058
アナフィラキシー様副作用 086
アミノ酸代謝 020
アミラーゼ 012, 025, 078
アルコール性肝障害 230, 233
α-フェトプロテイン 076, 250
アルブミン 073
アンモニア代謝 021

い

胃 005
胃炎 145
胃潰瘍 148
胃がん 106, 151
胃痙攣 145
胃酸 007, 147
胃・十二指腸潰瘍 147
胃手術 114
胃静脈瘤 138, 254
胃食道逆流症 054, 055, 126
異所性胃粘膜 181
胃切除術 155
胃全摘術 155
胃大網動脈 006
犬山分類 058
胃壁 005
胃抑制ペプチド 008
イレウス 185, 205
印環細胞がん 194
咽頭 002
咽頭期 028

う

ウイルス性腸炎 043
ウィルヒョウ転移 152

え

鋭的外傷 280
栄養アセスメント 111
栄養・食事療法 107, 167
エキノコックス 259
壊疽性虫垂炎 185
壊疽性膿皮症 174

壊死像…253
遠位胆管がん…264
遠隔転移…193
嚥下…028
嚥下障害…028, 124
誤嚥性肺炎…137
炎症反応…186

お

横隔膜…003
横隔膜ヘルニア…204
黄疸…049, 071, 227, 239, 243, 247, 265
嘔吐…031
オキシトシン…158
メラトニン…158
悪心…031

か

外肛門括約筋…015
外痔核…214
外傷…063
外鼠径ヘルニア…202
回虫症…160
回腸…009
開腹術…115
開腹方法…113
外部照射…118
開放術…214
外膜…003
潰瘍…147
潰瘍性大腸炎…170
カイロミクロン…020
核黄疸…051
各種アミノ基転移酵素…020
拡大内視鏡検査…097
下垂胃…140
ガストリン…007, 148
仮性憩室…182
画像強調内視鏡検査…097
家族性腺腫性ポリポーシス…188
カタル性虫垂炎…185
下腸間膜動脈…015
喀血…039
過敏性腸症候群…044, 140, 157
下腹部正中切開…113
下部消化管出血…040
下部消化管(大腸)内視鏡検査…095

下部食道括約部…004, 124
カプセル内視鏡検査…096
肝移植…252
肝炎…217
肝炎ウイルスマーカー…076
肝炎治療薬…105
肝外傷…257
肝外門脈閉塞症…138
肝鎌状間膜…017
肝がん…107, 245
肝機能検査…071
腎機能障害…048
肝吸虫症…258
肝硬変…057, 227, 237, 246
肝細胞…017
肝細胞がん…246
肝細胞障害…228
肝性胸水…257
肝生検…098, 235
肝性昏睡…057
肝性脳症…057, 231, 239, 243, 257
肝性腹水…257
がん性腹膜炎…208
間接型ビリルビン…072
肝切除…250
感染性腸炎…043, 159
完全中心静脈栄養…169
肝臓…017
肝組織診断基準…224
肝損傷分類…257
がん胎児性抗原…079, 196
肝転移…196
肝動脈…019
肝動脈化学塞栓療法…251
肝動脈塞栓療法…257
ガント三輪手術…212
嵌頓…202
肝内結石…265
肝内胆管がん…253
肝内胆汁うっ滞…228
肝不全…052, 243
肝包虫症…259
肝リンパ…052

き

器質性嚥下障害…029
寄生虫…071, 159
寄生虫性肝疾患…257

吃逆…030
機能性胃腸症…140
機能性嚥下障害…029
機能性消化管疾患…140
機能性ディスペプシア…140
機能的端々吻合…197
気腹法…113
キモトリプシン…025
逆流性食道炎…055
吸収の検査…071
急性胃炎…145
急性胃粘膜病変…145
急性肝炎…218
急性肝不全…057
急性膵炎…089, 216, 269
急性胆管炎…216, 265
急性胆囊炎…210, 216, 265
急性腹症…034, 216
急性腹膜炎…208
急性閉塞性化膿性胆管炎…261
穹窿部…005
胸骨後経路…136
胸水貯留…133
蟯虫感染症…211
胸部食道…003
胸部食道がん…131
鏡面像…207
虚血性大腸炎…043, 180
筋性防御…186, 216
金属音…064, 207

く

クイノーの分類…017
空気嚥下症…054
空腸…009
クッパー細胞…017, 021
クリグラー・ナジャール症候群…051
グルカゴン…025
クルッケンベルク腫瘍…152
クローン病…163
クロストリジウムディフィシル関連下痢症…161

け

経口感染…142
憩室炎…183
経腸栄養…108, 137, 169
頸部腫瘤…133
頸部食道…003

頸部食道がん…131
痙攣性イレウス…206
下血…038
下剤…047, 104
結核菌…179
血管造影…087
血管造影検査…086
結石嵌頓…260
結節性紅斑…174
結腸…014
結腸がん…189
結腸切除術…197
結腸隆起…014
血便…038
下痢…042
下痢型IBS…158
ケルクリング皺襞…207
ケルクリングヒダ…009
限局性腹膜炎…185, 209
原虫感染症…211
原発性肝がん…246

こ

抗ウイルス療法…225
抗菌薬起因性出血性大腸炎…161
口腔期…028
好酸球性小体…235
鉤虫症…160
喉頭…002
高濃度バリウム充填法…183
高分化管状腺がん…194
肛門…015
肛門陰窩…213, 214
肛門指診…069
肛門周囲膿瘍…213
肛門腺…213, 214
経肛門的手術…212
肛門ポリープ…215
絞扼性イレウス…206
絞扼性腸閉塞…216
誤嚥性肺炎…028, 124
鼓音…067
呼吸器合併症…137
黒色便…038
後縦隔経路…136
鼓腸…036
骨盤底筋群…212
絞扼性腸閉塞例…210
孤立性胃静脈瘤…255

コレシストキニン-パンクレオザイミン
　…023
コレラ…160
昏睡型急性肝不全…223
昏睡度分類…058

さ

細菌…071, 159
細菌感染…213
細菌性赤痢…160
細菌性腸炎…043
採便…070
細胞周囲性…235
嗄声…133, 137
左側門脈圧亢進症…272
酸分泌刺激…126

し

痔核…214
色素内視鏡検査…097
自己抗体…075
自己免疫性肝炎…227, 245
自己免疫性肝炎治療薬…106
自己免疫性膵炎…274
脂質代謝…020
脂質代謝異常症…233
視診…063
脂肪肝…232
シャルコーの三徴…261
シャント型高ビリルビン血症…051
縦走潰瘍…181
十二指腸…009
十二指腸潰瘍…148
十二指腸狭窄…263
十二指腸乳頭部…022
18F-FDG PET…091
樹状細胞…017, 022
主訴…062
術後イレウス…117
術後管理…115
術後ドレナージ…115
術後肺炎…116
術前準備…112
腫瘍壊死因子…165
潰瘍性大腸炎…170
腫瘍性ポリープ…188
腫瘤形成性虫垂炎…186
循環障害…244
漿液性嚢胞腫瘍…275

消化液…024
消化管奇形…181
消化管再建…136
消化管出血…223
消化管ストーマ…200
消化管穿孔…209, 280
消化管動脈急性閉塞…216
消化管ポリポーシス…188
消化器内視鏡検査…092
消化酵素…101
消化性潰瘍治療薬…102
上膵十二指腸動脈…011
常染色体優性遺伝性疾患…188
小腸…009, 181
小腸ガス像…207
上腸間膜動脈…015
小腸内視鏡(バルーン内視鏡)検査
　…095
上皮性悪性腫瘍…262, 263
上部消化管内視鏡検査…093
上部食道括約部…004
静脈栄養法…109
静脈急性閉塞…216
静脈硬化性腸炎…163
除菌…143, 146
食後愁訴症候群…140
食事療法…169
触診…067
食中毒…160
食道…003
食道アカラシア…124
食道造影検査…124
食道がん…106, 130
食道期…028
食道気管瘻…133
食道手術…113
食道静脈瘤…137, 231, 254, 255
食道静脈瘤硬化療法…243
食道内圧検査…124
食道肺瘻…133
食道表在がん…131
食道裂孔ヘルニア…031, 126, 204
止痢薬…044, 103
ジルベール症候群…051
痔瘻…166, 213
新犬山分類…224
神経星状膠細胞…057
進行胃がんの内視鏡分類…153
人工肝補助療法…223

人工肛門…200
振水音…064
新生児黄疸…051
腎臓の触診…068
浸透圧性下痢…042

す

随意運動…028
膵逸脱酵素…078
膵液…025
膵液の胆管内逆流…263
膵炎…223, 268
膵外分泌機能検査…079
膵管…024
膵がん…107, 276
膵管造影検査…089
膵管内乳頭粘液性腫瘍…274, 277
膵機能検査…078
膵酵素…269
膵手術…114
水腫様変性…235
膵・胆管合流異常…262
膵島…024
膵頭十二指腸切除術…278
膵頭部がん…277
膵嚢胞性腫瘍…274
随伴症状…062
膵ポリペプチド…025
水様下痢…162
水様便…042
ステロイドパルス療法…245

せ

星細胞…017
制酸薬…101
生体・脳死肝移植…243
正中切開…113
赤痢アメーバ…211
セクレチン…008, 025
石灰化…163
切開排膿術…213
摂食調節因子…048
潜血反応…070
潜血便…038
穿孔…149
穿孔性腹膜炎…216
穿刺局所療法…250
全身性炎症反応症候群…269
線虫…211

蠕動運動…004, 012, 124
蠕動亢進…180
腺房…024

そ

造影超音波検査…081
総肝動脈…019
総蠕動…016
総胆管囊腫…052
総ビリルビン…071
続発性腹膜炎…208
鼠径部ヘルニア嵌頓…216
鼠径ヘルニア…201
ソマトスタチン…007, 025
ゾリンジャー・エリソン症候群…148

た

タール便…038, 070
体外衝撃破砕療法…267
体重減少…056, 156
大十二指腸乳頭…009
体性痛…034
大腿ヘルニア…202, 216
大腸…014
大腸がん…106, 190
大腸菌…214
大腸憩室…182
大腸憩室出血…183
大腸切除術…114
大腸穿孔…195
大腸ポリープ…187
大動脈浸潤…133
濁音…067
ダグラス窩…152
打診…064
多臓器不全…209, 269
短胃動脈…006
胆管…020, 022
胆管炎…258, 260
胆管がん…262
胆管結石…265
胆管上皮細胞…017
胆管造影検査…089
単光子放出断層像…091
胆汁…020, 023
胆汁うっ滞…051, 258
胆汁酸…074
胆汁産生…021
胆汁性腹膜炎…089

胆手術…114
胆石…258, 259
胆石症…264
端々吻合…197
胆道…022
胆道系酵素…072
胆道・胆ドレナージ…052, 089, 115
胆道痛…265
胆道閉鎖症…052
胆囊…022
胆囊炎…258, 259
胆囊がん…262
胆囊結石…259, 265
胆囊静脈…022
胆囊摘出術…267
胆囊動脈…022
胆囊腫大…260
胆囊壁肥厚…260
胆囊ポリープ…261
ダンピング症候群…157

ち

チールシュ手術…212
チャイルド-ピュースコア…244
チャイルド-ピュー分類…053, 240, 252
中心静脈栄養法…109
虫垂炎…184
中分化管状腺がん…194
腸アメーバ…160
超音波内視鏡下穿刺吸引術…090, 278
超音波内視鏡検査…090, 097
腸管出血性大腸菌感染症…160
腸管蠕動…207
腸管内圧亢進…180
腸クロム親和性細胞様細胞…007
腸結核症…179
腸絨毛…011
超常磁性酸化鉄…248
腸蠕動音…064
腸チフス…160
腸捻転…206
腸閉塞…195
腸リンパ…052
直腸…015
直腸がん…189
直腸指診…069
直腸切除術…199

直腸脱…212

て

低アルブミン血症…238
低血糖…243
ディッセ腔…019
低分化腺がん…194
デュビン・ジョンソン症候群…051
転移性肝がん…246, 253
電解質…108

と

糖鎖抗原…079
糖脂質代謝異常…235
糖新生…020
糖代謝…020
糖尿病…233, 277
動脈塞栓術…183
トキソプラズマ…211
吐血…038, 148
特発性門脈圧亢進症…138
ドプラ法…080
トライツ靭帯…009
トラウベの三角…065
トリパノソーマ…211
ドレナージ術…213
鈍的外傷…280

な

内肛門括約筋…015
内痔核…214
内視鏡検査…092
内視鏡的結紮術…183
内視鏡的硬化療法…138
内視鏡的十二指腸乳頭括約筋切開術…267
内視鏡的止血法…041
内視鏡的粘膜下層剝離術…093
内視鏡的粘膜切除…093
内視鏡的バルーン拡張術…149
内臓痛…034
内鼠径ヘルニア…202
75g経口糖負荷試験…079, 273
軟便…042

に

肉芽腫性炎症性病変…164
二重造影…196
日本住血吸虫症…257

乳酸アシドーシス…083
乳び胸…137
尿素呼気試験…100, 144
尿路結石…216

ね

熱傷…063
粘液がん…194
粘液性囊胞腫瘍…275
粘膜皺襞…022

の

脳死肝移植…252
脳相…007
脳腸相関…157
脳浮腫…223

は

排液…242
肺炎…028
肺合併症…116
肺結核…179
敗血症…261
肺転移…196
排便反射…045
白色便…070
播種性血管内凝固…223
播種性血管内凝固症候群…209
バッド-キアリ症候群…052, 138
パラチフス…160
バルーン下逆行性経静脈的塞栓術…243
バレット食道…130
汎発性腹膜炎…185, 209

ひ

非アルコール性脂肪肝炎…233
非乾酪性類上皮細胞肉芽腫…167
ビグアナイド系糖尿病治療薬…083
非抱合型ビリルビン…050
脾腫…255, 258
糜粥…007
非腫瘍性ポリープ…188
脾臓粘膜…181
脾臓の触診…068
脾臓の打診…065
非代償性肝硬変…238
左胃動脈…006
ピット細胞…017, 022

脾摘術…255
非びらん性GERD…126
非びらん性胃食道逆流症…055
肥満…233, 277
びまん性非特異性炎症…171
びらん…126, 215
ビリルビン…071
ビリルビン産生亢進…050
ビリルビン代謝…021

ふ

ファーター乳頭…009
混合型IBS…158
副腎皮質刺激ホルモン放出ホルモン…158
腹水…037, 243, 247, 254, 258
腹水の治療…054
腹痛…033
腹部外傷…280
腹部腫瘤…195
腹部食道…003
腹部食道がん…131
腹部大動脈瘤破裂…216
腹部体表区分…065
腹部打撲…257
腹部単純X線検査…090
腹部膨隆…036
腹壁瘢痕ヘルニア…203
腹膜炎…208
腹膜転移…152
浮腫…058
不随意運動…028
不整脈…137
腹腔鏡下噴門形成術…129
腹腔鏡検査…087, 097
腹腔鏡手術…113
ブドウ糖代謝…092
部分的脾動脈塞栓術…255
ブルンベルグ徴候…185
プロトロンビン時間…074, 238
プロトンポンプ阻害薬…128
糞口感染…142
糞石…185
分節運動…012
糞便検査…070
噴門…003, 005
噴門側胃切除術…155
分類不能型IBS…158

へ

閉塞性黄疸…052, 247, 263
壁深達度…193
臍ヘルニア…203
ヘパプラスチンテスト…074
ヘリコバクター・ピロリ…100, 127, 140, 142, 147, 151
ヘルニア…201
ヘルニア嵌頓…201, 206
便カルプロテクチン検査…175
便抗原検出キット…159
便潜血検査…175
便潜血陽性…152
糞線虫症…160
便中ヘリコバクター・ピロリ抗原検査…144
便秘…045
便秘型IBS…158
扁平上皮がん…131, 190, 194

ほ

蜂窩織炎…213
蜂窩織炎性虫垂炎…185
縫合不全…116, 137
膨満感…140
ボホダレク孔ヘルニア…204
ポリペクトミー…196
ポリポーシス…187

ま

マーフィー徴候…036
マックバーニー・ランツ圧痛点…036, 185
末梢血管透過性亢進…059
末梢血管内膠質浸透圧低下…058
末梢静脈圧上昇…059
末梢静脈栄養法…109
麻痺性イレウス…187, 206
マロリー小体…235
慢性胃炎…140, 143, 146
慢性肝炎…224, 246
慢性肝不全の急性増悪…244
慢性膵炎…271, 276
慢性便秘症の分類…046

み

右季肋部切開…113
密封小線源治療…119

ミラノ基準…252
ミルク・アルカリ症候群…102

む

無気肺…137
無症候性キャリア…225
胸やけ…055, 126

め

免疫抑制療法…228

も

盲腸…014
問診…062
門脈…019
門脈圧亢進…238
門脈圧亢進症…137, 244, 254
門脈大循環シャント…238, 254

や

薬剤性便秘…047
薬物性肝障害…228
薬物性腸炎…161

ゆ

幽門…005
幽門側胃切除術…155
幽門輪温存膵頭十二指腸切除術…278
癒合…116
癒着性イレウス…117

よ

溶血性尿毒症症候群…044, 051
陽電子放出断層像…091
横川吸虫症…160

ら

ランゲルハンス島…024
卵巣様間質…275
ランブル鞭毛虫…211

り

リニアック…118
リポたんぱく…020
良性胆道狭窄…260
リング状濃染像…253
リンチ症候群…190
リンパ節郭清…136, 155

リンパ節転移…152, 191, 193, 196
リンパ流障害…059

る

類洞…019
類洞内圧…052
類洞内皮細胞…017, 021
ルーエンワイ再建…155

れ

裂肛…215
裂創…215

ろ

漏出性腹水…053
ローター症候群…051
ロサンゼルス分類…128
肋骨脊柱角…036, 065

わ

ワルダイエル咽頭輪…002

新体系看護学全書

疾病の成り立ちと回復の促進❻　疾病と治療3

消化器

2018年12月10日　第1版第1刷発行　　　　　　　　　定価（本体2,300円＋税）

編　集｜持田　智 ©　　　　　　　　　　　　　　　〈検印省略〉

発行者｜小倉　啓史

発行所｜株式会社メヂカルフレンド社

http://www.medical-friend.co.jp
〒102-0073　東京都千代田区九段北3丁目2番4号　麹町郵便局私書箱48号
電話　（03）3264-6611　振替　00100-0-114708

Printed in Japan　落丁・乱丁本はお取り替えいたします
ブックデザイン｜松田行正＋日向麻梨子
DTP｜タクトシステム（株）　印刷｜大日本印刷（株）　製本｜（有）井上製本所
ISBN 978-4-8392-3331-0　C3347　　　　　　　　　　　　　　000692-074

本書の無断複写は，著作権法上での例外を除き，禁じられています。
本書の複写に関する許諾権は，（株）メヂカルフレンド社が保有していますので，
複写される場合はそのつど事前に小社（編集部直通 TEL 03-3264-6615）の許諾を得てください。

新体系看護学全書

専門基礎分野

- 人体の構造と機能❶ 解剖生理学
- 人体の構造と機能❷ 栄養生化学
- 疾病の成り立ちと回復の促進❶ 病理学
- 疾病の成り立ちと回復の促進❷ 微生物学・感染制御学
- 疾病の成り立ちと回復の促進❸ 薬理学
- 疾病の成り立ちと回復の促進❹ 疾病と治療1 呼吸器
- 疾病の成り立ちと回復の促進❺ 疾病と治療2 循環器
- 疾病の成り立ちと回復の促進❻ 疾病と治療3 消化器
- 疾病の成り立ちと回復の促進❼ 疾病と治療4 脳・神経
- 疾病の成り立ちと回復の促進❽ 疾病と治療5 血液・造血器
- 疾病の成り立ちと回復の促進❾ 疾病と治療6 内分泌／栄養・代謝
- 疾病の成り立ちと回復の促進❿ 疾病と治療7 感染症／アレルギー・免疫／膠原病
- 疾病の成り立ちと回復の促進⓫ 疾病と治療8 運動器
- 疾病の成り立ちと回復の促進⓬ 疾病と治療9 腎・泌尿器／女性生殖器
- 疾病の成り立ちと回復の促進⓭ 疾病と治療10 皮膚／眼／耳鼻咽喉／歯・口腔
- 健康支援と社会保障制度❶ 現代医療論
- 健康支援と社会保障制度❷ 公衆衛生学
- 健康支援と社会保障制度❸ 社会福祉
- 健康支援と社会保障制度❹ 関係法規

専門分野Ⅰ

- 基礎看護学❶ 看護学概論
- 基礎看護学❷ 基礎看護技術Ⅰ
- 基礎看護学❸ 基礎看護技術Ⅱ
- 基礎看護学❹ 臨床看護総論

専門分野Ⅱ

- 成人看護学❶ 成人看護学概論／成人保健
- 成人看護学❷ 呼吸器
- 成人看護学❸ 循環器
- 成人看護学❹ 血液・造血器
- 成人看護学❺ 消化器
- 成人看護学❻ 脳・神経
- 成人看護学❼ 腎・泌尿器
- 成人看護学❽ 内分泌／栄養・代謝
- 成人看護学❾ 感染症／アレルギー・免疫／膠原病
- 成人看護学❿ 女性生殖器
- 成人看護学⓫ 運動器
- 成人看護学⓬ 皮膚／眼
- 成人看護学⓭ 耳鼻咽喉／歯・口腔
- 経過別成人看護学❶ 急性期看護：クリティカルケア
- 経過別成人看護学❷ 周術期看護
- 経過別成人看護学❸ 慢性期看護
- 経過別成人看護学❹ 終末期看護：エンド・オブ・ライフ・ケア
- 老年看護学❶ 老年看護学概論／老年保健
- 老年看護学❷ 健康障害をもつ高齢者の看護
- 小児看護学❶ 小児看護学概論／小児保健
- 小児看護学❷ 健康障害をもつ小児の看護
- 母性看護学❶ 母性看護学概論／ウィメンズヘルスと看護
- 母性看護学❷ マタニティサイクルにおける母子の健康と看護
- 精神看護学❶ 精神看護学概論／精神保健
- 精神看護学❷ 精神障害をもつ人の看護

統合分野

- 在宅看護論
- 看護の統合と実践❶ 看護実践マネジメント／医療安全
- 看護の統合と実践❷ 災害看護学
- 看護の統合と実践❸ 国際看護学

別巻

- 臨床外科看護学Ⅰ
- 臨床外科看護学Ⅱ
- 放射線診療と看護
- 臨床検査
- リハビリテーション看護
- 生と死の看護論
- 病態と診療の基礎
- 治療法概説
- 看護管理／看護研究／看護制度
- 看護技術の患者への適用
- ヘルスプロモーション
- 機能障害からみた成人看護学❶ 呼吸機能障害／循環機能障害
- 機能障害からみた成人看護学❷ 消化・吸収機能障害／栄養代謝機能障害
- 機能障害からみた成人看護学❸ 内部環境調節機能障害／身体防御機能障害
- 機能障害からみた成人看護学❹ 脳・神経機能障害／感覚機能障害
- 機能障害からみた成人看護学❺ 運動機能障害／性・生殖機能障害

基礎分野

- 基礎科目 物理学
- 基礎科目 生物学
- 基礎科目 心理学
- 基礎科目 社会学
- 基礎科目 教育学